N. Rietbrock, B. Schnieders, J. Schuster
(Herausgeber)

Nitrattherapie heute

N. Rietbrock · B. Schnieders · J. Schuster
(Herausgeber)

Nitrattherapie heute

Die Bedeutung von Pharmakodynamik
und Pharmakokinetik für
Arzneiform, Dosierung und klinische Wirksamkeit

Friedr. Vieweg & Sohn   Braunschweig/Wiesbaden

ISBN-13: 978-3-528-07932-1   e-ISBN-13: 978-3-322-87597-6
DOI: 10.1007/978-3-322-87597-6

Inhaltsverzeichnis

Autorenverzeichnis

Prof. Dr. U. Abshagen
Med. Forschung
Boehringer Mannheim GmbH
Sandhofer Straße 116
6800 Mannheim

Dr. W. Bartsch
Medizinische Forschung
Boehringer Mannheim GmbH
Postfach 31 01 20
6800 Mannheim

Dr. B. M. Bennett
Dept. of Pharmacology and Toxicology
Queen's University
Kingston, Ontario
Canada, K7L 3N6

PD Dr. O. Bertel
Medizinische Klinik
Stadtspital Triemli
Birmensdorfer Straße 497
CH-8063 Zürich

Dr. E. Böhm
Medizinische Forschung
Boehringer Mannheim GmbH
Postfach 31 01 20
6800 Mannheim

Dr. J. F. Brien
Dept. of Pharmacology and Toxicology
Queen's University
Kingston, Ontario
Canada, K7L 3N6

Dr. K. Ebert
Dr. Horst Schmidt Kliniken
Ludwig-Erhardt-Straße 100
6200 Wiesbaden

Dr. R. Endele
Abteilung Bioanalytik
Boehringer Mannheim GmbH
Postfach 31 01 20
6800 Mannheim

Dr. W. Engelhardt
Dr. Horst Schmidt Kliniken
Ludwig-Erhardt-Straße 100
6200 Wiesbaden

Raphaela Heidemann
Abt. für Klinische Pharmakologie
Johann Wolfgang Goethe-Universität
Theodor-Stern-Kai 7
6000 Frankfurt 70

Dr. P. Imhof
CIBA-GEIGY AG
K-125.12.18
CH-4002 Basel

Dr. W. Jansen
Städtische Krankenanstalten
Dhünnberg 60
5090 Leverkusen 1

Prof. Dr. E. Jähnchen
Rehabilitationszentrum
Südring 15
7812 Bad Krozingen

Prof. Dr. M. Kaltenbach
Zentrum der Inneren Medizin
Abteilung für Kardiologie
Johann Wolfgang Goethe-Universität
Theodor-Stern-Kai 7
6000 Frankfurt 70

Dr. H. Letzel
Fa. Staticon
Gesellschaft für
med. Forschungsberatung mbH
Würmstr. 55
8032 Gräfelfing

Prof. Dr. Gerald S. Marks
Head of the Department of Pharmacology
and Toxicology of Queen's University
Kingston, Ontario
Canada K7L 3N6

Dr. B. E. McLaughlin
Dept. of Pharmacology and Toxicology
Queen's University
Kingston, Ontario
Canada, K7L 3N6

Prof. Dr. Th. Meinertz
Abt. für Innere Medizin III (Kardiologie)
Medizinische Universitäts-Klinik
Hugstetter Straße 55
7800 Freiburg

Dr. G. Menke
Abt. für Klinische Pharmakologie
Johann Wolfgang Goethe-Universität
Theodor-Stern-Kai 7
6000 Frankfurt 70

Dr. Ph. Müller
Medizinische Forschung
CIBA-GEIGY AG
CH-4002 Basel

Dr. B. Müller-Beckmann
Medizinische Forschung
Boehringer Mannheim GmbH
Postfach 31 01 20
6800 Mannheim

Dr. K. Nakatsu
Dept. of Pharmacology and Toxicology
Queen's University
Kingston, Ontario
Canada K7L 3N6

Prof. Dr. G. Raberger
Pharmakologisches Institut
der Universität Wien
Währinger Straße 13
A-1090 Wien

Prof. Dr. N. Rietbrock
Abt. Klinische Pharmakologie
Klinikum der Universität
Theodor-Stern-Kai 7
6000 Frankfurt 70

Dr. Wolfgang Schneider
Abt. für Kardiologie
Johann Wolfgang Goethe-Universität
Theodor-Stern-Kai 7
6000 Frankfurt 70

Prof. Dr. B. Schnieders
Institut für Arzneimittel des
Bundesgesundheitsamtes
Postfach 33 00 13
1000 Berlin 33

Prof. Dr. J. Schuster
Institut für Arzneimittel des
Bundesgesundheitsamtes
Postfach 33 00 13
1000 Berlin 33

PD Dr. G. Sponer
Medizinische Forschung
Boehringer Mannheim GmbH
Postfach 31 02 20
6800 Mannheim

Prof. Dr. Dr. K. Strein
Medizinische Forschung
Boehringer Mannheim GmbH
Sandhofer Straße 116
6800 Mannheim 31

Prof. Dr. M. Tauchert
Städt. Krankenanstalten
Dhünnberg 60
5090 Leverkusen 1

Dr. H. J. Überbacher
Produktentwicklung Therapeutica
Boehringer Mannheim GmbH
Postfach 31 01 20
6800 Mannheim

Begrüßung N. Rietbrock

Meine sehr verehrten Damen und Herren. Ich möchte Sie alle herzlich in Heidelberg begrüßen. Ich danke Ihnen für Ihr Kommen. Mein besonderer Dank gilt den Vortragenden, deren Beiträge die Grundlage des Symposiums bilden werden.

Die organischen Nitrate sind seit vielen Jahren ein fester Bestandteil der medikamentösen Therapie der Angina pectoris. Ziel des Symposiums ist es, über Probleme bei der Prophylaxe der Angina pectoris-Anfälle einschließlich der sogenannten stummen Episoden, über die Wahl der richtigen Substanz, die richtige Applikationsform, die richtige Dosis und über das optimale Dosierungsintervall zu diskutieren. Es geht ferner um das Toleranzphänomen bei chronischer Nitrat-Therapie und schließlich um die Retardierung von Arzneimitteln auf dem Herz-Kreislauf-Sektor, von Medikamenten also, die zunächst als unretardierte Substanz eingeführt werden und dann nach kurzer Zeit in retardierter Form auf dem Markt erscheinen.

Lassen Sie mich zurückgreifen auf die ältere Literatur. Klinische Befunde der älteren Literatur bis Anfang der 60er Jahre lehren uns, daß früher wesentlich geringere Dosen von ISDN, 5 bis 10 mg täglich vor den Mahlzeiten und vor dem Schlafengehen, verabreicht worden sind. Die Dosis wurde, falls notwendig, auf drei- bis viermal 20 mg täglich gesteigert. Diese Dosen reduzierten die Zahl und auch die Schwere der Anfälle und den Nitroglycerinverbrauch in mehr als 75 % der Fälle. Bei vielen Patienten konnte sogar die Dosis nach eingetretener Besserung von 80 mg täglich auf 30 bis 40 mg reduziert werden. War keine Besserung eingetreten, wurde die Dosis nach sechs Wochen nicht erhöht, sondern das ISDN wurde abgesetzt.

Während einer Langzeittherapie wurde weder ein Wirksamkeitsverlust noch gravierende unerwünschte Wirkungen beobachtet. Die Studien betrafen relativ große Patientenzahlen. Die Patienten verblieben über ein und mehr Jahre in der Behandlung eines Arztes, so daß eine gute Beurteilung möglich war. Trotz Schwere und Häufigkeit der Attacken war die ISDN-Dosierung in der Mehrzahl der Fälle ausreichend. Was hat sich seit Ende der 60er Jahre geändert? Es gelangten retardierte Formen von ISDN auf den Markt. Wenn man dieses bei dem damaligen Kenntnisstand noch gutheißen konnte, ist die Vermarktung von retardiertem 5-Mononitrat nicht ohne weiteres einsehbar, da die Substanz per se schon eine Langzeitwirkung hat. Zum zweiten wurden die ISDN-Dosen bis zu 480 mg täglich gesteigert. Vor allem diese hohen Dosen führten bei Dauertherapie zu einer Wirkungsabschwächung auf die Drücke im großen und kleinen Kreislauf, der offenbar mit der Höhe der Initialdosis gekoppelt zu sein scheint. Diese als „Nitrattoleranz" bezeichneten Phänomene weisen eine hohe Variabilität auf, so daß sie bei einigen Patienten schon mit niedriger Dosierung, 60 mg ISDN täglich, bei anderen bei höherer Dosierung auftraten.

Meine sehr verehrten Damen und Herren, wir können nicht für uns in Anspruch nehmen, daß das Thema unseres Symposiums besonders originell ist oder daß wir als erste eine solche Veranstaltung ausrichten. In der Wechselwirkung von Theorie und Praxis liegt der wissenschaftliche Reiz einer solchen Veranstaltung. Ich darf Sie noch einmal in Heidelberg herzlich willkommen heißen und wünsche uns allen eine lebhafte und anregende Diskussion.

I. Pharmakodynamik organischer Nitrate

Möglichkeiten und Grenzen pharmakologischer Untersuchungsverfahren

G. Raberger

Amylnitrit und Nitroglycerin sind schon seit über 100 Jahren in der Medizin bekannt [1]. Es dauerte jedoch sehr lange, bis auch die entsprechenden pharmakologischen Untersuchungsmethoden ausgearbeitet wurden, mit denen man die klinisch bekannte Wirksamkeit belegen konnte. Im folgenden soll vor allem auf Untersuchungsmethoden eingegangen werden, die am narkotisierten und wachen Ganztier zur Analyse der Nitratwirkung verwendet werden.

An isolierten Gefäßen läßt sich sowohl die Selektivität der Nitrate für eine venöse gegenüber einer arteriellen Dilatation [2] als auch die stärkere Gefäßdilatation an großen im Vergleich zu kleineren Koronararterien [3] zeigen. Es ist aber klar, daß Befunde, die an isolierten Gefäßstreifen erhoben werden, sehr weit von der Wirkung in vivo entfernt sind und Größen wie Stoffwechsel des umgebenden Gewebes und autonome Innervation, die zur integrierten Wirkung im Organismus beitragen, überhaupt nicht zum Tragen kommen.

Untersuchungen an narkotisierten Tieren kommen dem erstrebten Ziel einer Arzneimitteltestung bereits wesentlich näher. So konnten zum Beispiel Bogaert et al. [4] durch isolierte Durchströmung von Beinarterien und Venen am Ganztier ebenfalls die Wirksamkeit von Nitroglycerin (GTN) an Venen und Arterien belegen. Ein Vergleich der Wirksamkeit von Nitroglycerin mit Isosorbiddinitrat (ISDN) und den entsprechenden 2'- und 5'-Mononitratestern an in situ isoliert durchströmten Hinterextremitäten und Herzen erbrachte die heute bereits allgemein bekannte Wirksamkeitsabstufung GTN – ISDN – 2'-MN – 5'-MN [5]. In dieser Arbeit wurden auch alle wesentlichen hämo-dynamischen Parameter sowohl nach i.v. als auch nach i.a. Gabe erhoben. Eine Differenzierung der Wirksamkeit an großen und kleinen Koronararterien wurde von Cohen und Kirk [6] an narkotisierten Hunden beschrieben. Diese Autoren perfundierten Koronararterien in situ mit konstantem Fluß und konnten durch Druckmessung im Perfusionskreislauf sowie in einer kleinen Koronararterie die entsprechenden Widerstände in großen und kleinen Gefäßen erheben. 1960 berichteten Honig et al. [7], daß der Sauerstoffpartialdruck im Herzen unter Nitroglycerin deutlich zunimmt. Sie führten diesen Effekt vor allem auf einen Durchblutungsanstieg unter Nitroglycerin zurück. Weiss und Winbury [8] zeigten 1972 mit verfeinerter O_2-Meßmethodik, daß unter intracoronar verabreichtem Nitroglycerin vor allem der pO_2 im Subendocard anstieg, während er im Subepikard gleich blieb. Diese Befunde belegen sehr schön die Umverteilung von Blut innerhalb einer Region.

Obwohl die Akten über die Bedeutung von peripherer Gefäßwirkung und direkter Koronargefäßwirkung für die klinische Wirksamkeit von Nitroglycerin und Nitraten noch nicht abgeschlossen sind, ist doch ein wesentlicher Teil der klinischen Wirksamkeit durch die peripheren Wirkungen und Pre- und Afterloadsenkung erklärlich. Es bestand daher auch großes Interesse, die periphere Wirksamkeit an Arterien und Venen näher zu analysieren. Da im Gesamtkreislauf immer Rückwirkungen von Arterien zu Venen und auch umgekehrt, teils auch durch Vermittlung über die Herztätigkeit, bestehen, ist die Analyse der Wirkung von Pharmaka auf das venöse System sehr aufwendig. Man muß, um zu relevanten Aussagen zu kommen, entweder eine teilweise oder auch komplette Ausschaltung des Herzens vornehmen. Teilweise Ausschaltung durch Interposition einer Pumpe zwischen große Venen und A. pulmonalis [9] bringt jedoch nicht eine komplette, herzunabhängige Gefäßwirkung zu Tage, wie dies durch die komplizierte Versuchsanordnung mit kompletter Umgehung von Herz und Lungen möglich ist. Mit dieser Anordnung haben Lochner et al. [10] sehr elegant die Wirkung von Nitroglycerin und Molsidomin auf die venösen Kapazitätsgefäße analysiert. Eine andere Möglichkeit, die Blutumverteilung im Körper zu messen, besteht in der Verwendung von Radionuklidmethoden [11]. So konnten Smith et al. [12] am narkotisierten Hund unter Verwendung von Technetium-99 markierten Erythrozyten unter Nitroglycerin eine Vermehrung des Blutvolumens vor allem im Splanchnikusgebiet nachweisen.

Alle bisher berichteten Untersuchungsmethoden wurden an gesunden narkotisierten Tieren angewandt. Es ist natürlich das Ziel jeder Arzneimitteltestung, auch Aussagen über die Wirkung in möglichst relevanten Krankheitsmodellen zu treffen. An narkotisierten Tieren kann eine Simulation des Angina pectoris-Anfalls zum Beispiel durch Reduktion der Koronardurchblutung in einem Perfusionskreislauf bei gleichzeitiger Steigerung der Herzfrequenz durch Elektrostimulation erfolgen. In diesem 1975 von Szekeres et al. [13] beschriebenen Modell am Hund wurde als Meßparameter die Summe der ST-Hebungen epikardialer EKG-Ableitungen genommen. Die durch Frequenzsteigerung induzierten ST-Stecken-Hebungen konnten durch Nitroglycerin deutlich vermindert werden. Wir versuchten an narkotisierten Hunden in einem ähnlichen Modell, in dem aber die Stenosierung direkt am Gefäß in situ durchgeführt wird, das Herz durch i.v. Bolusinjektionen von Isoprenalin zu stimulieren und verwendeten als Meßparameter die mittels Ultraschallkristallen ermittelte regionale Myokardverkürzung im minderdurchbluteten Areal. In diesem Modell [14] konnte durch Nitroglycerin (1 μg/kg/min i.v. über 20 min) keine Verbesserung erzielt werden. Dies zeigt, daß die Auswahl der Modelle und auch der Meßparameter von großer Bedeutung ist. Es ist ja bereits seit einiger Zeit bekannt, daß bei Flußreduktion funktionelle Parameter wesentlich früher Veränderungen zeigen als epikardiale und sogar intra-

myocardiale EKG-Ableitungen [15–17] und daß vor allem unter Reperfusionsbedingungen keine Korrelation zwischen Koronarfluß und EKG einerseits und myokardialer Funktion anderseits bestehen [18].

Als eine Sonderform der koronaren Herzkrankheit wird oft der komplette Koronarverschluß angesehen, wobei dann vor allem die Beeinflussung der Kollateraldurchblutung von großem Interesse ist. Cohen et al. [19] zeigten, daß bei Hunden, die einen über mehrere Wochen bestehenden Koronarverschluß hatten, Nitroglycerin intracoronar gegeben sowohl den retrograden Druck in der Koronararterie als auch die Funktion in den dem Verschluß nachgeschalteten Gebieten deutlich anhob. Diese Beobachtung ist aber insofern zu relativieren, als andere Autoren (z.B. Weintraub et al. [20]) zeigten, daß diese Wirkung nur bei chronischem Koronarverschluß, nicht aber bei akuter Koronarokklusion zum Tragen kommt. Alle bisher berichteten Untersuchungsmethoden wurden am Hund durchgeführt. Man muß sich aber stets vor Augen halten, daß auch Speziesunterschiede bei der Austestung von Arzneimitteln berücksichtigt werden müssen. So ist zum Beispiel bekannt, daß Acetylcholin und Metacholin bei Schweinen und Affen eine deutliche Erhöhung des Koronarwiderstandes bewirken, beim Hund jedoch eine Senkung des Koronarwiderstandes hervorrufen [21, 22]. Man kann daher den Einfluß von Nitroglycerin und ähnlich wirkenden Substanzen auf spastische Koronardurchblutungsveränderungen sinnvollerweise nur in empfindlichen Spezies untersuchen [21].

Alle bisher beschriebenen Untersuchungsmethoden und Krankheitsmodelle wurden an narkotisierten Tieren durchgeführt. Durch die Narkose ergeben sich aber wieder eine Vielzahl von Einschränkungen in der Aussagekraft der Experimente für die Übertragbarkeit in die Praxis, wo ja meist bei Verabreichung der Medikamente keine Narkose und somit keine Abschwächung reflektorischer Kreislaufregulationen vorliegt [23–26]. Außerdem werden alle Untersuchungen in Narkose in liegender Position durchgeführt, was gegenüber der Normalsituation ebenfalls eine deutlich veränderte Hämodynamik bedeutet. Es muß daher das erklärte Ziel von Arzneimitteltestungen darin bestehen, daß Substanzen an wachen Tieren in natürlicher Körperlage und nach Möglichkeit unter entsprechenden pathologischen Veränderungen durchgeführt werden.

Die Wirkung von Nitroglycerin und Amylnitrit auf die Hämodynamik wacher instrumentierter Hunde wurde bereits 1971 von O'Rourke et al. [27] beschrieben. Auch die regionale Durchblutung in Epikard und Endokard sowie die Beeinflussung der regionalen und globalen Myokardfunktion kann bei entsprechender Instrumentierung an wachen Hunden erhoben werden [28]. Simultane Erfassung von Koronardurchmesser mittels Ultraschallwandler und Koronarfluß mittels elektromagnetischer Flowmeter erlauben eine Analyse der Wirkung von Nitroglycerin auf große und kleine Koronararterien [29]. Natürlich ist am wachen Tier auch eine Aussage über das Verhalten des venösen Systems von Interesse. Es ist möglich, den Innendurchmesser der Venen mittels eines Induktionsangiometers [30] direkt intravasal, kontinuierlich zu bestimmen oder aber den äußeren Venendurchmesser durch Anbringen von Ultraschallkristallen an der Außenseite der Gefäße fortlaufend zu verfolgen [31]. Mit beiden Methoden läßt sich die Zunahme der Venendurchmesser unter Nitroglycerin und auch Molsidomin belegen. Ähnliche Aussagen können auch mit einem direkt über dem Gefäß, jedoch auf der Haut aufgesetztem Sphygmonanometer erhoben werden [32]. Die venöse Kompliance, die ein Maß für die Blutverschiebung unter Pharmaka darstellt, wird am wachen Tier durch genormte Blutentnahme und Reinfusion bei gleichzeitiger Messung des zentralvenösen Druckes durchgeführt [31]. Eine andere Möglichkeit, Anhaltspunkte über das Verhältnis von arterieller zu venöser Wirkstärke von Vasodilatatoren zu erhalten, besteht in der einfach durchzuführenden Blutdruckmessung am wachen Hund. Man kann, wie wir in einer vergleichenden Studie mit verschiedenen Vasodilatatoren zeigen konnten, durch zeitliche Integration der Wirkung auf systolischen und diastolischen Blutdruck und Berechnung des Quotienten aus diastolischer zu systolischer Wirksamkeit eine einfache Zuteilung zu vorwiegend arteriell oder venös angreifenden Vasodilatatoren vornehmen [33].

Für Untersuchungen an wachen Tieren gilt aber, ebenso wie für jene an narkotisierten Tieren, daß die Austestung an einem relevanten Krankheitsmodell letztlich anzustreben ist. Dies insbesondere, da aus einigen Untersuchungen bekannt ist, daß sich die Kreislaufreflexe unter pathologischen Zuständen deutlich verändern können [34, 35]. 1975 konnten Bache et al.

[36] zeigen, daß Nitroglycerin bei akuter kritischer Koronarstenose eine nicht wünschenswerte Umverteilung der Koronardurchblutung vom Endokard zum Epikard aufheben kann und so eine Situation vergleichbar dem Normalzustand bewirkt. An wachen Schweinen und Hunden entwickelte Tomoike [37], ein neues Modell zur Erzeugung von Koronarspasmen, dessen wesentliche Grundlage eine Schädigung des Koronarendothels ist. Wesentlich erscheint dabei auch eine nachfolgende Fütterung mit einer cholesterinreichen Diät zu sein. Bis jetzt liegen aber noch nicht genug Daten vor, die eine fundierte Beurteilung erlauben.

Eine, wie wir glauben, der pathophysiologischen Situation der Angina pectoris sehr nahe kommende Versuchsanordnung besteht in der Laufbandbelastung von Hunden mit eingeschränkter Koronarreserve. Hier bietet sich ebenso wie bei Versuchen in Narkose vor allem die regionale Myokardfunktion im kritisch perfundierten Areal als aussagekräftiger Meßparameter an. Mit dieser Methodik konnten Kumada et al. [38] zeigen, daß die durch Laufbandbelastung induzierte regionale Dysfunktion durch Isosorbiddinitrat vermindert werden kann. Kumada verwendete aber Ameroidkonstriktoren, die das Lumen der Koronararterie langsam verschließen und somit auch das Kollateralwachstum anregen. Es kann daher vorkommen, daß bei entsprechender Kollateralisierung keine Dysfunktion zu erzielen ist. Wir benutzen daher implantierbare hydraulische Okkluder, um jeweils vor dem Experiment anhand der Ruhefunktion eine kritische Stenose einzustellen. Somit ist es möglich, am selben Tier vor und nach Substanzgabe Belastungen durchzuführen, dies aber in zeitlichen Abständen von Tagen zu wiederholen, da im Intervall die Koronarkonstriktion wieder entfernt werden kann. Mit dieser Methodik konnten wir mit Teopranitol, einem an Theophyllin gekoppelten Isoidid-5'-mononitrat, die belastungsinduzierte regionale Dysfunktion im minderversorgten Myokard komplett aufheben [39].

Zusammenfassend kann man sagen, daß die tierexperimentelle Methodik zur Analyse von Nitratwirkungen bereits sehr ausgereift ist, daß aber doch viele Probleme wie zum Beispiel die Frage der Abnahme des Angina pectoris-Schmerzes oder auch der antianginösen Langzeitwirkung von Nitraten zur Zeit im Tierexperiment noch nicht erfaßbar sind.

Literatur

[1] Parratt, J. R., Nitroglycerin-the first one hundred years: new facts about an old drug. J. Pharm. Pharmacol. 31, 801–809, 1979.

[2] Mackenzie, J. E., Parratt, J. R., Comparative effects of glyceryl trinitrate on venous and arterial smooth muscle in vitro; relevance to antianginal activity. Br. J. Pharmacol. 60, 155–160, 1977.

[3] Harder, D. R., Belardinelle, L., Sperelakis, N.,, Berne, R. M., Differential effects of adenosine and nitroglycerine on the action potentials of large and small coronary arteries. Circ. Res. 44, 176–182, 1979.

[4] Bogaert, M. G., Herman, A. G., De Schaepdryver, A. F., Effects of nitroglycerin on vascular smooth muscle. Eur. J. Pharmacol. 12, 215–223, 1970.

[5] Wendt, R. L., Systemic and coronary vascular effects of the 2- and 5-mononitrate esters of isosorbide. J. Pharmacol. Exp. Ther. 180, 732–742, 1972.

[6] Cohen, M. V., Kirk, E. S., Differential response of large and small coronary arteries to nitroglycerin and angiotensin. Circ. Res. 33, 445–453, 1973.

[7] Honig, C. R., Tenney, S. M., Gabel, P. V., The mechanism of cardiovascular action of nitroglycerin. Am. J. Med. 29, 910–923, 1960.

[8] Weiss, H. R., Winbury, M. M., Intracoronary nitroglycerin, pentaerythriol trinitrate and dipyridamole on intramyocardial oxygen tension. Microvasc. Res. 4, 273–284, 1972.

[9] Ogilvie, R. I., Effect of nitroglycerin on peripheral blood flow and distribution and venous return. J. Pharmacol. Exp.-Ther. 207, 372–380, 1978.

[10] Lochner, W., Grund, E., Müller-Ruchholtz, E. R., Lapp, E. R., Vergleichende Untersuchung über die Wirkung von Molsidomin auf das kapazitiv-venöse System des großen Kreislaufs. In: Molsidomin. Ed.: Lochner, W., Bender, F., Urban und Schwarzenberg, 1978.

[11] Ruthlen, D. L., Wackers, F. J. T., Zaret, B. L., Radionuclide assessment of peripheral intravascular volume changes in the capacitance circulation in man. Circulation 64, 146–152, 1983.

[12] Smith, E. R., Simseth, O. H., Kingma, I., Manyari, D., Belenkie, I., Tyberg, J. V., Mechanism of action of nitrates. Am. J. Med. 76, 14–21, 1984.

[13] Szekeres, L., Csik, V., Udvary, E., Nitroglycerin and dipyridamole on cardiac metabolism and dynamics in a new experimental model of angina pectoris. J. Pharmacol. Exp.-Ther. 196, 15–28, 1976.

[14] Seitelberger, R., Raberger, G., A canine model of transient myocardial dysfunction: regional shortening in the presence of critical stenosis and cardiac stimulation. J. Pharmacol. Meth. 12, 233–246, 1984.

[15] Lekven, J., Ilebekk, A., Fonstelien, E., Kiil, F., Relationship between ST-segment elevation and local tissue flow during myocardial ischaemia in dogs. Cardiovasc. Res. 9, 627–633, 1975.

[16] Waters, D. D., DaLuz, P., Wyatt, H. L., Swan, H. J. C., Forrester, J. S., Early changes in regional and global left ventricular function induced by graded reductions in regional coronary perfusion. Am. J. Cardiol. 39, 537–543, 1977.

[17] Battler, A., Froelicher, V. F., Gallagher, K. P., Kemper, S., Ross, J., Dissotiation beetween regional myocardial dysfunction and ECG changes during ischemia in the conscious dog. Circulation 62, 735–744, 1980.

[18] Heyndrickx, G. R., Millard, R. W., McRitchie, R. J., Maroko, R. R., Vatner, S. F., Regional myocardial functional and electrophysiological alterations after brief coronary artery occlusion in conscious dogs. J. Clin. Invest. 56, 978–985, 1975.

[19] Cohen, M. V., Sonnenblick, E. H., Kirk, E. S., Comparative effects of nitroglycerin and isosorbide dinitrate on coronary collateral vessels and ischemic myocardium in dogs. Am. J. Cardiol. 37, 244–249, 1976.

[20] Weintraub, W. S., Cluley, S., Naccarella, F., Akizuki, S., Argawal, J. B., Bodenheimer, M. M., Banka, V. S., Helfant, R. H., Influence of nitroglycerin on collateral blood flow during acute ischemia in the dog. Cardivasc. Res. 19, 169–176, 1985.

[21] Sakai, K., Akima, M., Shiraki, Y., Hoshino, E., Effects of a new antianginal agent, nicorandil, on the cardiovascular system of the miniature pig: with special reference to coronary vasospasm. J. Pharmacol. Exp. Ther. 227, 220–228, 1983.

[22] Satoh, K., Yamashita, S., Maruyama, M., Taira, N., Comparison of the responses of simian and canine coronary circulations to autonomic drugs. J. Cardiovasc. Res. 4, 820–828, 1982.

[23] Bagshaw, R. J., Cox, R. H., Baroreceptor reflexes and pulmonary hemodynamics during halothane and halothane-nitrous oxide anesthesia in the dog. Anesth. Analg. 60, 701–709, 1981.

[24] Zimpfer, M., Sit, S. P., Vatner, S. F., Effects of anesthesia on the canine carotid chemoreceptor reflex. Circ. Res. 48, 400–406, 1981.

[25] Beck A., Zimpfer, M., Raberger, G., Inhibition of the carotid chemoreceptor reflex by enflurane in chronically instrumented dogs. N.-Sch.-Arch. Pharmacol. 321, 145–148, 1982.

[26] Zimpfer, M., Beck, A., Mayer, N., Raberger, G., Steinbereithner, K., Einfluß von Morphium auf die Kontrolle des kardiovaskulären Systems durch den Carotis-Sinus-Reflex und den Carotis-Chemoreflex. Anaesthesist 32, 60–66, 1983.

[27] O'Rourke, R. A., Bishop, V. S., Kot, P. A., Fernandez, J. P., Hemodynamic effects of nitroglycerin and amyl nitrite in the conscious dog. J. Pharmacol. Exp. Ther. 177, 426–432, 1971.

[28] Vatner, S. F., Pagani, M., Rutherford, J. D., Millard, R. W., Manders, W. T., Effects of nitroglycerin on cardiac function and regional blood flow distribution in conscious dogs. Am. J. Physiol. 234, H244–H252, 1978.

[29] Macho, P., Vatner, S. F., Effects of nitroglycerin and nitroprusside on large and small coronary vessels in conscious dogs. Circulation 64, 1101–1107, 1981.

[30] Kolin, A., MacAlpin, R. N., Induction Angio-
meter, Blood Vessels 14, 141–146, 1977.

[31] Bassenge, E., Holtz, A., Kolin, A., Wirkung von
Molsidomin auf Koronararteriendurchmesser, Ko-
ronarwiderstand und venöses System in wachen
Hunden. In: Molsidomin. Ed.: Bassenge, E.,
Schmutzler, H., Urban und Schwarzenberg 1982.

[32] Müller-Schweinitzer, E., The recording of venous
compliance in the conscious dog. J. Parmacol.
Meth. 12, 53–58, 1984.

[33] Bacher, S., Kraupp, O., Beck, A., Skoda, H.,
Raberger, G., Characterization of vasodilators
by comparison of their effects on blood pressure,
counterregulation and myocardial oxygen de-
mand in conscious dogs. Drug. Res. 35, Ia,
288–291, 1985.

[34] Liard, J. F., The baroreceptor reflexes in experimental hypertension. Clin. Exp. Hypertension 2,
479–498, 1980.

[35] Billman, G. E., Schartz, P. J., Stone, H. L., Baroreceptor reflex control of heart rate: a predictor

of sudden cardiac death. Circulation 66, 874–
880, 1982.

[36] Bache, R. J., Ball, R. M., Cobb, F. R., Remberg,
J. C., Greenfield, J. C., Effects of nitroglycerin
on transmural myocardial blood flow in the un-
anesthetized dog. J. Clin. Invest. 55, 1219–1228,
1975.

[37] Tomoike, H., Animal models of coronary spasm
and the pathophysiological events in regional
vascular hypercontraction. Jap. Circ. J. 49,
101–107, 1985.

[38] Kumada, T., Gallagher, K.P., Miller, M., McKown,
M., White, F., McKown, D., Kemper, W. S., Ross,
J., Improvement by isosorbide dinitrate of
exercise-induced regional myocardial dysfunction.
Am. J. Physiol. 239, H399–H405, 1980.

[39] Raberger, G., Krumpl, G., Mayer, N., Teopranitol verbessert die laufbandbelastungsinduzierte
regionale Dysfunktion in minderdurchbluteten
Myokardarealen. In: Teopranitol. Ed.: Bender,
F., Gerlach, E., Steinkopff Verlag 1985.

Diskussion

Kaltenbach
Welches ist der pathophysiologische Hintergrund für
das Absinken des systolischen Druckes bei unverän-
dertem diastolischen Druck?

Raberger
Der überwiegende Teil der systolischen Druckabnah-
me ist auf das verminderte venöse Angebot zurückzuführen. Dieses verminderte venöse Angebot führt auch
bei üblichen Dosierungen zu einem Ansprechen der
Barorezeptoren. Die Folge ist ein geringer Anstieg
der Frequenz beim normalen Tier. Der Frequenzanstieg wird beim Patienten meistens nicht beobachtet.
Was wir messen, ist letztlich sicher eine Summierung
von primärer venöser Wirkung, also Pooling im venösen System und darauffolgender Sympathikusaktivierung über die Barorezeptoren. Ich glaube, daß der
Blutdruck letztlich doch ein sehr sensibler Parameter
für diese Fragestellung ist.

Kaltenbach
Sie glauben, daß das mit rein venösem Pooling erklärbar ist?

Raberger
Die Sympathikusaktivierung ist eine Annahme. Ein
Hinweis ist der Frequenzanstieg, so daß wir eine
starke Konstanz des venösen Drucks beobachten.
Es ist sicher ein Unterschied, ob wir das Nitrat oral
geben und die Wirkung langsam einsetzt oder ob wir
es intravenös geben mit einem raschen Wirkungseintritt und mit im Vordergrund stehender Wirkung am
arteriellen System.

N. N.
Wenn ich Sie richtig verstanden habe, haben Sie bei
Ihrem Experiment auch die Plasmareninaktivität ge-
messen.

Raberger
Wir sehen akut einen Anstieg des Renins. Bei kontinuierlicher Gabe ist es nicht so, daß bei Abklingen
der Wirkung das Renin nach wie vor erhöht ist.
Wir haben z. B. mit Dihydralazin dasselbe Phänomen
beobachtet, d. h. einen wesentlich stärker ausgepräg-
ten Anstieg des Plasmarenins bei Akutgabe. Nach drei
Tagen war der Wert des Plasmarenins noch erhöht,
nach fünf Tagen war das Plasmarenin wieder auf den
Ausgangswert zurückgefallen und die Wirkung des
Dihydralazins weg. Der Anstieg des Renins führt nicht
zu einer Körpergewichtszunahme. Auch das Vaso-
pressin und Angiotensin sind nicht für die Toleranz
verantwortlich.

N. N.
Ich habe zunächst noch einen Kommentar zu der
systolischen Blutdrucksenkung. Ich glaube, ein ganz
wichtiger Punkt dabei ist auch, daß die Nitrate auch
schon in den klinisch relevanten Dosisbereichen Effekte auf die großen Arterien besitzen.

Raberger
Dies könnte natürlich auch geringe Auswirkungen auf
den systolischen Blutdruck haben.

Kreutzer
Würden Sie mir, weil ich es nicht verstanden habe, bitte Ihr letztes Modell erklären. Was waren das für Tiere und wie haben Sie die Koronarokklusion durchgeführt?

Raberger
Es war keine Okklusion, sondern eine Stenose.

Kreutzer
Und wie haben Sie diese produziert?

Raberger
Wir haben hydraulisch verengt unter Beobachtung der Funktion, aber ohne Messung des Flusses. Wir engen ein, bis wir eine Abnahme der Funktion sehen, gehen dann geringfügig zurück und lassen dann diese Stenose bestehen.

Dosisabhängige Wirkungen organischer Nitrate auf hämodynamische Parameter und auf die regionale myocardiale Ischämie bei wachen Hunden

K. Strein, G. Sponer, B. Müller-Beckmann, W. Bartsch, E. Böhm

Für das Zustandekommen der antianginösen Wirkung organischer Nitrate sind die hämodynamischen Effekte von entscheidender Bedeutung. Der Einfluß auf die Hämodynamik wird vor allem durch die unterschiedlichen Empfindlichkeiten arterieller und venöser Gefäße geprägt. Hinzu kommt, daß auch die Größe der Gefäße von Bedeutung ist, so reagieren z.B. arterielle Widerstandsgefäße weniger sensitiv auf organische Nitrate als große Arterien. Ziel dieses Beitrages ist es, Unterschiede in der Reaktion verschiedener hämodynamischer Parameter auf organische Nitrate darzustellen. Darüber hinaus soll auf die Frage eingegangen werden, welche Effekte für die antiischämische Wirkung entscheidend sind.

Die Frage nach den unterschiedlichen Ansprechempfindlichkeiten bzw. exakter den differenten Konzentrationswirkungsbeziehungen für die Relaxation von Venen bzw. Arterien kann man in vitro untersuchen. Dabei ist jedoch zu beachten, daß die getroffenen Aussagen sowohl von den gewählten Gefäßpräparaten als auch den Untersuchungsbedingungen abhängen. In Abbildung 1 sind die Ergebnisse dargestellt, die verschiedene Arbeitsgruppen mit Nitroglyzerin (GTN) erhielten. Während bei den Untersuchungen von Nakajima et al. [1] die Vene bereits bei ca. 100fach niedrigeren Konzentrationen relaxiert wurde als die Arterie, fanden Stiefel et al. [2] keinen signifikanten Unterschied zwischen Vene und Arterie. Mackenzie et al. [3] erhielten eine höhere Sensitivität der Vene im Vergleich zur Arterie, wenn sie ihre Untersuchung an Präparaten durchführten, die mit Noradrenalin vorkontrahiert waren. Wurden die Präparate dagegen durch Depolarisation mit Kaliumchlorid vorkontrahiert, ergab sich zumindest bis zur einer Relaxation von rund 50 % kein Unterschied zwischen Arterie und Vene.

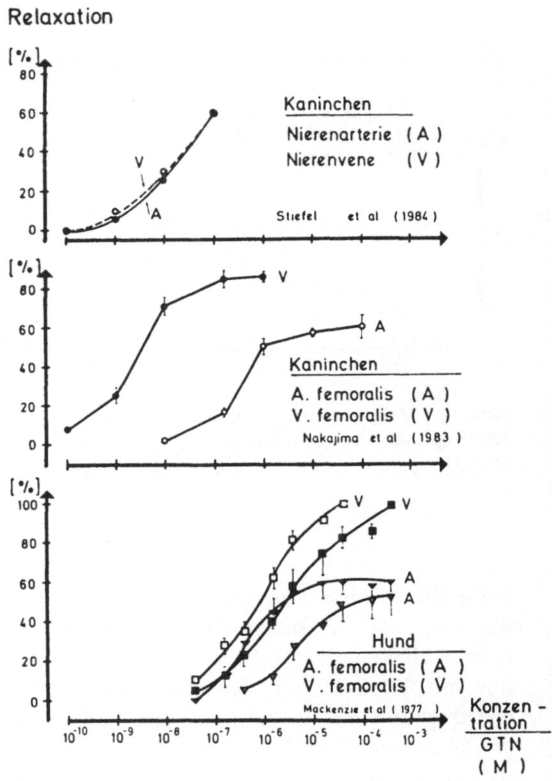

Abb. 1 Vergleichende in vitro-Untersuchungen zur Wirkung von GTN auf mit Noradrenalin vorkontrahierte Arterien- bzw. Venenpräparate. Bei der Arbeit von MacKenzie et al. wurde entweder mit Noradrenalin (offene Symbole) oder mittels Kaliumdepolarisation (geschlossene Symbole) vorkontrahiert.

In Abbildung 2 sind Ergebnisse aus unserem Labor dargestellt, die wir mit Isosorbiddinitrat (ISDN) erhielten. In einem Fall (unteres Teilbild) sahen wir keinen Unterschied zwischen Arterie und Vene, im anderen Fall reagierte

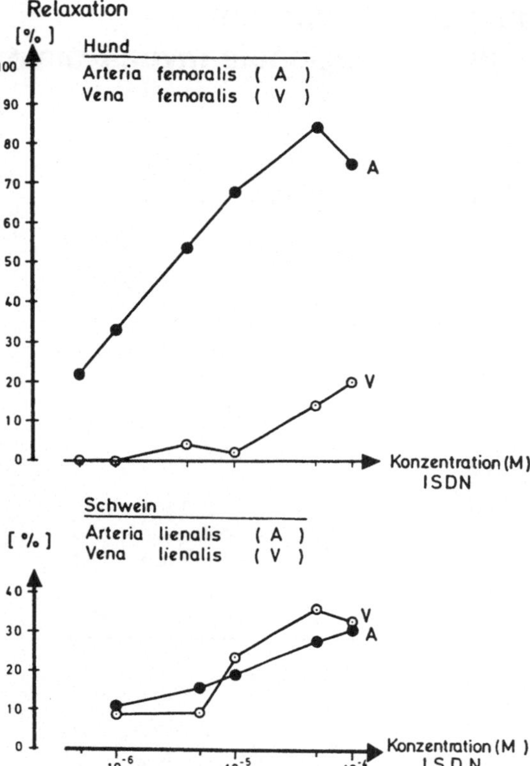

Abb. 2 Vergleichende in vitro-Untersuchungen zur Wirkung von Isosorbiddinitrat auf Arterien- bzw. Venenpräparate (mit Noradrenalin vorkontrahiert)

sogar die Arterie wesentlich empfindlicher als die Vene. Aus all diesen Beobachtungen kann man schließen, daß solche in vitro-Ergebnisse nur mit Vorsicht auf die in vivo-Verhältnisse übertragbar sind. In keinem Falle sind daraus die zu erwartenden Konzentrations- bzw. Dosiswirkungsbeziehungen für die hämodynamischen Effekte am intakten Organismus voraussagbar.

Daher haben wir die Frage nach der Dosisabhängigkeit der verschiedenen hämodynamischen Effekte am Ganztier untersucht. Dabei haben wir von vornherein nur Untersuchungen an wachen Tieren durchgeführt. Bei Befunden an narkotisierten Tieren kann der Einfluß der Narkose auf die Kreislaufreaktionen nicht im einzelnen vorausgesagt werden, sie sind daher nur begrenzt relevant.

Da die hämodynamischen Effekte nach heutigem Wissen für die antianginöse Wirkung der organischen Nitrate verantwortlich sind, haben

wir weiterhin untersucht, welche hämodynamischen Veränderungen besonders zum antiischämischen Effekt beitragen. Dazu wurde in einem speziellen Modell am wachen Hund die Dosiswirkungsbeziehung für den antiischämischen Effekt von Isosorbid-5-Mononitrat (IS-5-MN) ermittelt. Diese Dosiswirkungsbeziehung wird mit den Dosiswirkungsbeziehungen von IS-5-MN für verschiedene hämodynamische Effekte und für die relaxierende Wirkung an großen epikardialen Arterien verglichen.

Unter den organischen Nitraten Nitroglyzerin, Isosorbiddinitrat und Isosorbid-5-Mononitrat haben wir für diese Untersuchungen IS-5-MN wegen seiner günstigen pharmakokinetischen Eigenschaften (nur Muttersubstanz wirksam, keine aktiven Metaboliten) ausgewählt. Dadurch ist es auf einfache Weise möglich, auf Korrelationen zwischen Plasmakonzentrationen und Wirkung hin zu untersuchen und Aussagen über wirksame Plasmakonzentrationen zu machen.

Methoden und Ergebnisse

Unser Versuchsaufbau für die Messung hämodynamischer Effekte beim wachen Hund ist in der Abbildung 3 schematisiert. In einer Voroperation werden Katheter für die kontinuierliche Messung des arteriellen Blutdrucks und des rechten Vorhofdrucks und eine elektromagnetische Flußmeßsonde um die Aorta ascendens zur kontinuierlichen Messung des Herzzeit-

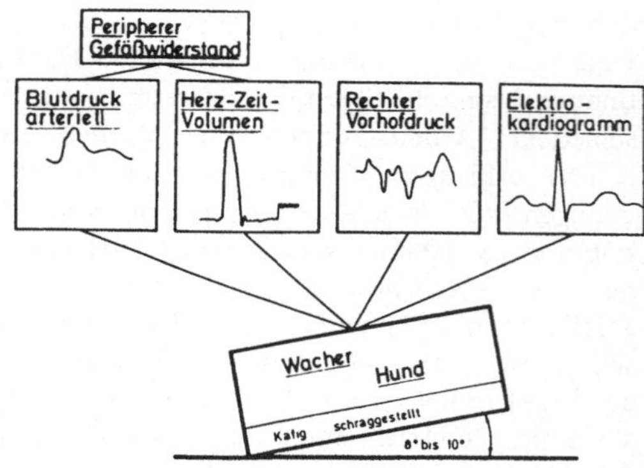

Abb. 3 Schematische Darstellung unserer Versuchsanordnung für die Messung hämodynamischer Effekte bei wachen, chronisch implantierten Hunden

volumens implantiert. Damit das Venensystem in den abhängigen Körperpartien besser gefüllt ist und damit eine Erweiterung des Venensystems sich deutlicher in einem Abfall des rechten Vorhofdruckes wiederspiegelt, stellen wir den Käfig, in dem sich der wache Hund befindet, schräg. Die Tiere kommen frühestens 10 bis 14 Tage nach erfolgter Implantation in einen Versuch. In Abbildung 4 sind die Ergebnisse dargestellt, die wir mit IS-5-MN erhalten haben. Dabei wurde die Substanz in aufsteigenden Dosen injiziert, der zeitliche Abstand zwischen zwei Injektionen betrug 15 min. Dargestellt sind die Meßwerte in der 14. bis 15. Minute nach Injektion. Herzminutenvolumen und diastolischer Blutdruck zeigen im gesamten untersuchten Dosisbereich keine statistisch signifikanten Änderungen. Die Herzfrequenz steigt erst ab Dosen ≥ 1 mg/kg an, 3 mg/kg führten zu einem mittleren Frequenzanstieg von 10 bis 11 Schlägen/min. Am auffälligsten ist die Reaktion des systolischen Blutdruckes und des mittleren rechten Vorhofdruckes. Der systolische Blutdruck zeigt nach 0,03 mg/kg eine Tendenz zur Abnahme, die nächsthöhere Dosis von 0,1 mg/kg führte bereits zu einer signifikanten Senkung. Ähnliches gilt für den mittleren rechten Vorhofdruck, wobei hier die Senkung bereits bei 0,03 mg/kg signifikant war. Es zeigt sich eine klare dosisabhängige Steigerung dieser beiden Effekte bis hin zu der höchsten geprüften Dosis von 3 mg/kg. Unsere Befunde werden durch Resultate von Bassenge ergänzt, der ebenfalls bei wachen Hunden die Dosisabhängigkeit der Effekte von IS-5-MN auf den koronaren Gefäßwiderstand und den Durchmesser einer großen epikardialen Arterie, nämlich den Ramus circumflexus der linken Koronararterie, ermittelte. Seine und unsere Befunde sind zusammenfassend in der Abbildung 5 dargestellt. Man erkennt den dosisabhängigen Abfall des rechten Vorhofsdrucks und in einem ähnlichen Bereich die dosisabhängige Erweiterung der großen Koronararterie (0,025 mg/kg machten bereits einen signifikanten Effekt). Der periphere Gefäßwiderstand (berechnet aus arteriellem Mitteldruck und Herzzeitvolumen) fällt erst bei Dosen ≥ 1 mg/kg ab. Im Prinzip gilt gleiches für den koronaren Gefäßwiderstand: bei den beiden niedrigsten untersuchten Dosen, 0,025 und 0,25 mg/kg, war noch keine Änderung des koronaren Gefäßwiderstands (berechnet aus dem Fluß in der Arteria circumflexa und mittlerem arteriellen Blutdruck) vorhanden,

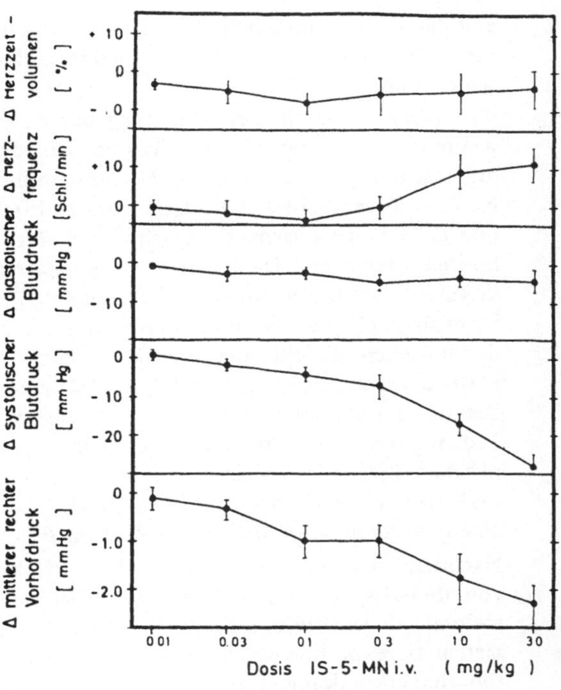

Abb. 4 Dosis-Wirkungsbeziehungen für die hämodynamischen Effekte von IS-5-MN beim wachem Hund

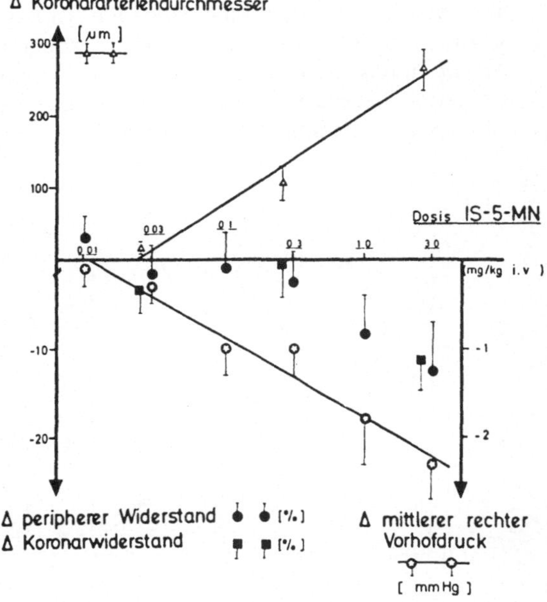

Abb. 5 Dosis-Wirkungsbeziehungen für die Effekte von IS-5-MN auf den mittleren rechten Vorhofdruck den peripheren und koronaren Gefäßwiderstand und den Durchmesser einer epikardialen Arterie

erst die höchste untersuchte Dosis von 2,5 mg/kg führte zu einem Abfall des koronaren Gefäßwiderstandes.

Wir haben — wie in der Einleitung bereits erwähnt — für diese Untersuchungen aus den organischen Nitraten das IS-5-MN ausgewählt, weil bei dieser Substanz im Gegensatz zu ISDN und GTN keine pharmakologisch aktiven Metaboliten entstehen. Da außerdem die pharmakokinetischen Daten am Hund bekannt sind [4], ist es möglich, für den jeweils erreichten hämodynamischen Effekt die jeweils vorhandene Plasmakonzentration an IS-5-MN abzuschätzen. Bereits in früheren Untersuchungen hatten wir zudem gezeigt, daß zwischen einem hämodynamischen Effekt (systolische Blutdrucksenkung) und den Plasmakonzentrationen an IS-5-MN eine gute Korrelation besteht (Abbildung 6).

Nachdem wir die hämodynamischen Effekte von IS-5-MN ausführlich untersucht hatten, erstellten wir Dosiswirkungskurven in einem speziellen tierexperimentellen Modell der koronaren Herzerkrankung. Das Modell ist in der Abbildung 7 schematisch dargestellt. In einer Voroperation wird bei einem Hund eine pneumatische Verschlußmanschette um einen kleinen Ast des Ramus circumflexus der linken Koronararterie implantiert. Im Versorgungsgebiet der Arterie werden außerdem fünf Elektroden auf das Epikard aufgenäht. eine Elektrode wird zusätzlich im Versorgungsgebiet einer anderen Arterie implantiert. Die Tiere waren vor der Operation bereits so trainiert worden, daß sie auf einem Laufband (Steigungswinkel 8°,

10 km/h) freiwillig wenigstens 1 min lang liefen. Frühestens 10 bis 14 Tage nach der Implantation begannen dann Untersuchungen der folgenden Art: Das Tier läuft für 1 min auf dem Laufband, dabei wird die Koronararterie mit Hilfe der pneumatischen Verschlußmanschette okkludiert. Im epikardialen Elektrokardiogramm zeigen sich unter diesen Bedingungen erhebliche ST-Streckenhebungen. Als Meßparameter dient uns die Summe der ST-Streckenhebungen von allen fünf Elektroden, wobei die ST-Streckenhebung zu Ende der einminütigen Belastungszeit ausgemessen wird. Aus der linken Hälfte der Abbildung 8 ist zu entnehmen, daß diese Summe der ST-Streckenhebungen von einem zum anderen Lauf (zeitlicher Abstand 2 h, 15 min vor dem zweiten Lauf erfolgt eine Injektion von isotoner Kochsalzlösung), gut reproduzierbar ist. Appliziert man statt Kochsalzlösung IS-5-MN (rechte Hälfte von Abbildung 8), so kommt es zu einer Verminderung der ST-Streckenhebung. In der Abbildung 9 ist die Reduktion der Summe der ST-Streckenhebungen für vier verschiedene Dosen von IS-5-MN (intravenöse Applikation, 15 min vor der Laufbandbelastung) dargestellt. Die niedrigste geprüfte Dosis von 0,02 mg/kg IS-5-MN zeigte bereits einen angedeuteten Effekt, 0,04 mg/kg waren deutlich stärker wirksam. Überraschenderweise waren die höheren Dosen 0,1 und 0,5 mg/kg nicht mehr stärker wirksam. Es zeigt sich sogar eine Tendenz zur Abschwächung der Wirkung.

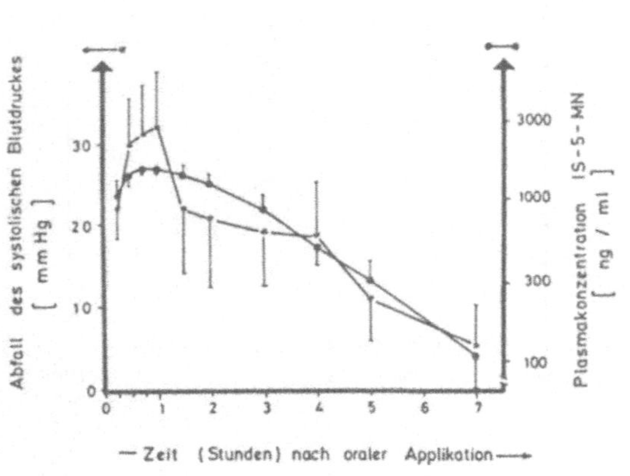

Abb. 6 Zeitverlauf der systolischen Blutdrucksenkung und der Plasmaonzentration an IS-5-MN nach oraler Gabe von 3 mg/kg IS-5-MN beim wachen Hund

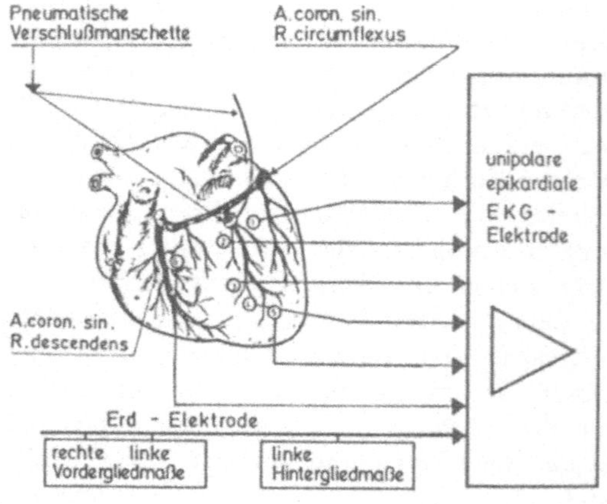

Abb. 7 Schema unseres tierexperimentellen Modells der KHK

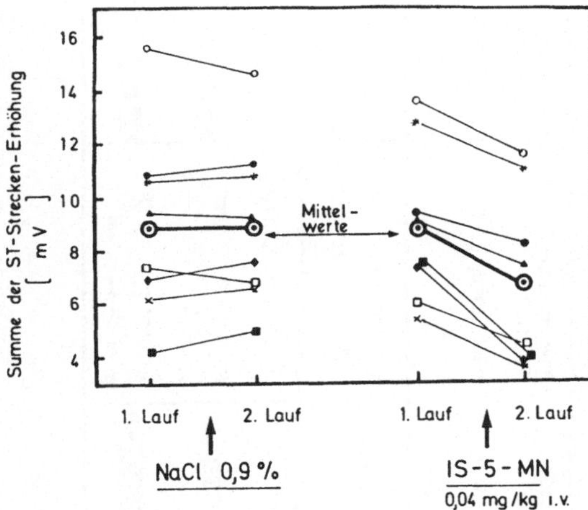

Abb. 8 Effekt von Placebo (Kochsalzinjektion) bzw. IS-5-MN auf die Summe der ST-Elevationen, die unter einminütiger Koronarokklusion und ergometrischer Belastung erhalten werden

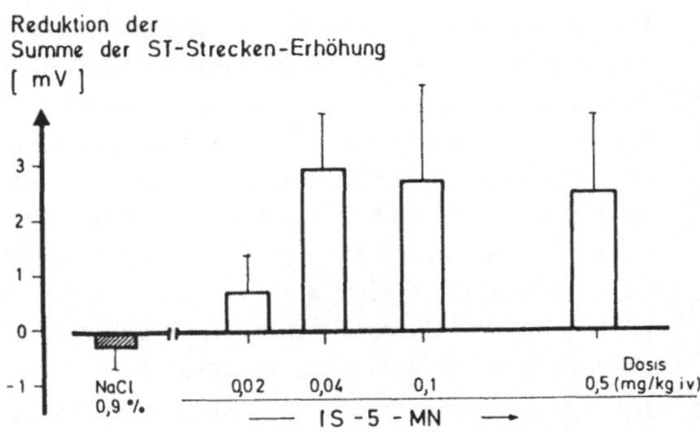

Abb. 9 Wirkung verschiedener Dosen von IS-5-MN auf die ST-Elevationen, die unter einminütiger Koronarokklusion und ergometrischer Belastung erhalten werden

Diskussion

Auffälligste hämodynamische Effekte des untersuchten Nitrats (IS-5-MN) waren eine Senkung des rechten Vorhofdruckes und des systolischen Blutdruckes. Hinzu kommt eine dosisabhängige Erweiterung großer epikardialer Arterien. Dagegen wurden der diastolische Blutdruck und der periphere Widerstand nicht oder erst in vergleichsweise höheren Dosen beeinflußt. Die Senkung des rechten Vorhofdrucks ist aus folgenden Gründen mit großer Wahrscheinlichkeit Ausdruck einer direkten venösen Gefäßrelaxation von IS-5-MN: Eine Senkung des rechten Vorhofdrucks kommt auch zustande, wenn eine Substanz die Herzfrequenz erhöht (Abbildung 10). Bei den Untersuchungen mit IS-5-MN war dies jedoch nicht der Fall, erst bei der höchsten untersuchten Dosis von 3 mg/kg kam es zu einem signifikanten Frequenzanstieg, der insgesamt aber nur 10 bis 11 Schläge/min betrug. Da die Substanz im untersuchten Dosisbereich auch keine positiv- oder negativ-inotropen Effekte macht, dürfte zumindest der Hauptteil der beobachteten Vorhofdrucksenkung in der Tat auf die venöse Wirkung (eventuell teilweise auch Wirkung auf das pulmonale Gefäßsystem) zurückzuführen sein.

Der Abfall des systolischen Blutdruckes bei gleichbleibendem diastolischem Druck und gleichbleibendem Herzzeitvolumen ist am besten als direkte Wirkung auf die großen Körper-

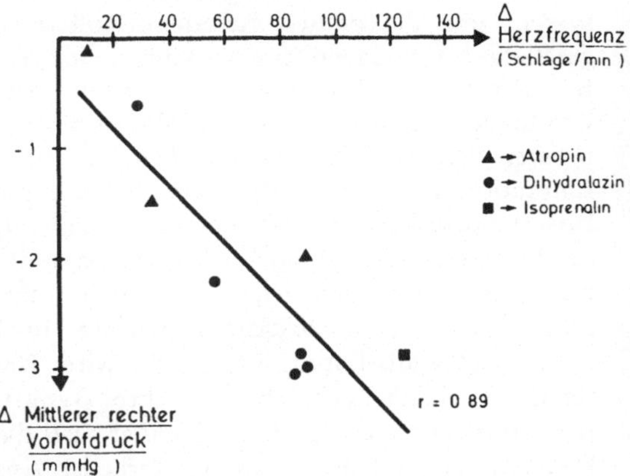

Abb. 10 Zusammenhang zwischen Herzfrequenzanstiegen und Abfall des mittleren rechten Vorhofdruckes bei wachen Hunden. Die Anstiege der Herzfrequenz wurden durch Injektion der angegebenen Pharmaka ausgelöst

arterien erklärbar. Damit ergeben sich also in einem Dosisbereich zwischen 0,03 und 0,3 mg/kg IS-5-MN i.v. Effekte auf das venöse und/oder pulmonale Gefäßsystem, Effekte auf die großen epikardialen Arterien und sonstige große Arterien. Diese Dosen wirken dagegen nicht auf die arteriellen Widerstandsgefäße sowohl im Körperkreislauf als auch im koronaren Gefäßsystem. Um hier entsprechende Wirkungen zu erreichen, sind Dosen $\geq$ 1 mg/kg notwendig. 15 min (Zeitpunkt der hämodynamischen Messungen) nach 0,03 bzw. 0,3 mg/kg IS-5-MN i.v. ist mit Plasmakonzentrationen von rund 35 ng/ml bzw. 350 ng/ml zu rechnen.

Die Schwellenkonzentration für die Effekte auf das Venensystem und die großen Arterien liegt also im Bereich von 50 ng/ml. Dagegen liegt die Schwellenkonzentration für die Beeinflussung des peripheren Widerstandes (berechnet aus mittlerem arteriellen Blutdruck und Herzzeitvolumen) bei ca. 1000 ng/ml. Berechnet man den peripheren Widerstand aus diastolischem Blutdruck und Herzzeitvolumen, ergeben sich noch höhere Schwellenkonzentrationen.

Interessanterweise sehen wir bereits mit 0,02 mg/kg und deutlicher mit 0,04 mg/kg einen Effekt in unserem tierexperimentellen Analogmodell der koronaren Herzerkrankung. Dosissteigerung auf 0,1 und 0,5 mg/kg bringt keine zusätzliche Wirkungen, es wird eher eine Abschwächung beobachtet. Erklärung für diese Dosiswirkungskurve könnte sein, daß bei den niedrigen Dosen die Wirkungen auf das Venensystem und die großen Arterien (Kollateralgefäße!) entscheidend zur Wirkung beitragen. Bei den höheren Dosen kommt es dann unter Umständen bereits zu einer Reduktion des koronaren Perfusionsdruckes und damit zu einer Limitation der Effekte. Die Tatsache, daß die Dosiswirkungskurve bereits bei Dosen beginnt, die beim ruhenden Hund noch keine hämodynamischen Wirkungen zeigen, läßt sich wahrscheinlich darauf zurückführen, daß am Hund unter Laufbandbelastung untersucht wird. Unter diesen Bedingungen (z.B. erhöhter Sympathicustonus!) ist es durchaus denkbar, daß die Nitratwirkung auf die Gefäße verstärkt ist. Aus technischen Gründen ist es kaum möglich, die hämodynamischen Effekte unter Laufbandbelastung zuverlässig zu messen.

Interessanterweise fand Jugdutt [5] bei Untersuchungen zum Einfluß von Nitroglyzerin auf die Infarktausdehnung beim wachen Hund im Prinzip ähnlich aussehende Dosiswirkungsbeziehung. Während eine niedrige Dosis von Nitroglyzerin, die den arteriellen Mitteldruck noch relativ wenig senkte, die Infarktausdehnung im Vergleich zur Kontrollgruppe verringerte, war dies bei hohen, stärker blutdrucksenkenden Dosen, nicht mehr der Fall (Abbildung 11).

Zusammenfassend kann man folgendes feststellen: In einem Konzentrationsbereich, wie er auch für die prophylaktische Therapie mit organischen Nitraten üblich ist, werden venöses System und große Arterien beeinflußt, die Widerstandsgefäße dagegen noch nicht. Höhere

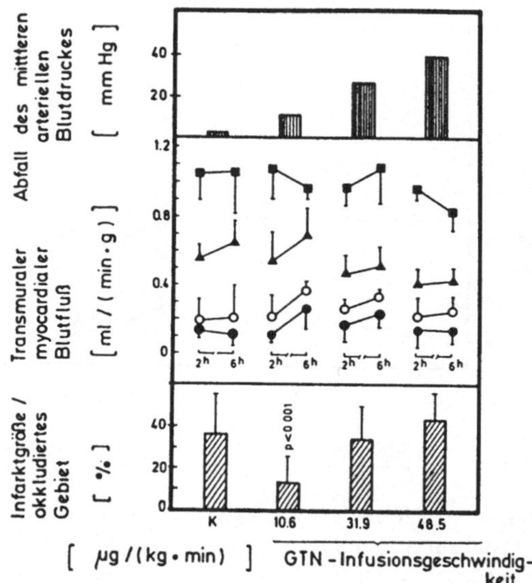

Abb. 11 Wirkung von 3 verschiedenen Dosen Nitroglycerin (GTN) auf Infarktgröße, transmuralen myokardialen Blutfluß und mittleren arteriellen Blutdruck beim wachen Hund

Dosen bzw. Plasmakonzentrationen führen zumindest im Tierexperiment zu keiner Steigerung des antiischämischen Effektes. Grund dafür ist möglicherweise der bei höheren Dosen bzw. Konzentrationen hinzukommende Abfall des koronaren Perfusionsdruckes.

Literatur

[1] Nakajima, H., Nosaka, K., A Comparison of the Effects of Diltiazem and Nitroglycerin on the Norepinephrine-Induced Contractions in the Isolated Femoral Artery and Vein. Japan. J. Pharmacol. 33, 1282−1285 (1983)

[2] Stiefel, A., Kreye, V. A. W., On the haemodynamic differences between sodium nitroprusside, nitroglycerin, and isosorbide nitrates. Naunyn-Schmiedeberg's Arch. Pharmac. 325, 270−274 (1984)

[3] Mackenzie, J. E., Parratt, J. R., Comparative Effects of Glyceryl Trinitrate on Venous and Arterial Smooth Muscle in vitro; Relevance to Antianginal Activity. Br. J. Pharmac. 60, 155−160 (1977)

[4] Sponer, G., Kühnle, H.-F., Strein, K., Bartsch, W., Endele, R., Dietmann, K., Pharmacokinetic Aspects of Isosorbide-5-Mononitrate in Dogs. J. Pharmac. Exp. Therap. 228, 235−239 (1983)

[5] Jugdutt, B. I., Myocardial salvage by intravenous nitroglycerin in conscious dogs: loss of beneficial effect with marked nitroglycerin-induced hypotension. Circulation 68, 673−684 (1983)

Diskussion

Kreuzer

Ihr zuletzt gezeigtes Bild könnte veranlassen zu glauben, daß man bei eingetretenem Infarkt die Infarktgröße dauerhaft reduzieren könnte. Ich möchte Sie auf die besondere Situation dieses Tiermodells hinweisen. Es handelt sich um Hunde, die so gut wie immer kollateralisiert sind, was eindeutig daraus hervorgeht, daß in den nicht therapierten Hunden die Infarktgröße nur 40% der area at risk betragen hat. Damit sind diese Untersuchungen in ihrer Aussage auf den humanen Mechanismus sehr zu reduzieren. Das ist zwar ein schönes Experiment, hat aber mit Konditionen bei Menschen fast nichts zu tun. Nur bei Patienten — und das wird heute allgemein akzeptiert —, die über ein ausgezeichnetes Kollateralsystem verfügen, kann Nitroglycerin nach Okklusion einer Koronararterie in der Tat vielleicht im Einzelfall die Infarktgröße reduzieren. Das ist das eine. Und das andere ist, daß Sie sagen, daß der rechtsarterielle Vorhofdruck ein Maß für Ihren „venous return" ist. Das ist falsch.

Strein

Was den ersten Teil Ihres Kommentares betrifft, hier stimme ich völlig mit Ihnen überein. Es kam mir nicht darauf an zu sagen, daß Nitroglycerin beim Patienten in jedem Falle die Infarktgröße reduziert. Wichtig war vielmehr die Aussage, daß Nitroglycerin beim Hund die Infarktgröße nur dann reduziert, wenn die Dosen noch nicht so hoch sind, daß der koronare Perfusionsdruck abfällt.
Zum zweiten Teil Ihres Kommentares ist zu sagen, daß Wirkungen auf den rechten Vorhofdruck natürlich nicht alleine durch Änderungen im venous return zustandekommen können. Ich hatte ja darauf hingewiesen, daß inotrope oder chronotrope Effekte ebenfalls den Vorhofdruck senken. Unter gewissen Bedingungen ist aber eine Änderung des Vorhofdrucks auf eine direkte venöse Wirkung zurückzuführen.

Kreuzer

Nein, nicht einmal unter gewissen Bedingungen. Warum, glauben Sie, hätte Herr Lochner ein so kompliziertes Modell erstellt, um den „venous return" oder das „venous pooling" zu bestimmen, wenn es einfacher mit dem rechten Vorhofdruck gegangen wäre? Ich will versuchen zu sagen, warum das nicht stimmt. Es fällt gleichzeitig — Sie haben es gezeigt — mit dem rechtsatrialen Druck Ihr linksatrialer Druck ab. Wir wissen, daß der rechtsarterielle Druck im wesentlichen abhängig ist vom „venous return", von dem rechtsventrikulären Füllungsdruck und vom intrathorakalen Druck. Vom Perikard will ich jetzt nicht reden. Sie wollen nur den „venous return" messen, Sie beeinflussen aber den linksarteriellen Füllungsdruck. Der linksventrikuläre Füllungsdruck geht runter, damit sinkt der rechtsventrikuläre Füllungsdruck. Der venöse Rückfluß ist nur eine der Komponenten.

Strein

Wirkungen auf die Arterien sind in den niedrigen Konzentrationsbereichen, die ich hier gezeigt hatte, nicht vorhanden. Wirkungen auf das Herz sind nach allen vorliegenden Untersuchungen auch nicht vorhanden.

Was bleibt als Erklärung für den Abfall des venösen Drucks übrig? Eine Wirkung auf die Venen. Es ist etwas völlig anderes, wenn Sie eine Substanz benutzen, die die Frequenz erhöht, z.B. Atropin, oder wenn Sie eine Substanz haben, die negativ inotrop wirkt. Im ersten Fall sinkt der venöse Druck, im zweiten steigt er an.

Kreuzer

Sie ändern ja möglicherweise Ihr zentrales Blutvolumen. Mit der Änderung des zentralen Blutvolumens wird Ihr rechtsventrikulärer Füllungsdruck sich ändern. Meine Bemerkung zielte darauf hinaus, daß Sie aus den Veränderungen des rechtsarterialen Druckes, der sowieso nur minimale Schwankungen macht, ableiten, daß es venöser Rückfluß ist.

Strein

Das habe ich nicht gesagt.

Kreuzer

Sie nehmen den rechtsatrialen Druck als Maß für die venöse Nitratwirkung.

Strein

Ich ändere das zentrale Blutvolumen. Wodurch ändere ich denn das? Durch die direkte venöse Wirkung, und genau das ist das, was ich da messe. Wie soll ich das sonst ändern? Sie haben selbst gesagt, ich ändere das zentrale Blutvolumen. Das ist übrigens in manchen Untersuchungen auch mitgemessen worden. Wie soll ich es denn sonst machen?

Kreuzer

Können wir uns denn nicht so verständigen, daß der rechtsatriale Druck kein Maß für den venösen Rückfluß ist.

Strein

Ja.

Kreuzer

Gut, mehr wollte ich gar nicht hören.

Strein

Aber ich wollte darauf hinaus, daß der rechtsatriale Druck im Falle des IS-5-MN wahrscheinlich die venöse Wirkung widerspiegelt. Darf ich noch etwas zum Vortrag Raberger sagen, zum Modell beim Hund?
Im unteren Dosisbereich ist die Nitratwirkung auf den Kollateralfluß eine völlig andere als auf die Hämodynamik. Das heißt, wenn ich unter hohen Dosen den Perfusionsdruck stark senke, dann bekomme ich keinen Effekt. Wenn ich den Perfusionsdruck wenig beeinflusse, d.h. wenig Wirkung auf die arteriellen Widerstandsgefäße und viel venöse Wirkung habe, dann bekomme ich wahrscheinlich eine Wirkung auf die Kollateralen in diesem Modell.

Silber

Bei Ihren maximal wirksamen Dosen von 0,04 mg/kg beim Hund, wie hoch sind da die Plasmakonzentrationen vom 5-Mononitrat?

Strein
Bei diesen Untersuchungen wurden sie nicht mitgemessen. Wir wissen aber aus anderen pharmakokinetischen Untersuchungen beim Hund, daß die
Plasmakonzentrationen nach 0,01 bis 0,03 mg/kg i.v.
15 Minuten später bei 20 bis 50 ng/ml liegen. Bei
Linearität des Konzentrationsanstiegs würden sie nach
0,4 mg/kg bei 60 bis 80 ng/ml liegen.

Silber
Wollen Sie damit sagen, daß man bei 80 ng schon die
maximale antiischämische Wirkung hat?

Strein
Beim Hund ja. Der Hund reagiert mit seinen Gefäßen
empfindlicher als der Mensch.

Silber
Beim Menschen liegen sie aber höher.

Strein
Ja, keine Frage. Beim Menschen sind wir irgendwo
zwischen 200 bis 400 ng/ml.

Rietbrock
Ich glaube, in der Anfangsphase sind Konzentrations-
und Wirkungsverlauf nicht identisch. Sie haben in der
Anfangsphase für die Wirkung ein Plateau, und erst im
weiteren Verlauf passen sich Wirkung und Konzentration an.

Strein
Das war ja auch im wesentlichen dargestellt.

Dosis-Wirkungs-Beziehungen von Nitroglycerin und Nitraten des Isosorbids aus der Sicht des Kardiologen

W. Schneider

Organische Nitrate werden seit vielen Jahren in der medikamentösen Therapie der Angina pectoris eingesetzt. Das Hauptanwendungsgebiet für Glyceryltrinitrat (Nitroglycerin) stellt der akute Angina pectoris-Anfall dar. Die Langzeitnitrate mit ihrem Hauptvertreter, dem Isosorbiddinitrat, werden dagegen hauptsächlich zur prophylaktischen Therapie des stenokardischen Brustschmerzes eingesetzt [1, 7, 8, 20–22, 25]. Isosorbiddinitrat unterliegt einem starken hepatischen First-Pass-Metabolismus, durch den die Metabolite Isosorbid-2-mononitrat (IS-2-MN) und Isosorbid-5-mononitrat (IS-5-MN) entstehen, die ebenfalls antianginös wirksam sind [13, 24, 26]. Insbesondere über das 5-Mononitrat, das eine Plasmahalbwertszeit von 4,5 h aufweist [12], erklärt sich die mehrstündige Wirksamkeit von Isosorbiddinitrat [25].

Vor dem Hintergrund zahlreicher klinischer Studien, die die gute antianginöse Wirksamkeit von Isosorbiddinitrat und Glyceryltrinitrat belegen, stellte sich die Frage, ob sich auch für die Nitrate allgemeine Beziehungen zwischen Dosis und antianginöser Wirkung aufzeigen lassen.

Methodik

In drei Studien wurden Fragen der Dosis-Wirkungs-Beziehung bei der Therapie der Angina pectoris mit Isosorbiddinitrat (ISDN) und Glyceryltrinitrat (GTN) untersucht.

Die Untersuchungen wurden ambulant bei Patienten mit einer koronaren Herzkrankheit, die durch selektive Koronarangiographie gesichert war (Lumeneinengung $\geq$ 70 % mindestens eines Hauptastes), und stabiler belastungsinduzierbarer Angina pectoris sowie reproduzierbarer Ischämiereaktion im Belastungs-EKG durchgeführt. In einem vor Beginn der Studien durchgeführten Belastungs-EKG wurde die günstige Beeinflußbarkeit der Ischämiereaktion durch Nitrate für jeden Patienten gesichert. Ausschlußkriterien für die Untersuchungen waren Veränderungen der ST-Strecke im Ruhe-EKG, Digitalismedikation oder ein weniger als drei Monate zurückliegender Herzinfarkt. Während der Dauer der Untersuchungen wurden keine weiteren antianginösen Medikamente, Diuretika oder Antihypertensiva eingenommen. Langzeitnitrate waren mindestens zwei Tage vor Beginn der Untersuchungen abgesetzt worden. Für den Angina pectoris-Anfall war den Patienten Glyceryltrinitrat sublingual erlaubt, welches jedoch an den jeweiligen Untersuchungstagen nicht eingenommen wurde.

Die Belastungsuntersuchungen wurden im Stehen an der Kletterstufe durchgeführt [6]. Unmittelbar vor jedem Arbeitsversuch wurde ein EKG im Liegen und im Stehen geschrieben, um vegetativ bedingte Endteilveränderungen auszuschließen. Die Belastungshöhe wurde entsprechend dem Schweregrad der Angina pectoris individuell festgelegt und während aller folgenden Belastungsuntersuchungen konstant gehalten. Die Belastungszeit betrug im Regelfall 6 min, die Erholungsphase 5 min. Durch die konstante Belastungshöhe und -zeit blieb die Leistung (Watt) und die Gesamtarbeit (Watt x min) für jeden Patienten bei allen Arbeitsversuchen gleich. Während der Belastung und in der Erholungsphase erfolgte die EKG-Registrierung in einminütigen Abständen in sechs Ableitungen [19].

Zur quantitativen Ermittlung der Ischämiereaktion wurde die ST-Streckensenkung in der am stärksten veränderten Ableitung (V_5) 80 ms nach dem J-Punkt in Millimeter ausgemessen, wobei für jede Minute ein Mittelwert aus fünf Schlägen gebildet wurde. Die ST-Senkung während der Belastung über 6 min (B 1–6) und nach der Belastung in fünf Erholungsminuten (E 1–5) wurde zur Summe der ST-Senkung über die Zeit (Σ ST$\downarrow$ ($B_{1-6}E_{1-5}$)) addiert.

"

Ergebnisse

Dosis-Wirkungs-Beziehung für Isosorbiddinitrat (ISDN)

In die Studie wurden 15 Patienten im Alter von 44 bis 63 Jahren (Mittel: 53 Jahre) aufgenommen. In einem einfachblinden Studienprotokoll kamen Placebo und ISDN als nichtretardierte Tablette (Isoket®, Firma Pharma Schwarz, Monheim) in vier Dosen (Tagesdosen: 6 x 5 mg, 6 x 20 mg, 6 x 40 mg, 6 x 80 mg) in randomisierter Reihenfolge für jeweils eine Woche zur Anwendung (Abb. 1). ISDN wurde über den Tag verteilt in vierstündigem Abstand eingenommen, wobei zwischen der letzten Abenddosis und der ersten Morgendosis 7–8 h lagen. Am Morgen des 7. Tages wurde 1 h nach Gabe der zweiten Einzeldosis eine Belastungsuntersuchung durchgeführt.

Ischämiereaktion

Unter den ansteigenden Dosen von ISDN ließ sich eine gestufte Besserung der Ischämiereaktion (Σ ST↓) feststellen: im Vergleich zu Placebo betrug die Besserung der Ischämiereaktion 24 % nach 5 mg (Tagesdosis: 30 mg ISDN) ($p < 0{,}05$), 40 % nach 20 mg (Tagesdosis: 120 mg ISDN) ($p < 0{,}05$), 60 % nach 40 mg (Tagesdosis: 240 mg ISDN) ($p < 0{,}01$) und 74 % nach 80 mg (Tagesdosis: 480 mg) ($p < 0{,}01$) (Abb. 2; Tab. 1).

Die gute antianginöse Wirkung von ISDN nach siebentägiger Therapie führte zu Fragen der anhaltenden Wirksamkeit hoher Tagesdosen:

im Anschluß an die Dosis-Wirkungs-Untersuchungen wurde deshalb eine Tagesdosis von 480 mg über vier Wochen beibehalten und abschließend ein weiterer Belastungsversuch durchgeführt.

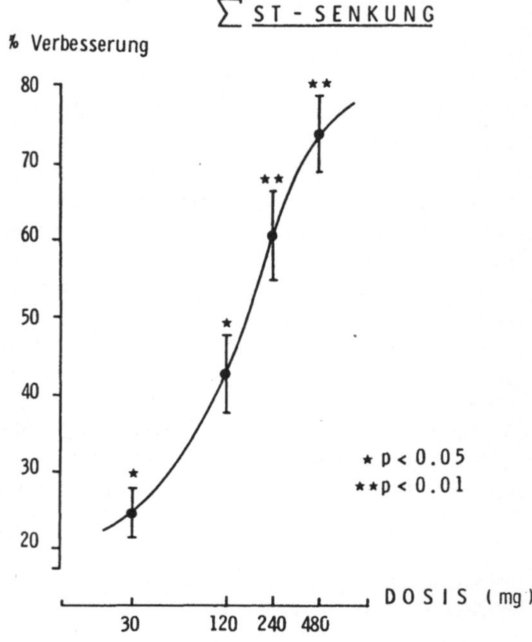

Abb. 2 Dosis-Wirkungskurve für 4 verschiedene Tagesdosen von ISDN nach 1-wöchiger Behandlung. Auf der Ordinate ist die prozentuale Besserung der Ischämiereaktion gegenüber Placebo aufgetragen. n = 15; Mittelwert ± $s_{\bar{x}}$

Abb. 1 Untersuchungsprotokoll: 15 Patienten mit stabiler Angina pectoris erhielten in randomisierter Reihenfolge im einfachblinden Cross-Over-Ansatz 4 Tagesdosen von ISDN und Placebo für jeweils 7 Tage. An Tag 8 wurden 1 Stunde nach Gabe der 2. Einzeldosis des Tages die Untersuchungen durchgeführt.

Tabelle 1: ISDN-Tagesdosen, Plasmakonzentrationen und antiischämische Wirksamkeit an Tag 8, 90 min nach Einnahme der zweiten Einzeldosis (Mittelwerte ± Standardabweichung)

ISDN Dosis (mg/Tag)	ISDN	IS-2-MN Konzentrationen	IS-5-MN	Σ ST↓ (mm)	Minderung der Ischämie-reaktion (%)
		(ng/ml)			
30 (6 × 5)	3,1 ± 1,6	10 ± 4	52 ± 20	9,1 ± 3,1	24 ± 13*)
120 (6 × 20)	9,7 ± 5,0	49 ± 23	203 ± 112	7,4 ± 3,2	40 ± 20*)
240 (6 × 40)	27,6 ± 18,7	109 ± 42	424 ± 170	5,1 ± 3,1	60 ± 22**)
480 (6 × 80)	45,0 ± 21,8	199 ± 69	853 ± 379	3,4 ± 2,6	74 ± 20**)

(Placebo: Σ ST↓ = 12,1 ± 4,5 mm)   *) p < 0,05   **) p < 0,01

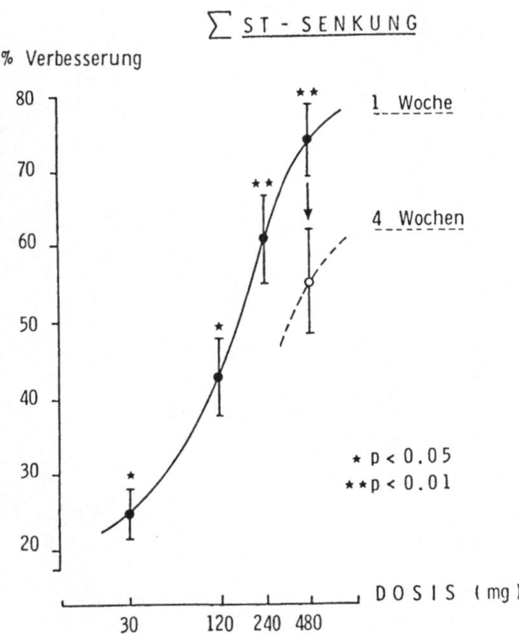

Abb. 3 Abschwächung der antiischämischen Wirkung nach 4-wöchiger Therapie mit 480 (= 6 × 80) mg ISDN/Tag: 74 → 55 % Besserung der Ischämiereaktion.

Am Ende der vier Wochen betrug die Besserung der Ischämiereaktion noch 55 % (p < 0,05) im Vergleich zu 74 % am Ende der einwöchigen Behandlung mit der gleichen Dosis (Abb. 3).

Angina pectoris

Neben der Wirkung auf den objektiven Ischämieparameter ST-Streckensenkung fand sich während der einwöchigen Behandlungsphasen auch die Angina pectoris-Frequenz dosisabhängig gemindert. So traten während der Placebophase im Mittel 14 Anfälle/Woche auf. Unter 30 mg ISDN/Tag blieb die Anfallfrequenz unverändert. Unter 120 mg ISDN/Tag wurde im Mittel über elf Anfälle (p < 0,05), unter 240 mg ISDN/Tag über neun Anfälle (p < 0,02) und unter 480 mg über im Mittel sieben Anfälle/Woche berichtet (p < 0,01).

Plasmakonzentrationen

In Relation zu den Tagesdosen zeigte sich ein starker Anstieg der Konzentration von Isosorbid-5-mononitrat auf im Mittel 850 ng/ml (Abb. 4; Tab. 1). Dabei bestand zwischen den verschiedenen Tagesdosen und den entsprechenden Gesamtnitratkonzentrationen im Plasma (Summe aus ISDN-, 2-Mononitrat- und 5-Mononitratkonzentration) an Tag 8 eine lineare Beziehung.

Dosis-Wirkungs-Beziehung für orales Glyceryltrinitrat (GTN)

Unter Doppelblindbedingungen wurden bei 12 Patienten neben Placebo vier Dosen eines zur oralen Applikation geeigneten Nitroglycerinretardpräparates (Nitroglin®, Stadapharm) im Akutversuch untersucht. Folgende Dosen kamen in randomisierter Folge zur Anwendung: 2,6 mg, 6,5 mg, 10 mg und 20 mg. Die Belastungs-EKG's wurden 30 min, 3 h und 6 h nach oraler Applikation des Medikamentes durchgeführt.

Bereits 30 min nach Medikamentengabe konnte eine dosisabhängige Reduktion der Ischämie-

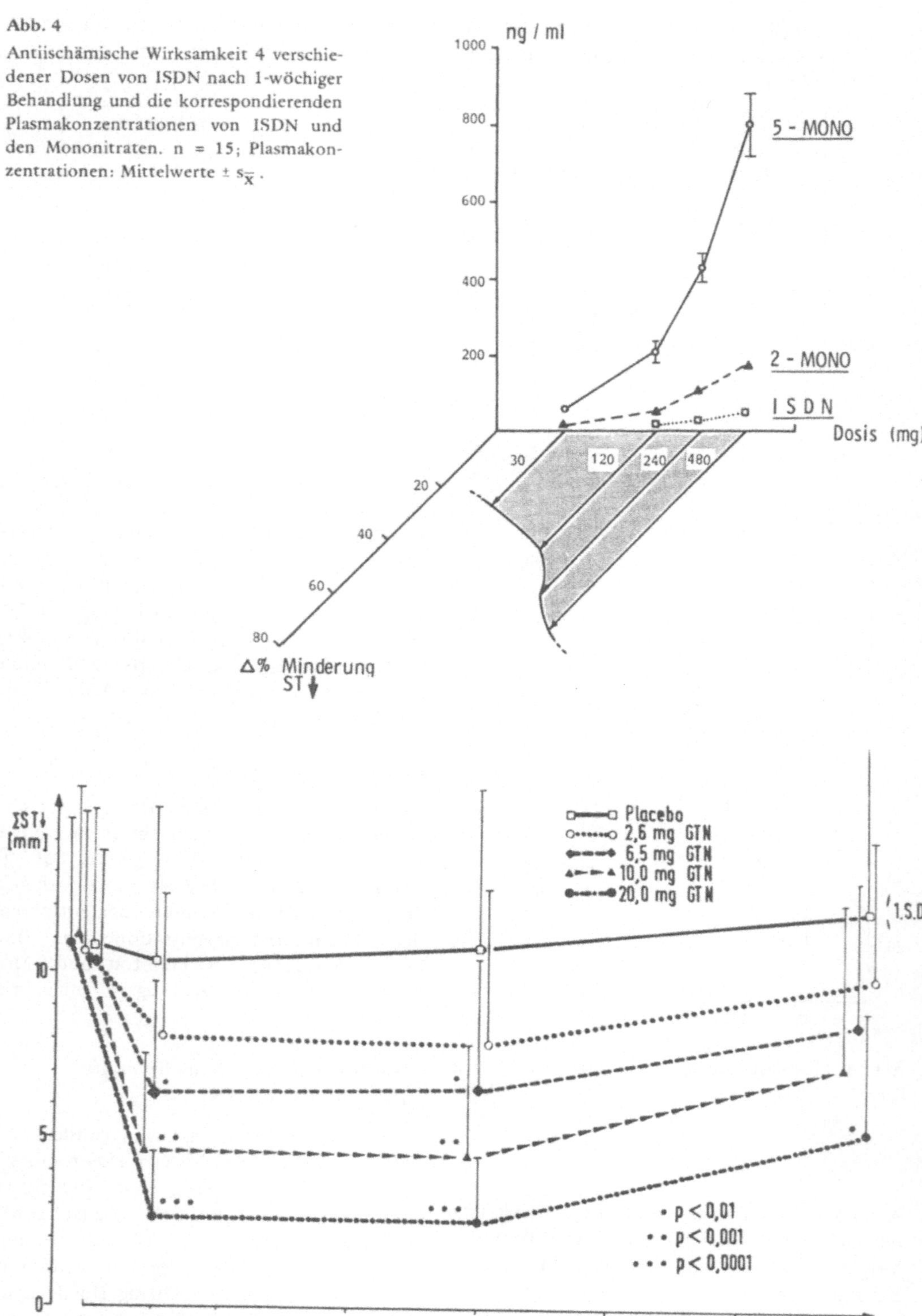

Abb. 5 Die antiischämische Wirksamkeit von oralem Nitroglycerin im randomisierten doppelblinden Cross-Over-Versuch bei 12 Patienten mit Angina pectoris: Die antiischämische Wirkung ist 30 min und 3 Stunden nach Einnahme gleich stark ausgebildet mit klarer Dosiswirkungsbeziehung. Mittelwerte ± s.

Tabelle 2: Ischämiereaktion (Summe der ST-Streckensenkungen) bei der ergometrischen Belastung von zwölf Patienten mit koronarer Herzkrankheit nach Einnahme von Placebo und verschiedenen Nitroglycerin-Dosen (Mittelwerte ± Standardabweichung)

Medikament	Ischämiereaktion [mm] nach		
	30 min	3 h	6 h
Placebo	10,4 ± 4,6	10,7 ± 4,8	11,9 ± 5,5
Nitroglycerin:			
2,6 mg	8,0 ± 4,3	7,9 ± 4,7	11,9 ± 4,2
6,5 mg	6,4 ± 3,4*	6,6 ± 3,9*	8,5 ± 4,3
10 mg	4,7 ± 2,9**	4,7 ± 3,3**	7,3 ± 4,9
20 mg	2,7 ± 1,9***	2,6 ± 2,0***	5,3 ± 3,6*

* p < 0,01,   ** p < 0,001,   *** p < 0,0001

reaktion gesichert werden: 2,6 mg − 23 % (n.s.); 6,5 mg − 38 % (p < 0,01); 10 mg − 55 % (p < 0,001); 20 mg − 74 % (p < 0,0001) (Abb. 5; Tab. 2). Im zeitlichen Verlauf fand sich auch nach 3 h noch eine Dosis-Wirkungs-Beziehung gleicher Charakteristik. 6 h nach Medikamentengabe war dagegen ein deutlicher antianginöser Effekt nur noch nach der 20 mg-Dosis zu sichern: Minderung der Ischämiereaktion um 55 % (p < 0,01).

Die Wirkung auf Blutdruck und Herzfrequenz war unter allen Dosen gering, orthostaische Dysregulationen wurden nicht registriert.

Dosis-Wirkungs-Beziehung für Glyceryltrinitrat in einem transdermalen System

Ein Pflaster, das Glyceryltrinitrat eingebunden in eine organische Trägermatrix enthält (Nitropflaster ratiopharm, Neu-Ulm), wurde in vier Größen im Einfachblindversuch untersucht.

Die Pflaster der Größen 5 cm², 10 cm² und 20 cm² wiesen deklarierte Freisetzungsraten von 2,5 mg, 5 mg und 10 mg Nitroglycerin pro 24 h auf. Das Pflaster der Größe 15 cm² diente als Placebo. Alle Pflastersysteme wurden in randomisierter Folge bei 12 Patienten über sieben Tage einmal täglich appliziert (acht Uhr morgens). Am Tag 8 wurden 3 h und 24 h nach Pflasterapplikation die Belastungsuntersuchungen durchgeführt.

Ischämiereaktion

Unter dem 5-cm²-Pflaster konnte keine objektive Besserung der Ischämiereaktion gesehen werden (16 %; n.s.). Unter den beiden größeren Pflastern betrugen die Besserungen der Ischämiereaktion gegenüber Placebo im Mittel 22 % (p < 0,05) und 36 % (p < 0,01) (Abb. 6; Tab. 3). 24 h nach Pflasterapplikation war keine antiischämische Wirkung mehr zu sichern.

Blutdruck und Herzfrequenz wurden unter dem 5 cm²- und 10 cm²-Pflaster im Mittel nicht be-

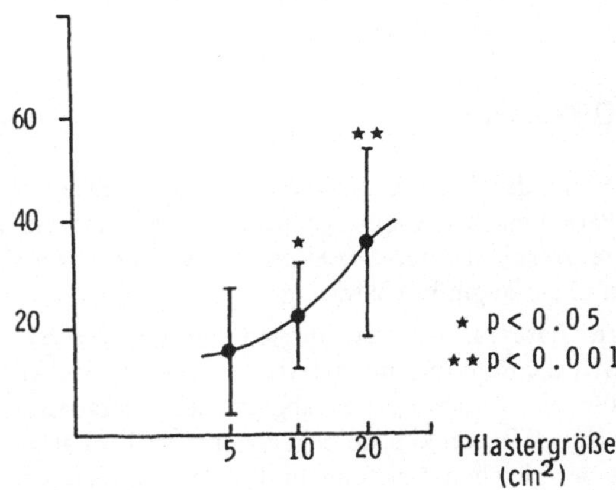

Abb. 6 Dosis-Wirkungskurve für 3 verschiedene Pflastergrößen eines transdermalen Systems nach 1-wöchiger Vorbehandlung. Auf der Ordinate ist die prozentuale Besserung der Ischämiereaktion gegenüber Placebo aufgetragen. n = 12; Mittelwerte ± $s_{\overline{x}}$.

Tabelle 3: Ruheblutdruck im Stehen, Ruheherzfrequenz im Stehen und Ischämiereaktion bei zwölf Patienten nach Applikation von Placebo und verschieden großen Nitroglycerinpflastern ($\bar{x} \pm s_{\bar{x}}$)

	Placebo		5-cm^2-Pflaster		10-cm^2-Pflaster		20-cm^2-Pflaster	
	3 h	24 h	3 h	24 h	3 h	24 h	3 h	24 h
arterieller Blutdruck [mm Hg]	128 ± 5 / 78 ± 8	129 ± 5 / 80 ± 2	125 ± 5 / 79 ± 3	125 ± 6 / 79 ± 3	123 ± 5 / 81 ± 3	124 ± 5 / 76 ± 2	118 ± 5*/ 75 ± 2	120 ± 6 / 78 ± 2
Herzfrequenz [Schläge/min]	77 ± 4	71 ± 3	78 ± 4	73 ± 3	81 ± 4	75 ± 4	78 ± 5	77 ± 4
Ischämiereaktion (Σ ST↓) [mm]	6,0 ± 1,2	6,0 ± 1,0	5,1 ± 1,0	5,2 ± 1,1	4,6 ± 1,0*	5,5 ± 1,2	3,4 ± 0,9***	5,6 ± 1,1

* p < 0,05   ** p < 0,01   *** p < 0,001 (gegenüber Placebo)

einflußt; unter dem größten Pflaster trat eine leichte Senkung des systolischen Blutdruckes um 8 % (p < 0,05) auf. Eine deutliche Placebowirkung konnte dokumentiert werden: unter dem 15 cm^2-Pflaster (= Placebo) kam es gegenüber dem Leerversuch zu einer Besserung der Ischämiereaktion um 30 % (p < 0,05).

Angina pectoris

Während der drei Wochen unter Verum wurde die Angina pectoris-Frequenz dosisbezogen gesenkt: Placebo: 9,3 ± 1,6 Anfälle/Woche; 5 cm^2: 8,0 ± 2,3 Anfälle/Woche (n.s.); 10 cm^2: 6,2 ± 1,6 Anfälle/Woche (p < 0,05); 20 cm^2: 2,6 ± 1,0 Anfälle/Woche (p < 0,001).

Diskussion

Trotz der breiten Anwendung der Nitrate bei Patienten mit Angina pectoris gibt es nur wenige Angaben über Beziehungen zwischen Dosis und antianginöser Wirkung.

In unseren Untersuchungen wurde die ST-Streckensenkung im Belastungs-EKG im Stehen für die Erfassung der abgestuften therapeutischen Wirksamkeit herangezogen. Das Einhalten einer gleichen Leistung und Belastungszeit bei allen Belastungen für jeden Patienten gestattet einen objektiven Vergleich der Ischämiezeichen [1, 6–8, 20–22].

In der ersten Untersuchung mit Isosorbiddinitrat ließ sich nach einwöchiger Therapie mit Tagesdosen von 30 mg, 120 mg, 240 mg und 480 mg eine klare Dosis-Wirkungs-Beziehung aufzeigen. Der zusätzliche antiischämische Effekt war beim letzten Dosisschritt (Einzeldosis: 40–80 mg) kleiner (14 %) als bei den vorausgehenden (16 % bzw. 20 %) im Sinne einer Abflachung der Dosis-Wirkungs-Kurve.

Am Ende einer vierwöchigen Dauertherapie, die sich an die Dosis-Wirkungs-Studie anschloß, war die antiischämische Wirkung etwas schwächer als nach einwöchiger Therapie (55 % gegenüber 74 % Besserung der Ischämiereaktion). Diese Beobachtung spricht dafür, daß bei chronischer Anwendung hoher Dosen eine leichte, im Einzelfall jedoch stärkere Abschwächung der antianginösen Wirkung auftritt. In Übereinstimmung damit fand sich in einer Doppelblindstudie, in der die Patienten 14 Tage mit 3 x 40 mg ISDN/Tag behandelt wurden, eine Abschwächung des Initialeffektes (73 %) um 19 % [20]. Andererseits konnte in einer Untersuchung, in der die Patienten 6 x 40 mg ISDN/Tag erhielten, am Ende einer vierwöchigen Behandlungsphase eine unverminderte antiischämische Wirkung belegt werden (56 % (Tag 1) vs. 49 % (Tag 28)) [22].

Da in beiden Untersuchungen, in denen unter mehrwöchiger Anwendung hoher Dosen eine Wirkungsabschwächung beobachtet wurde, die Ischämiereaktion weiterhin im Mittel um 50–55 % gemindert wurde, kann man von einer dauerhaften guten antianginösen Wirkung ausgehen. Gleichzeitig hatte sich in allen Untersuchungen, in denen ISDN mehrwöchig ein-

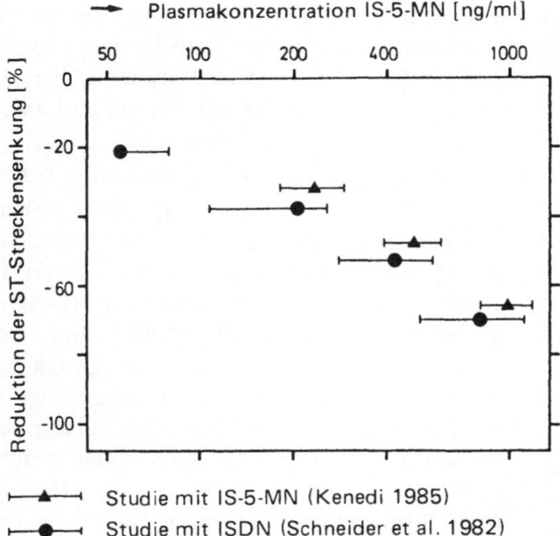

Abb. 7 Plasmakonzentrationen für IS-5-MN nach 1-wöchiger Behandlung mit 30, 120, 240 und 480 mg ISDN/Tag (− • −) und 25, 50 und 100 mg eines retardierten 5-Mononitrates (− ▲ −) und die prozentuale Verminderung der Ischämiereaktion (Ordinate).

gesetzt wurde, eine Toleranz hinsichtlich Blutdrucksenkung und Herzfrequenzsteigerung entwickelt.

Die nach Einzeldosen von 5 mg, 20 mg 40 mg und 80 mg ISDN nach einwöchiger Vorbehandlung dokumentierte antianginöse Wirksamkeit ist gut mit Ergebnissen anderer Untersucher zu vergleichen, die sich vergleichbarer Untersuchungsparameter bedienten:
10 mg ISDN: 25 % [7], 28 % [23], 23 % [1];
20 mg ISDN: 44 % [23], 50 % [7];
30 mg ISDN: 72 % [7];
40 mg ISDN: 56 % [22], 73 % [20].

In Untersuchungen, in denen symptomlimitierte Belastungsverfahren angewandt wurden, ließen sich Dosis-Wirkungs-Beziehungen weniger deutlich aufzeigen. In der Untersuchung von Thadani et al. [25] fand sich im Akutversuch 90 min nach Gabe von 15 mg, 30 mg, 60 mg und 120 mg ISDN die Angina pectoris-freie Zeit bei der Laufbandergometrie um 32 %, 41 %, 52 % und 55 % verlängert. Diese geringen Wirkungsunterschiede waren nach einwöchiger Therapie mit 60 mg, 120 mg, 240 mg und 480 mg/Tag nicht mehr nachweisbar [25].

Für ISDN in einfacher Zubereitungsform und unter Berücksichtigung geeigneter Prüfparameter läßt sich also eine Dosis-Wirkungs-Beziehung bei der Behandlung der Angina pectoris aufzeigen. Offensichtlich ist diese Dosis-Wirkungs-Beziehung unter Daueranwendung erhalten, wie auch Untersuchungen von Becker et al. [1] zeigen konnten.

Für die mehrstündige antianginöse Wirkung nach oralem ISDN ist Isosorbid-5-mononitrat (IS-5-MN) verantwortlich. Dies gilt auch für unsere Untersuchungen, die 60−90 min nach ISDN-Gabe durchgeführt werden. In einer Studie, in der für 25 mg, 50 mg und 100 mg IS-5-MN eine Dosis-Wirkungs-Beziehung erstellt werden konnte, waren Plasmakonzentrationen und abgestufte klinische Wirksamkeit gut mit den in unserer Untersuchung nach 20 mg, 40 mg und 80 mg ISDN gemessenen korrespondierenden Daten (5-Mononitratkonzentration und antianginöse Wirkung) vergleichbar [9] (Abb. 7).

Für retardiertes ISDN mit deutlich höherer Variation der Plasmakonzentrationen liegen bislang keine Angaben über Dosis-Wirkungs-Beziehungen vor. In der Untersuchung von Kenedi und Giebeler [10] waren 20 mg, 40 mg und 60 mg ISDN mit einer Minderung der Ischämiereaktion um 25 % (nach 1 h) bis 45 % (nach 5 h) gleichermaßen wirksam [10]. Damit vergleichbar sind Angaben von 27 % Besserung der belastungsinduzierten ST-Senkung 90 min nach 20 mg ISDN in retardierter Zubereitung [17].

Glyeryltrinitrat − Orale Therapie

Die gute antianginöse Wirkung von Glyceryltrinitrat nach sublingualer und intravenöser Gabe hat zu Versuchen geführt, die Substanz auch in oraler Form mit mehrstündiger antianginöser Wirkung einzusetzen. In dieser Untersuchung wurde die Substanz, eingebracht in ein Matrixsystem (polymerisierte Cellulose), untersucht [2]. Die galenische Zubereitung gewährleistet eine ausreichend hohe Wirkstofffreisetzung im Gastrointestinaltrakt, so daß auch unter Berücksichtigung des starken hepatischen First-Pass-Metabolismus mit systematisch relevanten Konzentrationen zu rechnen ist [2].

Im Akutversuch konnte eine dosisbezogene antianginöse Wirkung nachgewiesen werden, wobei eine zuverlässige Wirkung, wie auch von anderen Untersuchen bestätigt [3], in einem Dosisbereich von 6,5−20 mg (Einzeldosen) nachweisbar war. 20 mg Wirksubstanz führten zu einer Minderung der Ischämiereaktion um 74 %. In der Wirkstärke sind also 20 mg Glyceryltrinitrat in der untersuchten Retardform einer Einzeldosis von 40–80 mg ISDN oral oder 0,8 mg Glyceryltrinitrat sublingual äquivalent [8, 21]. Der Beginn der Angina pectoris-Symptomatik konnte in dieser Untersuchung nach 20 mg um im Mittel 50 % verzögert werden, vergleichbar einer Verlängerung des beschwerdefreien Intervalles bei der Ergometrie nach 0,4 mg Glyceryltrinitrat sublingual um 45 % [11].

Glyceryltrinitrat – Transdermales System

Die Einführung transdermaler therapeutischer Systeme bietet für Glyceryltrinitrat die Möglichkeit der kontinuierlichen Substanzzufuhr. Die Voraussetzungen für den sinnvollen Einsatz eines Pharmakons mit einem solchen System werden von Glyceryltrinitrat erfüllt: hoher First-Pass-Effekt bei oraler Zufuhr, Wirksamkeit in kleinen Dosen, hohe Lipophilie und einfache Molekülstruktur. Ein Steady-state der Plasmakonzentration wird 1–2 h nach Pflasterapplikation erreicht [14]. Die Konzentrationen bewegen sich zwischen 200 pg/ml und 700 pg/ml. Typische Spitzenkonzentrationen werden nicht beobachtet, und nach Ablösen der Pflaster fallen die Konzentrationen rasch ab.

Die Ischämiereaktion im Belastungs-EKG fand sich in unseren Untersuchungen in Abhängigkeit von der Pflastergröße gesenkt: unter 10 cm^2 betrug die Besserung 22 %, unter 20 cm^2 36 %. Vergleichbare Angaben zur Dosis-Wirkungs-Beziehung wurden auch von anderen Untersuchern in den ersten Stunden nach Pflasterapplikation mitgeteilt [5, 15]. Die antianginöse Wirkung der transdermalen Systeme ist deutlich schwächer als die von ISDN nach oraler Gabe oder von Glyceryltrinitrat sublingual [4, 16, 21].

Bei der Beurteilung der antianginösen Wirksamkeit der Nitroglycerinpflaster muß auch ein deutlicher Placeboeffekt berücksichtigt werden.

Die Frage einer 24-stündigen Wirksamkeit der transdermalen Systeme kann derzeit noch nicht abschließend beurteilt werden. In unseren Untersuchungen war mit allen drei Pflastern nach 24 h keine signifikante Besserung der Ischämiereaktion mehr zu sichern. Gleiche Aussagen wurden auch für Pflastersysteme anderer galenischer Struktur gemacht [15, 16, 18].

Die kontinuierliche Freisetzung kleiner Substanzmengen durch die transdermalen Systeme hat zur Folge, daß die hämodynamischen Parameter nur wenig beeinflußt werden und abrupte Änderungen vermieden werden.

So fand sich in unserer Untersuchung lediglich 3 h nach Gabe des größten Pflasters (20 cm^2) ein leichter Abfall des systolischen Blutdruckes im Stehen (8 %). Müller und Mitarbeiter [14] ermittelten bei Pflastergrößen von 10–40 cm^2 (5–20 mg Glyceryltrinitrat/24 h) eine dosisbezogene Senkung des systolischen Druckes, die 8 h nach Gabe des Pflasters am ausgeprägtesten war; bei wiederholter Pflasteranwendung konnte dagegen keine Blutdruckänderung mehr beobachtet werden. Der Pulmonalarteriendruck reagiert möglicherweise empfindlicher auf transdermale Systeme als der systemische Druck: Unter Pflastern der Größe 10–40 cm^2 nahm der mittlere Pulmonalarteriendruck im Mittel um 19–26 % ab, bei ergometrischer Belastung sogar um 39 % [5].

Die Angina-pectoris-Häufigkeit fand sich in unserer Untersuchung dosisabhängig vermindert: Unter dem 10 cm^2-Pflaster nahm die Anfallfrequenz gegenüber Placebo um 33 % und unter dem 20 cm^2-Pflaster um 72 % ab.

Zusammenfassung

Bei der Behandlung von 15 Patienten mit koronarer Herzkrankheit und stabiler, belastungsinduzierbarer Angina pectoris mit Isosorbiddinitrat (ISDN) (Isoket®), das in vier Dosen (6 × 5 mg, 6 × 20 mg, 6 × 40 mg und 6 × 80 mg/Tag) in randomisierter Reihenfolge je eine Woche als Tablette gegeben wurde, ließ sich eine dosisbezogene Besserung der Ischämiereaktion (ST-Streckensenkung beim Belastungs-EKG) um 24 % (p < 0,05), 40 % (p < 0,05), 60 % (p < 0,01) und 74 % (p < 0,01) gegenüber Placebo aufzeigen. Eine vierwöchige Weiterbehandlung mit 480 (6 × 80) mg ISDN/Tag führte nur zu einer leichten Wirkungsabschwächung (55 % Besserung der Ischämiereaktion). Die Angina-pectoris-Frequenz war ebenfalls dosisbezogen vermindert.

Für Nitroglycerin als orales Retardpräparat (Nitroglin®) ließ sich im Akutversuch (doppelblind, randomisiert) bei 12 Patienten ebenfalls eine dosisbezogene antiischämische Wirkung nachweisen: 2,6 mg (Einzeldosis): 23 % (n.s.); 6,5 mg: 38 % (p < 0,01); 10 mg: 55 % (p < 0,001); 20 mg: 74 % (p < 0,0001). Die Wirkdauer der 20-mg-Dosis betrug 4 h.

Ein nitroglycerinhaltiges transdermales Matrixsystem (Nitropflaster ratiopharm) entfaltete bei 12 Patienten nach einwöchiger Therapie ebenfalls eine abgestufte antianginöse Wirkung, die deutlich schwächer war als die bei oraler Gabe von ISDN oder Glyceryltrinitrat nachgewiesene: 5 cm^2: 16 % (n.s.); 10 cm^2: 22 % (p < 0,05); 20 cm^2: 36 % (p < 0,001). Die antiischämische Wirkung war dabei 3 h, nicht jedoch 24 h nach Pflasterapplikation zu dokumentieren.

Nitrate entfalten eine dosisbezogene antianginöse Wirkung, die auch unter Daueranwendung, bei gleichzeitiger Toleranzentwicklung hinsichtlich Blutdruck und Herzfrequenz, erhalten bleibt.

Literatur

[1] Becker, H. J., Walden, G., Kaltenbach, M.: Gibt es „Tachyphylaxie" bzw. Gewöhnung bei der Behandlung der Angina pectoris mit Nitrokörpern? Verh. dtsch. Ges. Inn. Med. 82, 1208–1210 (1976)

[2] Davis, S. S., Daly, P. B., Kennerly, J. W., Frier, M., Hardy, J. G., Wilson, C. G.: Design and evaluation of sustained release formulations for oral and buccal administration. In: Stille, G., Wagner, W., Hermann, W. M. (eds.): Advances in Pharmacotherapy, Vol. 1 (Karger, Basel–München–Paris–London–New York–Tokyo–Sydney), 17–23, 1982

[3] Davidov, M. E., Mroczek, W. J.: Effect of sustained release nitroglycerin capsules on anginal frequency and exercise capacity. A double blind evaluation. Angiology 28, 181–189 (1979)

[4] Goldstein, R. E., Rosing, D. R., Redwood, D. R., Beiser, G. D.: Clinical and circulatory effects of Isosorbide dinitrate. Comparison with nitroglycerin. Circulation 43, 629–640 (1971)

[5] Jansen, W., Ulbrich, T., Osterspey, A., Tauchert, M., Simon, M., Hilger, H. H.: Dosis-Wirkungs-Beziehung von Nitroglycerinpflastern bei Koronarpatienten. Verh. dtsch. Ges. Inn. Med. 90, 143–144 (1984)

[6] Kaltenbach, M., Klepzig, H., Tschirdewahn, B.: Die Kletterstufe, eine einfache Vorrichtung für exakt meßbare und reproduzierbare Belastungsuntersuchungen. Med. Klin. 59, 248–254 (1964)

[7] Kaltenbach, M., Kober, G., Schulz, W., Becher, H. J., Werner, R., Hopf, R.: Antianginal activity of calcium-inhibitive drugs and Isosorbide dinitrate. In: Coronary Heart Disease. 3rd International Symposium, Frankfurt; Kaltenbach, M., Lichtlen, P., Balcon, R., Bussmann, W. D. (eds.). G. Thieme-Verlag Stuttgart, 1978, 301–307

[8] Kaltenbach, M., Tiedemann, J., Schellhorn, W.: Wirksamkeit fünf verschiedener langwirksamer Nitroderivate auf die Angina pectoris. Dtsch. med. Wschr. 97, 1479–1484 (1972)

[9] Kenedi, P.: Intraindividuelle Dosis-Wirkungs-Beziehung von ELANTAN long. 3. Mononitratworkshop, 1985, Kronberg

[10] Kenedi, P., Giebeler, B.: Antianginal efficacy of long-term nitrate therapy. Z. Kardiol. 72 Suppl 3, 233–238 (1983)

[11] Klaus, A. P., Zaret, B. L., Pitt, B. L., Ross, R. S.: Comparative evaluation of sublingual long-acting nitrates. Circulation 48, 519–525 (1973)

[12] Laufen, H., Aumann, M., Leitold, M.: Oral absorption and disposition of Isosorbide dinitrate and Isosorbide mononitrates in man. Arzneim.-Forsch./Drug Res. 33, 980–984 (1983)

[13] Michel, D.: Der Einfluß von Metaboliten des Isosorbiddinitrats auf das Belastungs-EKG bei Koronarinsuffizienz. Herz/Kreisl. 8, 444–447 (1976)

[14] Müller, P., Imhof, P. R., Burkart, F., Chu, L. C., Gerardin, A.: Human pharmacological studies of a new transdermal system containing nitroglycerin. Eur. J. Clin. Pharmacol. 22, 473–480 (1982)

[15] Parker, J. O., Fung, H. L.: Transdermal nitroglycerin. Hemodynamics, pharmacokinetics, and clinical effects in patients with angina pectoris. In: Depot-Nitrat; Bussmann, W. D., Schrey, A. (eds.). Verlag für angewandte Wissenschaften, München, 1984, 81–90

[16] Reichek, N., Priest, C., Zimrin, D., Chandler, T., St. John Sutton, M.: Antianginal effects of nitroglycerin patches. Am. J. Cardiol. 54, 1–7 (1984)

[17] Reifart, N., Reifart, F., Kaltenbach, M., Bussmann, W. D.: Vergleich der antianginösen Wirksamkeit und Wirkdauer von oral verabreichtem Isosorbiddinitrat (ISDN), Isosorbid-2-mononitrat (IS-2-MN) und Isosorbid-5-mononitrat (IS-5-MN). Med. Welt 32, 524–526 (1981)

[18] Reiniger, G., Kraus, F., Dirschinger, J., Blasini, R., Rudolph, W.: Hochdosierte transdermale Nitrattherapie: Wirkungsverlust innerhalb von 24 Stunden? Herz 10, 157–162 (1985)

[19] Rosenkranz, K. A., Drews, A.: Über eine modifizierte Ableitungsmethode zur Registrierung von Brustwandelektrokardiogrammen während dosierter körperlicher Belastung. Z. Kreislaufforsch. 53, 615–618 (1964)

[20] Schneider, W., Lang, E., Bussmann, W. D., Kaltenbach, M.: Acute and long-term effects of high-dose treatment with Verapamil and Isosorbide dinitrate in patients with angina pectoris. Cardiovascular Pharmacotherapy, International Symposium, Genf, 1985

[21] Schneider, W., Stahl, B., Kaltenbach, M., Bussmann, W. D.: Dosis-Wirkungs-Beziehung bei der Behandlung der Angina pectoris mit Isosorbiddinitrat. Dtsch. med. Wschr. 107, 771–776 (1982)

[22] Schneider, W., Wietschoreck, A., Bussmann, W. D., Kaltenbach, M.: Die antianginöse Wirksamkeit von Isosorbiddinitrat im akuten Versuch und nach einer vierwöchigen Dauertherapie mit 6 × 40 mg pro Tag. Klin. Wochenschr. 63, 460–467 (1985)

[23] Stähler, M.: persönliche Mitteilung
[24] Stauch, M., Grewe, N., Nissen, H.: Die Wirkung von 2- und 5-Isosorbidmononitrat auf das Belastungs-EKG von Patienten mit Koronarinsuffizienz. Verh. dtsch. Ges. Kreislaufforsch. 41, 182—184 (1975)
[25] Thadani, U., Fung, H. L., Darke, A. C., Parker, J. O.: Oral Isosorbide dinitrate in angina pectoris: comparison of duration of action and dose-response relation during acute and sustained therapy. Am. J. Cardiol. 49, 411—419 (1982)
[26] Wendt, R. L.: Systemic and coronary vascular effects of the 2- and the 5-mononitrate esters of isosorbide. J. Pharmacol. exp. Ther. 180, 732—742 (1972)

Diskussion

Tauchert

Ich glaube, daß bei der Aufrechterhaltung der Wirksamkeit unter Dauertherapie ein methodischer „pit fall" vorliegt. Sie messen eine Stunde nach der jeweiligen Dosis vermutlich nicht die des Gesamtnitratspiegels, sondern Sie haben jeweils bei erneuter Einnahme eine nicht unbeträchtliche Konzentration von Dinitrat. Das könnte eine Erklärung für die doch ziemlich divergenten Ergebnisse und Aussagen sein. Gegen das Dinitrat, außer wenn Sie es perkutan dauernd zuführen, können Sie keine Toleranz haben, denn es ist ja nach ganz kurzer Zeit wieder weg. Insofern täuscht die von Ihnen abgeleitete Aufrechterhaltung der Wirkung über lange Zeit etwas vor. Sie erhalten die Wirkung des Dinitrats aufrecht, und vom Dinitrat haben Sie keinen Dauerspiegel.

Schneider

Wir haben von vornherein wechselnde und schwankende Plasmakonzentrationen von Dinitrat und 5-Mononitrat durch das Dosierungsschema angestrebt.

Rietbrock

Sie haben zwei Präparate genannt, ein orales Nitroglycerin-Präparat und ein Nitroglycerin-Pflaster. Können Sie die Präparate nennen?

Schneider

Bei dem Pflaster handelte es sich um das Matrixsystem der Fa. ratiopharm.
Das orale Nitroglycerinpräparat war das derzeit von Stada-Arzneimittel vertriebene Nitroglin.

Kreuzer

Herr Tauchert, Sie sagen, die Wirkung bleibt erhalten, weil keine bleibenden Dinitratspiegel vorliegen, das verstehe ich nun nicht. Wollen Sie damit postulieren, daß unterschiedliche Rezeptoren für Dinitrat und Mononitrat vorliegen, oder wollen Sie sagen, daß die fehlende Kreuztoleranz, wie sie für Nitroglycerin und Langzeitnitrate immer wieder postuliert wird, dafür verantwortlich ist? Oder ist Nitroglycerin so stark wirksam, daß es die Toleranz durchbricht? Oder wollen Sie sagen, daß auch das Dinitrat die Toleranz durchbricht? Wie verstehe ich Ihre Bemerkung?

Tauchert

Man müßte, um wirklich nachzuweisen, daß die Wirkung aufrechterhalten bleibt, Dinitrat über mehrere Stunden messen. Die vorhandene Basistoleranz gegenüber Nitraten wird durchbrochen, weil es eine Anflutung von Dinitrat gibt.

Ohlmeyer

Herr Schneider, ich habe nur noch eine Frage zur ST-Streckensenkung und zur Konzentration. War die Reduktion der Streckensenkung bei 480 mg noch signifikant gegenüber 240 mg oder nur gegenüber dem Ausgangswert?

Schneider

Die Reduktion war auch gegenüber 240 mg signifikant mit einer Irrtumswahrscheinlichkeit von 5 %.

Silber

Ich wollte noch einmal zurück zum Problem der Dosiswirkungsbeziehung kommen. Herr Strein gibt als obere Grenze des Spiegels 100 ng/ml für den Hund an; für den Menschen nannte er 200—400 ng/ml. Nach Rietbrock ist — bei üblicher Dosierung von 3 $\times$ 20 mg täglich 200 ng/ml die obere Grenze. Sie zeigen, daß man bis 800 ng/ml noch eine zunehmende Wirkung erwarten kann.

Rietbrock

Nach 3 $\times$ 20 mg täglich beträgt die Konzentration etwa 200 ng/ml. Darum geht es nicht. Es geht in Wirklichkeit um die Konzentrations-Wirkungs-Kurve bei ihrer Bemerkung. Die Wirkung ist abhängig vom Logarithmus der Konzentrationen. Sie verlassen mit steigender Dosierung den steilen Bereich der Dosis-Wirkungs-Kurve und kommen in den flach verlaufenden Anteil, wo die Wirkung mit Erhöhung der Dosis deutlich weniger zunimmt. Diesen Bereich therapeutisch anzupeilen, halte ich nicht für gerechtfertigt.

Bedeutung der hämodynamischen Ausgangslage für die Wirkung von Nitroglycerin und Nitraten des Isosorbids

O. Bertel

Obwohl Nitrate zu den am häufigsten verabreichten Medikamenten bei herzkranken Patienten gehören, sind die Vorstellungen über ihre Wirkweise, die richtige Indikationsstellung und die Dosierung im Einzelfall und die seltenen, aber durchaus vorhandenen unerwünschten Wirkungen im klinischen Anwendungsbereich noch recht einfach. Vor allem stellen sich große Probleme für den Brückenschlag zwischen experimentellen Untersuchungen am isolierten Gefäß, im regionalen Gefäßbett, am Herzen sowie den pharmakokinetischen Daten für die einzelnen Nitrate und der komplexen klinischen Situation.

Die Arbeitshypothese für den klinischen Einsatz der Nitrate

Sowohl während einer myokardialen Ischämie als auch bei Herzinsuffizienz sind in der Regel Vor- und Nachlast für den linken Ventrikel erhöht als Folge der sympathischen Stimulation mit peripherer Vasokonstriktion, Volumenumverteilung nach zentral und längerfristiger auch mit Volumenretention über das Renin-Angiotensin-Aldosteronsystem, das immerhin schon innerhalb von Minuten ebenfalls stimuliert werden kann und die sympathische Vasokonstriktion in einem Feedback-Mechanismus verstärkt. Die myokardiale Wandspannung ist hoch, der Sauerstoffverbrauch ist in dieser Situation ungünstig beeinflußt, die Sauerstoffversorgung des Myokards durch die Widerstandssteigerung im Koronarkreislauf vermindert, da der Druckgradient von den subepikardialen nach den subendokardialen Muskelanteilen geringer wird. Das Ziel der Nitroglycerin-

Behandlung ist die Bekämpfung dieses Mechanismus durch Preload- und Afterload-Reduktion, die Senkung der Wandspannung, die Verminderung des Sauerstoffbedarfs und die Verbesserung der Koronarperfusion. Für die akute Ischämie und die ischämisch mitverursachte Herzinsuffizienz zielt die Nitrattherapie zusätzlich noch auf die Verbesserung des myokardialen Kollateralen-Flows sowie die Dilatation großer Gefäße, besonders im Abschnitt von Koronarstenosen oder Spasmen. Dieses einfache Modell von der hämodynamischen Ausgangssituation als Indikation für die Nitrattherapie, für die Nitratwirkung und das Therapieziel müßte eigentlich anhand klinischer Parameter gut überprüfbar sein, wenigstens dann, wenn zu den einfach gewinnbaren hämodynamischen Größen Blutdruck und Herzfrequenz zusätzlich auch noch der linksventrikuläre Füllungsdruck, indirekt über einen Swan-Ganz-Katheter sowie das Herzminutenvolumen kontinuierlich gemessen werden und somit auch der periphere Widerstand als Hauptdeterminante für den Afterload kalkuliert werden kann.

Fehlerhafte Prognose der Nitratwirkung aufgrund der Ausgangshämodynamik

Unabhängig davon, ob die hämodynamische Ausgangssituation eines Patienten anhand klinischer Parameter oder durch invasiv gewonnene Meßwerte beurteilt wird, kann eine Nitrattherapie zu ganz unterschiedlichen und oft unerwarteten Effekten führen. Dies ist für die Indikationsstellung aufgrund klinischer Befunde nicht überraschend, da die Beurteilung des Ausmaßes einer Lungenstauung und der Beeinträchtigung des Herzminutenvolumens bei akuter Myokardischämie und bei Herzinsuffizienz nur sehr ungenau ist und zu gravierender Fehlbeurteilung führen kann [1]. Aber auch die routinemäßig invasiv bestimmte hämodynamische

Unterstützt durch die Olga von Mayenfisch-Stiftung

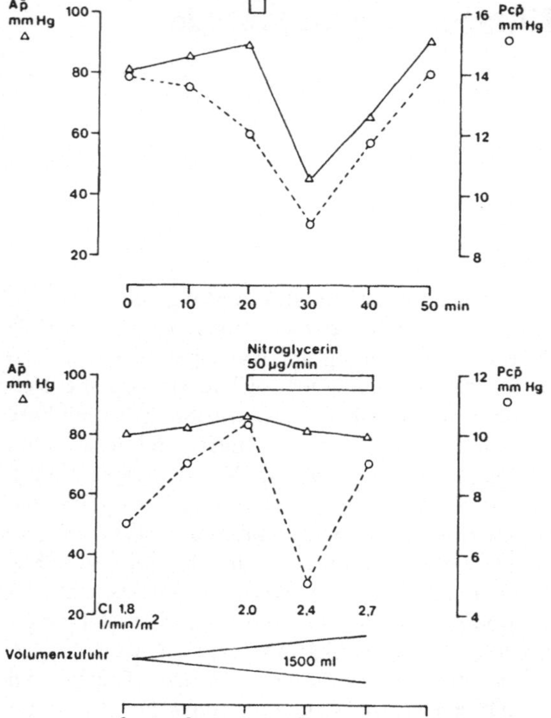

Abb. 1 Bei ähnlicher hämodynamischer Ausgangslage kann Nitroglycerin zu ganz unterschiedlichen hämodynamischen Effekten führen. Bei diesen zwei Patienten mit erstem akuten Herzinfarkt und persistierender Symptomatik führt Nitroglycerin im einen Fall zu einem prekären Abfall des linksventrikulären Füllungsdruckes (pulmonaler Kapillardruck, Pcp) und gleichzeitig zu einem Blutdruckabfall Ap). Im unteren Teil der Abbildung führt die Nitroglycerin-Verabreichung bei vergleichbarer Ausgangshämodynamik zu einer Optimierung der Meßwerte, unerwünschte Wirkungen bleiben aus

Ausgangslage läßt häufig die Nitratwirkung nur unsicher vorhersagen. In Abbildung 1 sind zwei Patienten mit vergleichbarer Ausgangshämodynamik bei akuter symptomatischer ischämischer Herzkrankheit dargestellt, bei denen die Nitroglycerin-Gabe zu ganz unterschiedlichen Effekten führte. Im einen Fall kommt es, wohl wegen ungenügender linksventrikulärer Füllung, zu einem Sturz des Herzminutenvolumens, im anderen Fall zu einer Optimierung der Hämodynamik. Die hämodynamische Antwort auf Nitrattherapie wird also keineswegs nur von der klinisch einfach erfaßbaren Ausgangshämodynamik bestimmt.

Bestimmende Faktoren für die Dynamik der Nitratwirkung

Neben den interindividuellen Unterschieden im Nitrateffekt bei vergleichbarer Ausgangshämodynamik sind auch intraindividuelle Änderungen der Pharmakodynamik der Nitrate, unabhängig von der Hämodynamik, bedeutsam. Innerhalb kurzer Zeit kann sich die Wirkung von Nitroglycerin bei ein und demselben Patienten verändern. Die rasche Veränderung der Nitratempfindlichkeit läßt sich am Beispiel des Patienten, der in Abbildung 2 repräsentiert ist, darstellen. Bei ihm ist nach der Gabe von N-Acetylcystein bei ähnlicher Ausgangshämodynamik, eine bestimmte hämodynamische Antwort schon mit wesentlich kleineren Nitroglycerin-Dosen zu erreichen, wie sich an der Reaktion des linksventrikulären Füllungsdruckers und dem arteriellen Blutdruck ablesen läßt. Für beide Dosierungssequenzen blieb im übrigen die Herzfrequenz unverändert. Verändert wurde lediglich die Nitroglycerin-Rezeptor-Effektor-Funktion durch die Gabe von N-Acetylcystein, das seinerseits hämodynamisch inert ist. Die veränderliche Rezeptor-Effektor-Funktion könnte z. B. für das Phänomen der raschen Wirkungsabschwächung praktisch relevant sein, aber auch für Medikamenten-Interaktionen zwischen Nitraten und Diuretika.

Interindividuelle Unterschiede im Ablauf der Nitratwirkung, basierend auf einer bestimmten hämodynamischen Ausgangssituation, können auf eine Reihe von Faktoren zurückgeführt werden, deren Abschätzung für den klinischen Alltag außerordentlich wichtig, aber auch sehr schwierig ist. Dies ist in Abbildung 3 schematisch dargestellt. Abgesehen von der Dosierung und der Bioverfügbarkeit spielt die momentane Rezeptor-Effektor-Funktion an der Arteriole und an der Vene eine wichtige Rolle, ebenso der arteriovenöse Nitroglycerin-Gradient, der das hämodynamische Muster der Nitroglycerin-Antwort hinsichtlich der an den einzelnen Gefäßen unterschiedlichen Vasodilation mitbestimmt [2]. Wie durch Nitrate der venöse Rückstrom beeinflußt wird, hängt nicht nur von der venösen Vasodilatation ab, sondern wesentlich auch vom zirkulierenden Blutvolumen, das durch eine Vorbehandlung, etwa durch Diuretika oder Vasodilatantien bereits stark verändert sein kann, ohne daß dies klinisch einfach erfaßbar ist. Zudem wird diese Größe auch durch

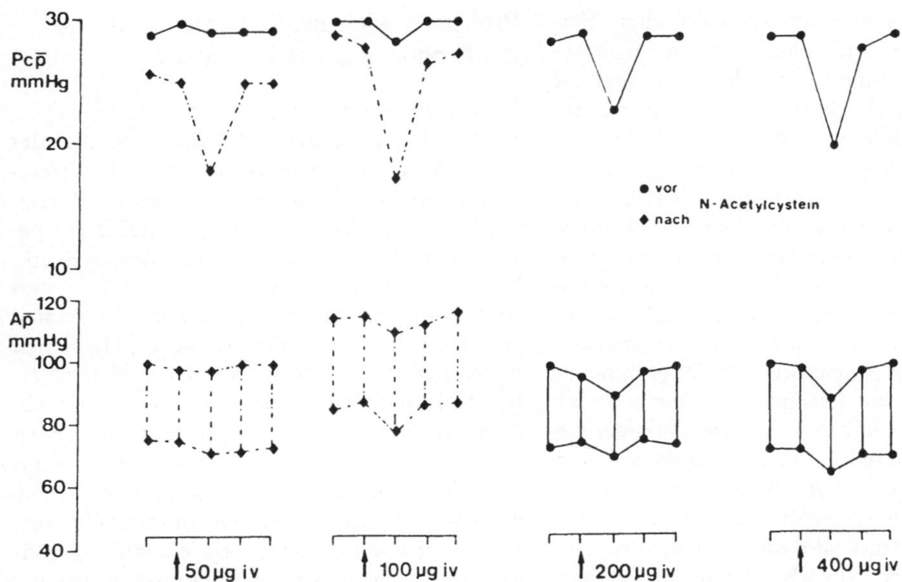

Abb 2 Unterschiedliche Nitroglycerin-Wirkung beim selben Patienten mit ähnlicher hämodynamischer Ausgangslage, aber unterschiedlicher Rezeptor-Effektor-Funktion vor und nach Gabe von N-Acetylcystein

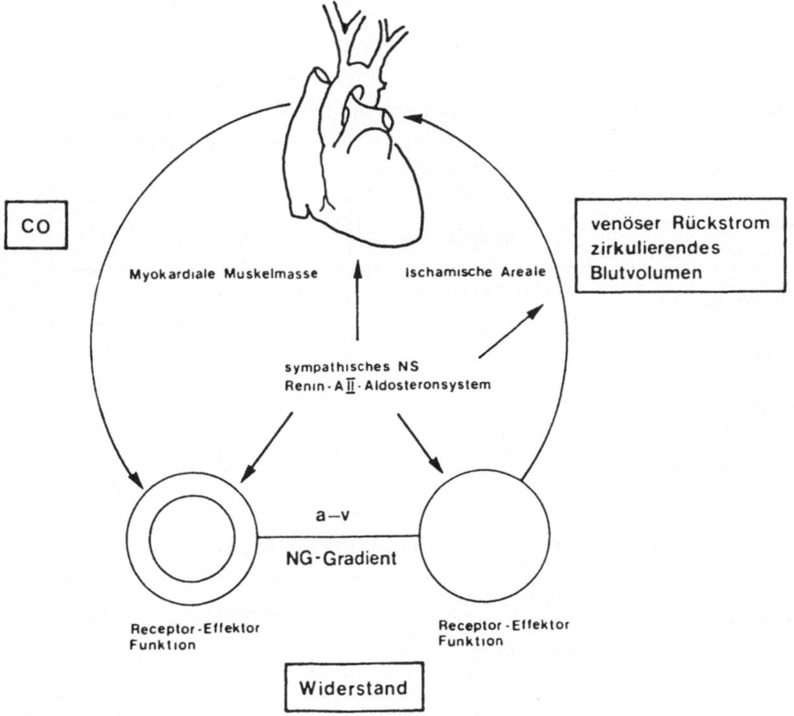

Abb. 3 Neben den Parametern der Ausgangshämodynamik sind für die Abschätzung der Nitroglycerin-Wirkung beim Patienten eine Reihe von weiteren Faktoren zu berücksichtigen, die die hämodynamischen Veränderungen entscheidend mit modulieren (Erklärung siehe Text)

die Ausgangsaktivität des sympathischen Nervensystems, aber auch die des Renin-Angiotensin-Systems bestimmt. Entscheidend aber ist eine im Einzelfall recht unterschiedliche, reflektorische Aktivierung des sympathischen — und des Renin-Angiotensin-Aldosteron-Systems durch die Nitroglycerin-Wirkung. Wie diese reflektorischen Mechanismen über das Erfolgsorgan Herz die Nitratantwort beeinflussen, hängt vor allem von der noch erhaltenen myokardialen Muskelmasse und ihrer Funktion ab. Selbstverständlich läuft die Nitratantwort ganz anders ab, wenn gleichzeitig mit der peripheren Gefäßwirkung eine Ischämie am Herzen in der Akutsituation behoben wird. Die Veränderung der Kreislaufgrößen Herzminutenvolumen und Blutdruck ist dann grundlegend anders, als wenn die Nitroglycerin-Wirkung allein nur auf der Pre- und Afterload-Reduktion basiert. Die Abschätzung der Nitroglycerin-Wirkung allein aufgrund der klinisch erfaßbaren Ausgangshämodynamik ist ein verfälschender, simplifizierender und häufig zu unangenehmen Überraschungen führender Kurzschluß.

Praktisch wichtige Gesichtspunkte für die Prognose der Nitratanwort

In Tabelle 1 sind einige der wichtigsten praktischen Gesichtspunkte für die Prognose der Nitrat-Wirkung angeführt. Die massive Stimulation des Sympathikus bei schwerer Herzinsuffizienz und bei akutem Myokardinfarkt bestimmt nicht nur die Ausgangshämodynamik bei diesen Patienten mit erhöhtem Pre- und Afterload, damit parallel geht auch ein Verlust der normalen Baroreflex-Antwort [3], die zu wesentlichen Unterschieden in der beobachteten Nitratwirkung führen kann. Dies ist im übrigen auch bei Erkrankungen mit Störungen des autonomen Nervensystems, etwa beim Diabetes mellitus mit autonomer Insuffizienz der Fall [4]. Strukturelle und funktionelle Veränderungen am Herzmuskel, ebenfalls grundlegend für die Ausgangshämodynamik bei Patienten vor Nitrattherapie, sind wesentlich auch für das Ablaufen der Veränderungen während Nitratgabe. Die myokardialen Reserven auf positiv inotrope Stimulation durch endogene

Tabelle 1: Für die Nitratwirkung im Zusammenhang mit der Ausgangshämodynamik wichtige Faktoren, die die hämodynamischen Therapie-induzierten Veränderungen ganz unterschiedlich modulieren können

Für Nitratwirkung wichtige Folgeveränderungen	*Pathogenese*	*Aetiologie*
Baroreflexantwort gestört	Sympathisches Nervensystem stimuliert	Herzinsuffizienz Akuter Myokardinfarkt
Myokardiale Reserven auf pos. inotrope Stimulation Afterload-Reduktion vermindert Kardiale Funktionskurve pathologisch	Myokardverlust Myokardschädigung	Akuter Myokardinfarkt Kardiomyopathie
Autonome Gegenregulation gestört	Autonome Insuffizienz	Diabetes mellitus
Veränderte Gefäßreagibilität	Strukturelle Gefäßveränderungen Regionale Flow-Verschiebungen	Diabetes mellitus Hypertonie
Nitratempfindlichkeit verändert	Unterschiedliches zirkulierendes Blutvolumen (bei gleichem Füllungsdruck) Rezeptor-Effektor-Funktion verändert	Therapie mit Diuretika und Vasodilatantien

Katecholamin-Ausschüttung oder exogene Katecholaminzufuhr sind vermindert, die kardiale Funktionskurve, die Frank-Starling-Kurve ist bei einzelnen Patienten ganz unterschiedlich verschoben, dementsprechend auch die Reaktion auf die Verminderung von Pre- und Afterload. Unterschiedliche strukturelle Wandveränderungen peripherer Gefäße bei Hypertonie und Diabetes mellitus sowie regionale Flow-Verschiebungen, etwa bei lang bestehendem Diabetes mellitus sind unterschiedlich bestimmend für die Ausgangshämodynamik, beeinflussen aber über die veränderte Gefäßreagibilität, unabhängig von der Nitroglycerindosierung und der Rezeptor-Effektor-Funktion, das Ergebnis der Behandlung. Patienten mit oder ohne Vorbehandlung mit Diuretika und Vasodilatatien unterscheiden sich bei gleicher Hämodynamik in ihrem Ansprechen auf Nitrate wohl wegen der dadurch bedingten Veränderungen der Rezeptor-Effektor-Funktion und wegen des unterschiedlichen zirkulierenden Blutvolumens bei trotzdem gleichem Füllungsdruck.

Die Anwendung der Nitrattherapie, basierend auf der Ausgangshämodynamik, kann regelrecht also nur dann erfolgen, wenn die Befunde vor und während Behandlung in einem weiten pathophysiologischen Zusammenhang interpretiert werden.

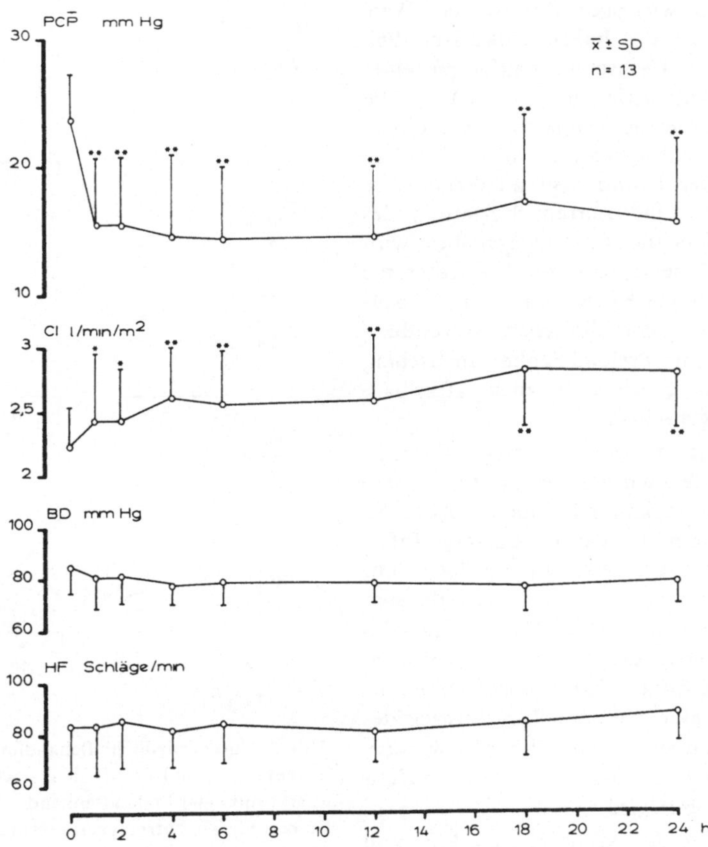

Abb. 4 Typisches Verhalten der Hämodynamik bei linksinsuffizienten Patienten mit dominant-linksventrikulärem frischem Myokardinfarkt, die mit einer einen Viasodilatator-Therapie mit Nitroglycerin über die ersten 24 Stunden behandelt wurden

Nitrattherapie bei vorwiegend linksventrikulärem Infarkt, rechtsventrikulärem Infarkt, bei restriktiver Kardiomyopathie und bei Mitralinsuffizienz

In Abbildung 4 sind die Ergebnisse einer reinen Nitrattherapie bei akutem, dominant linksventrikulärem Herzinfarkt mit Herzinsuffizienz dargestellt. Sehr rasch kommt es zu der erwünschten, die Sauerstoffbilanz günstig beeinflussenden Verminderung der erhöhten Druckwerte im pulmonalen Kapillargebiet (entsprechend dem linksventrikulären Füllungsdruck) nahezu auf Normalwerte, die Herzfrequenz steigt nicht an, das Herzminutenvolumen zeigt eine ansteigende Tendenz. Im Vergleich mit rasch wirksamen Diuretika wie Furosemid, die ebenfalls zur gewünschten Verminderung des Preloads führen, ist aber das Verhalten der Auswurfleistung ein wichtiger Unterschied. Während die Senkung des linksventrikulären Füllungsdruckes mit Furosemid häufig zu einer Abnahme der Auswurfleistung des linken Ventrikels führt, ist dies bei vergleichbarer Preload-Senkung unter Nitrattherapie nicht der Fall (Abb. 5) [5]. Der Grund liegt möglicherweise in einer Diuretika-induzierten Steigerung des peripheren Widerstandes. Demgegenüber wird der periphere Widerstand unter Nitrattherapie ebenfalls gesenkt [6–8]. Nitrate sind — dosisabhängig — also in der klinischen Anwendung nicht nur als reine Preload-Senker anzusehen, sondern weisen gleichzeitig auch afterloadreduzierende Eigenschaften auf.

Diese Erkenntnis erklärt die günstige Wirkung der Nitrattherapie auch bei bestimmten Patienten mit rechtsventrikulärem Infarkt (Abb. 6). Als Ausdruck der rechtsventrikulären Infarzierung liegt der rechtsventrikuläre über dem linksventrikulären Füllungsdruck, verhält sich dem aber einigermaßen parallel. Mit Abfall des peripheren Widerstandes durch Nitroglycerin-Gabe kommt es ohne weitere positiv inotrope Stimulation zu einem erheblichen Anstieg des Herzminutenvolumens, wenn der rechtsventrikuläre Füllungsdruck durch Volumenzufuhr weiter hochgehalten wird.

Die Beobachtung der kombinierten Pre- und Afterloadreduktion erklärt besser als das Konzept der selektiven Preloadsenkung unter Nitratbehandlung den therapeutischen Effekt bei akuter Herzinsuffizienz, bei der zum Beispiel

eine periphere Widerstandssteigerung allein zur Dekompensation geführt hat, wie dies bei Patienten mit Kardiomyopathien oder auch valvulärer Insuffizienz besonders eindrucksvoll zu sehen ist. Abbildung 7 zeigt, wie bei einer restriktiven Kardiomyopathie eine periphere Widerstandssteigerung durch alpha-Rezeptor-Stimulation bei normaler Ausgangshämodynamik zur Dekompensation mit Lungenstauung führen kann, ohne daß ein Volumenüberangebot besteht. Die alleinige Nitroglycerin-Gabe kann diesen Mechanismus umkehren und ist so für die Behandlung der akuten Herzinsuffizienz auch in diesem hämodynamischen Spezialfall das Mittel der ersten Wahl, wie auch bei akuter Mitralinsuffizienz, wo die kombinierte Pre- und Afterload-Reduktion der reinen Preload-Verminderung durch diuretischen Volumenentzug

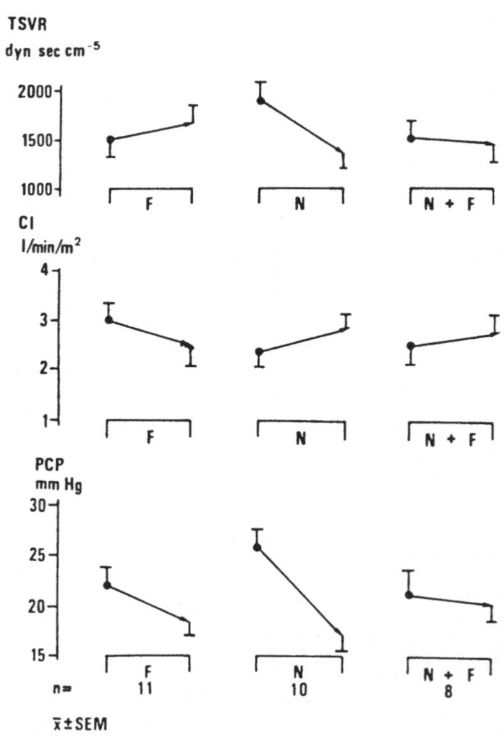

Abb. 5 Unterschiedliche Behandlungseffekte bei Patienten mit Linksinsuffizienz nach akutem Myokardinfarkt mit einer Preloadsenkenden Therapie durch Furosemid (F), Nitroglycerin (N) und einer Kombination der beiden Substanzen. Die Nitroglycerin-Wirkung besteht nicht nur in einer Preload-Senkung, sondern führt auch zu einer peripheren Widerstandsminderung, die für die Veränderung des kardialen Index mitbestimmend ist

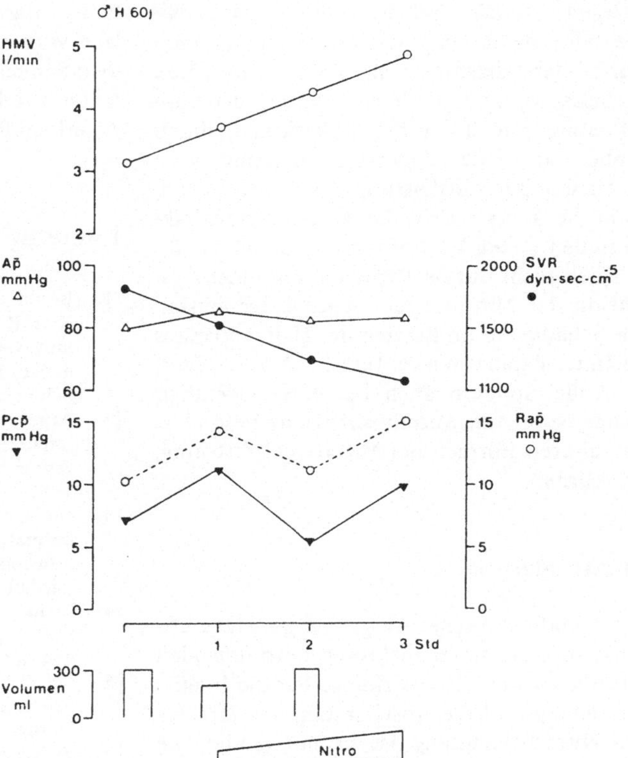

Abb. 6

Ausgangshämodynamik und
hömodynamische Veränderungen
unter Nitroglycerin-Therapie und
gleichzeitiger Volumenzufuhr bei
einem Patienten mit frischem rechtsventrikulärem Myokardinfarkt und
Low-Output

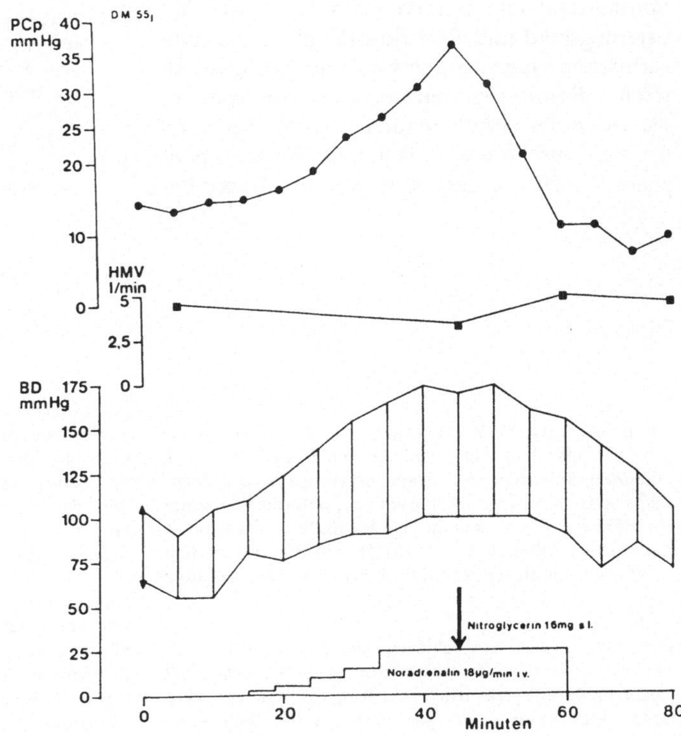

Abb. 7

Bei restriktiver Kardiomyopathie
kann wie bei anderen schweren
Herzerkrankungen eine reine
periphere Widerstandszunahme,
hier durch Noradrenalin-Gabe
erzielt, zu einer foudroyanten
Verschlechterung der Herz-
insuffizienz-Symptomatik führen,
ohne daß eine Volumenüberlastung
dazu notwendig ist. Die Behandlung
mit Nitroglycerin führt zu einer
Umkehr dieser ungünstigen
hämodynamischen Veränderung,
was auf die kombinierte Pre- und
Afterload-senkende Wirkung der
Nitrate hinweist

überlegen ist. Die Preload-Senkung durch Nitrate führt nicht nur unmittelbar zur Verminderung der diastolischen linksventrikulären Überbelastung und zur Verminderung der Lungenstauung mit ihren Komplikationen, durch peripher arterielle Widerstandssenkung wird eine bessere Auswurfleistung des linken Ventrikels in die Aorta erzielt, die Regurgitationsfraktion in den linken Vorhof nimmt ab. Dieser Ablauf spielt nicht nur für Patienten mit einer Dysfunktion der Mitralklappe wegen einer muskulären Schädigung im Bereich des Halteapparates (Ischämie, Papillarmuskel-Infarkt, Myokarditis) eine Rolle, sondern auch bei einer eigentlich valvulär bedingten Mitralinsuffizienz besonders deren akuten Formen bei Mitralsegelzerstörung bzw. Abriss.

Schlußfolgerungen

Die hämodynamische Ausgangslage eines Patienten ist einer unter mehreren bestimmenden Faktoren für die Nitratwirkung. Für die Indikationsstellung und die Abschätzung des Effektes einer Nitratbehandlung ist es notwendig, die klinisch routinemäßig zu erhebenden hämodynamischen Daten in einen größeren Zusammenhang zu stellen. Dabei müssen besonders Funktionszustand und Reserven des Myokards, Aktivierungsgrad und Reaktionsfähigkeit des sympathischen Nervensystems und des nachgeschalteten Renin-Angiotensin-Aldosteron-Systems, die Höhe des zirkulierenden Blutvolumens und der strukturelle und funktionelle Zustand peripherer Gefäße abgeschätzt werden. Unter Berücksichtigung der Dosierung und der Ausgangslage wirken Nitrate nicht nur als selektive Preload-Senker, sondern erzielen ihre therapeutischen Effekte über eine kombinierte Pre- und Afterload-Reduktion.

Literatur

[1] Bertel, O., Baitsch, G., Steiner, A. M , Burkart, F., Ritz, R.: Treffsicherheit der klinischen Beurteilung von Patienten mit eingeschränkter myokardialer Funktion bei akutem Myokardinfarkt. Schweiz. Med. Wschr. **110**: 1669, 1980

[2] Armstrong, P. W , Moffat, J. A., Marks, G. S.: Arterial-venous nitroglycerin gradient during intravenous infusion in man. Circulation **66**: 1273, 1982

[3] Oliveri, M T., Levine, T. B., Cohn, J. N.: Abnormal neurohumoral response to nitroprusside infusion in congestive heart failure. J. Am. Coll. Cardiol. **2**: 411, 1983

[4] Ewing, D. J., Burt A. A., Campbell, I. W., Clarke, B. F.: Vascular reflexes in diabetic autonomic neuropathy Lancet **2**: 1254, 1973

[5] Bertel, O., Baitsch, G., Burkart, F., Ritz, R.: Frusemide or isosorbide dinitrate for acute heart failure? Lancet **I**: 1109, 1983

[6] Packer, M., Meller, J., Medina, N., Gorlin, R., Herman, M. V.: Equivalent hemodynamic effects of intravenous nitroprusside and high doses of oral isosorbide dinitrate in severe heart failure (abstr.). Curculation **59, 60**: II−182, 1979

[7] Flaherty, J. T., Magee, P. A., Gardner, T. L., Potter, A., MacAllister, N. P.: Comparison of intravenous nitroglycerin and sodium nitroprusside for treatment of acute hypertension developping after coronary bypass surgery. Curculation **65**: 1072, 1982

[8] Abrams, J.: Nitroglycerin and long-acting nitrates. New Eng. J. Med. **302**: 1234, 1980

Diskussion

Mehmel
Sie haben uns im Widerspruch zu dem, was ich bis jetzt geglaubt habe, in der klinischen Situation den abfallenden Schenkel der Frank-Starling-Kurve gezeigt. Das erklärt man eigentlich dadurch, daß die Filamente überdehnt werden, was in der klinischen Situation ja nur schwer möglich erscheint. Haben Sie eine andere Erklärung für diesen wirklich überraschenden Befund?

Bertel
Das läßt sich insofern erklären, als es sich um Infarkt-Patienten handelt. Es wäre durchaus denkbar, daß dieser nicht unbeträchtliche Anstieg des linksventrikulären Füllungsdruckes zu einer Verschlechterung der Funktion ischämischer Areale führt. Das wäre eine alternative Erklärung. Obendrein darf man natürlich nicht aus der Funktionskurve für das Gesamtorgan auf die Funktionskurve der einzelnen Muskelfasern schließen, für die wahrscheinlich dieser absteigende Schenkel, der von Frank schon beschrieben wurde, tatsächlich existiert.

Kaltenbach
Ich habe das genossen, die Verbindung von Pathophysiologie und Klinik. Eines hat mich ein bißchen gewundert. Sie haben gesagt, das Therapieziel bei einem Patienten mit Hypertension ist die Senkung des Blutdruckes und dann eine korrespondierende Reduk-

tion des Füllungsdruckes. Bei einem Patienten mit nur
geringer Hypertension ist das Therapieziel die Senkung
des Blutdruckes um nur wenige mmHg. Bei der Mitralinsuffizienz haben Sie die afterload-Reduktion als
Therapieziel angesprochen. Das plötzliche Verschwinden der Insuffizienzwelle kann ich eigentlich mit einer
afterload-Reduktion nicht erklären; warum soll die
Insuffizienzwelle verschwinden, wenn der afterload
absinkt? Ich kann mir den Therapieeffekt nur durch
eine Verkleinerung des Ventrikelvolumens erklären,
und dann kann tatsächlich die Mitralinsuffizienz verschwinden.

Bertel

Es ist natürlich sehr wichtig, was Sie da für die Mitralinsuffizienz ansprechen. Selbstverständlich ist das
Ziel die Senkung des linksaurikulären Druckes und
damit die Besserung der Lungenstauung. Bei den Patienten, die Sie ansprechen, sind sicherlich zwei Faktoren zu beachten: zum einen die Verkleinerung des
diastolischen Ventrikelvolumens und damit eine Besserung der Mitralklappenfunktion, zum anderen ist natürlich die Mitralinsuffizienz nicht vollständig verschwunden. Sie macht sich nur nicht mehr in der indirekt gemessenen Druckkurve, die ja nicht im linken
Vorhof aufgenommen ist, so bemerkbar. Sie kann
selbstverständlich sofort wieder durch einen Belastungstest provoziert werden. Auch die Situation beim
Infarkt muß man richtig verstehen. Das Therapieziel
ist hier nicht die weitere Senkung des schon tiefen
Ausgangsblutdruckes, sondern diese allein ist lediglich
Kontrollparameter für die Behandlung der Herzinsuffizienz.

II. Analytik und Pharmakokinetik organischer Nitrate

Quantifizierung von Glyceroltrinitrat und Nitraten des Isosorbids in Humanserum mittels Gaschromatographie

G. Menke, R. Endele

Herrn Professor Dr. Helmut Kewitz zum 65. Geburtstag gewidmet

Die Konzentrationsbestimmung von organischen Nitraten im Blut stellt hohe Anforderungen an die analytischen Methoden. Die zu erwartenden Serumkonzentrationen von Isosorbiddinitrat (ISDN), Isosorbid-2-mononitrat (IS-2-MN) und Isosorbid-5-mononitrat (IS-5-MN) liegen zwischen 0,0005 und 8 μmol/l und bestimmen den erforderlichen Meßbereich und die notwendige Empfindlichkeit (Tab. 1). Der Meß-bereich für Glyceroltrinitrat (GTN) ist wesentlich niedriger. Er reicht von 0,005 bis 600 nmol/l, wobei nach transdermaler Anwendung ausschließlich unter 1 nmol/l gemessen werden muß (Tab. 2). Die hochauflösende Gaschromatographie für die Trennung und die semiselektiven Detektionsarten wie Elektroneneinfang (ECD) oder Massenspektroskopie (MS) sind die für Empfindlichkeit und Präzision der Methode notwendigen Verfahren.

Tabelle 1: Meßbereich für die Konzentrationsbestimmung von ISDN, IS-2-MN und IS-5-MN in Humanserum nach Gabe von ISDN oder IS-5-MN [1–3]

Substanz	Applikationsform	Konzentrationsbereich (ng/ml)	(nmol/l)
ISDN	ISDN peroral 5–120 mg	0–200	0–846
IS-2-MN		0–300	0–1569
IS-5-MN		0–1500	0–7845
ISDN	ISDN subl. 5 mg	0–10	0–42
IS-2-MN		0–10	0–52
IS-5-MN		0–50	0–272
ISDN	ISDN transderm. 40 mg	0–5	0–21
IS-2-MN		0–5	0–26
IS-5-MN		0–50	0–260
IS-5-MN	IS-5-MN peroral 20–40 mg	0–1000	0–5230

Substanz	Applikationsform	Konzentrationsbereich (ng/ml)	(nmol/l)
GTN	GTN i.v. 4 µg/kg	0−120	0−528
GTN	GTN subl. 0,8−1,6 mg	0−1	0−4,4
GTN	GTN intranasal 0,8 mg	0−3	0−13,2
GTN	GTN transd. Salbe 8−32 mg	0−0,5	0−2,2
GTN	GTN transd. TTS 5−10 mg/24 h	0−0,4	0−1,5
1,2-GDN	GTN i.v. 6 µg/kg · min	0−100	0−549
1,3-GDN		0−50	0−275

1 Extraktion und Kalibrierung

Die Konzentrationsbestimmung erfolgt in zwei
Schritten. Das Blut muß sofort kalt zentrifugiert
werden, um die weitere enzymatische Denitrierung der organischen Nitrate zu vermeiden
[9, 10]. Anschließend wird aus Serum oder
Plasma mit einem hydrophoben organischen
Solvens extrahiert. Für das ISDN und das GTN
eignen sich apolare Kohlenwasserstoffe wie
Pentan oder Hexan, die stärker polaren Mononitrate IS-2-MN und IS-5-MN und 1,2-Glycerol-
dinitrat (1,2-GDN) sowie 1,3-Glyceroldinitrat
(1,3-GDN) können mit Essigsäureethylester
oder Dichlormethan extrahiert werden. Im
zweiten Schritt erfolgt die gaschromatographische Trennung der im Extrakt gelösten Komponenten.

Die Kalibrierung der Methode wird durch Zu-
gabe der Reinsubstanzen (ISDN, IS-2-MN,
IS-5-MN, GTN, 1,2-GDN, 1,3-GDN) und eines
oder zweier interner Standardsubstanzen zu
Leerseren möglich. Die Gaschromatographie
trennt die organischen Nitrate von anderen
Serumkomponenten so weit, daß das Detektor-
signal quantitativ ausgewertet werden kann. Dazu wird eine im Serum vorhandene Konzentration mit der Signalausbeute korreliert und das
Flächenverhältnis von Zielsubstanz und internem Standard gebildet (Abb. 1).

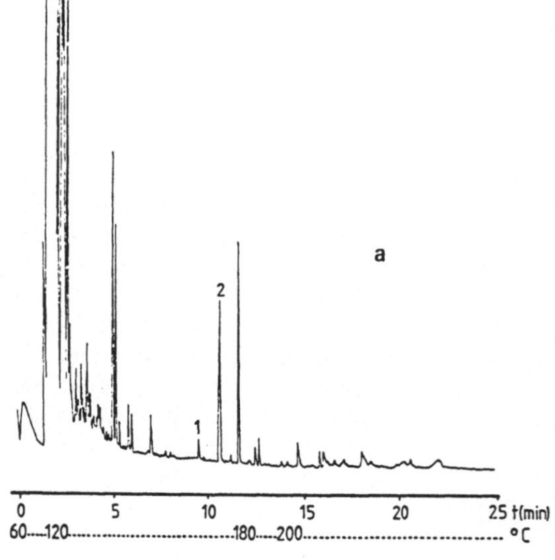

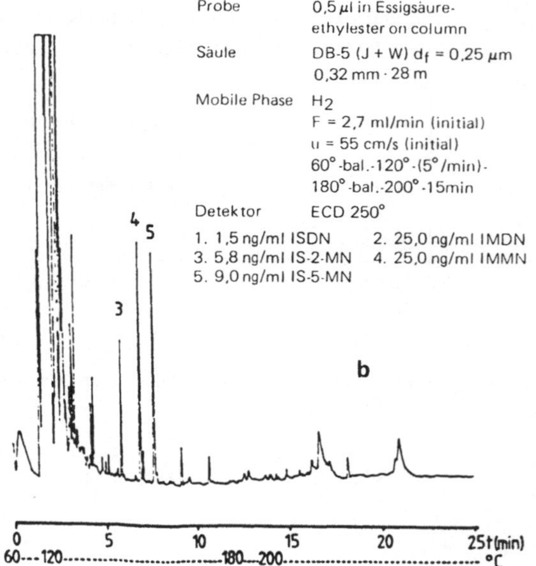

Abb. 1

Gaschromatographische Trennung von 0,5 µl (a) eines
Hexanextraktes und (b) eines Essigesterextraktes aus
1 ml Humanserum (F = 3) 6 Stunden nach Gabe von
40 mg ISDN transdermal [2]

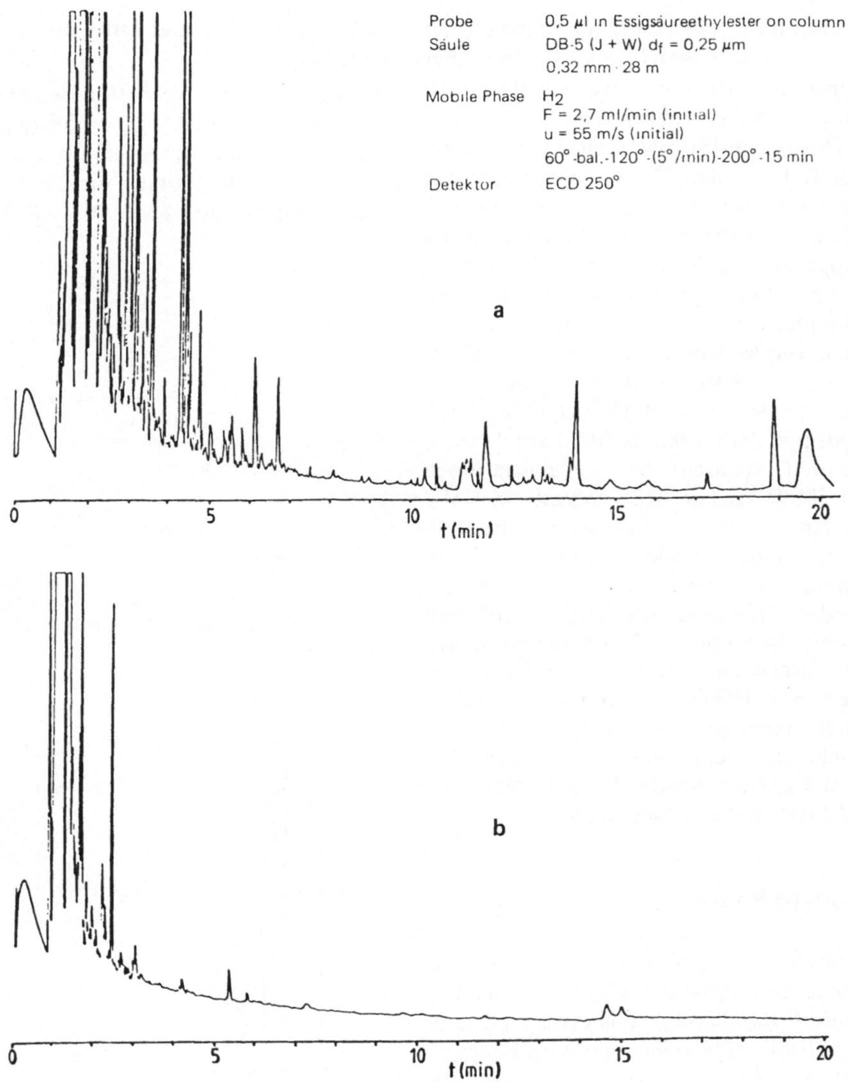

Abb. 2 Gaschromatographische Trennung von 0,5 µl eines angereicherten Lösungsmittelgemisches aus 6 ml n-Hexan und 1 ml Essigsäureethylester (F = 70) [3] (a) vor und (b) nach Reinigung der Lösungsmittel mit Destillation unter dem Kochpunkt [11]

Nach der Extraktion muß die organische Phase angereichert werden. Dabei sollte nicht bis zur Trockne eingedampft werden, wie häufig beschrieben, weil bei den flüchtigen Nitraten mit Verlusten bis zu 100 % zu rechnen ist. Wie die Zielsubstanzen selbst werden auch exogene Lösungsmittelverunreinigungen angereichert, die die Quantifizierung beeinträchtigen. Eine sorgfältige Destillation unter dem Kochpunkt des Lösungsmittels [11] ist vor seiner Verwendung unerläßlich (Abb. 2).

2 Interner Standard

Der für die Quantifizierung verwendete interne Standard muß zwei Kriterien erfüllen. Die Substanz sollte sich sowohl bei der Extraktion als auch bei der gaschromatographischen Trennung ähnlich verhalten wie die Zielsubstanz. Strukturverwandte Substanzen und besser noch Diastereomere sind erforderlich. Für die Bestimmung von ISDN eignen sich Isomanniddinitrat (IMDN) oder Isoididdinitrat (IIDN), für die Isosorbidmononitrate Isomannidmononitrat oder Isoididmononitrat (IMMN und IIMN). Für GTN kann die strukturverwandte Substanz Butyltrinitrat (BTN) verwendet werden. Nach höheren Dosen von ISDN werden jedoch sowohl IMMN als IIMN in den Chromatogrammen von Essigsäureethylester- oder Methylenchloridextrakten [12] identifiziert. Abbildung 3 zeigt das Chromatogramm eines Essigsäureethylesterextraktes von 100 µl Serum einer Patientin, die täglich dreimal 120 mg Isoket® retard einnahm. Neben den vergleichsweise großen Signalen für IS-2-MN und IS-5-MN ist auch ein Signal bei der Retentionszeit des IMMN aufgelöst. Nach Extraktion mit dem internen Standard 4-Nitrobenzylalkohol wurden die Konzentrationen 21 ng/ml IMMN neben 1053 ng/ml IS-5-MN und 140 ng/ml IS-2-MN bestimmt. Eine Kalibrierung mit einem strukturverwandten internen Standard darf somit nicht mehr durchgeführt werden. Der neue interne Standard muß nach chemischen und gaschromatographischen Kriterien ausgewählt werden. Bisherige Untersuchungen mit IMMN als internem Standard sind möglicherweise mit einem Fehler von 2−5 % behaftet, wenn eine der Konzentration des IS-5-MN entsprechende Menge IMMN zugesetzt und ISDN höher dosiert wurde.

3 Stationäre Phase

Als stationäre Phasen werden bei der Gaschromatographie mit gepackten Säulen als auch mit „fused silica"-Kapillarsäulen überwiegend apolare Methylsilikonöle oder Methylsilikongummis (OV1, OV101, SE30) eingesetzt. Die Polarität der Phase ist bei Copolimerisaten mit Trifluorpropylsilikon (QF1, OV202 für gepackte Säulen) oder Phenylsilikon (SE54, OV17 für Glas- oder Quarzkapillarsäulen) höher, was zu einem veränderten Retentionsverhalten und im Einzelfall zu besserer Trennung führt. Bei „fused silica"-Säulen kann das Silikon durch chemische Reaktion an die Quarzoberfläche geheftet werden (crossbonded oder Durabond®). Diese stationären Phasen sind besonders stabil, bluten wenig aus und können durch Spülen mit Lösungsmitteln rekonditioniert werden. Dies ist bei Trennungen aus biologischer Matrix besonders vorteilhaft. Die in letzter Zeit entwickelten Methoden basieren alle [12−17] (Tab. 3−6) auf der Trennung an Quarzkapillarsäulen mit den chemisch gebundenen Phasen SE30 oder

SE54 (z.B. DB-1 und DB-5 von J+W, Rancho Cordova CA, USA).

Die Schichtdicke der stationären Phase wird anhand der benötigten Trennleistung (theoretische Böden pro Meter) und der Kapazität (Linearität der Detektion) orientiert. Im unteren Meßbereich (0,005 bis 500 nmol/l) sind Dünn-

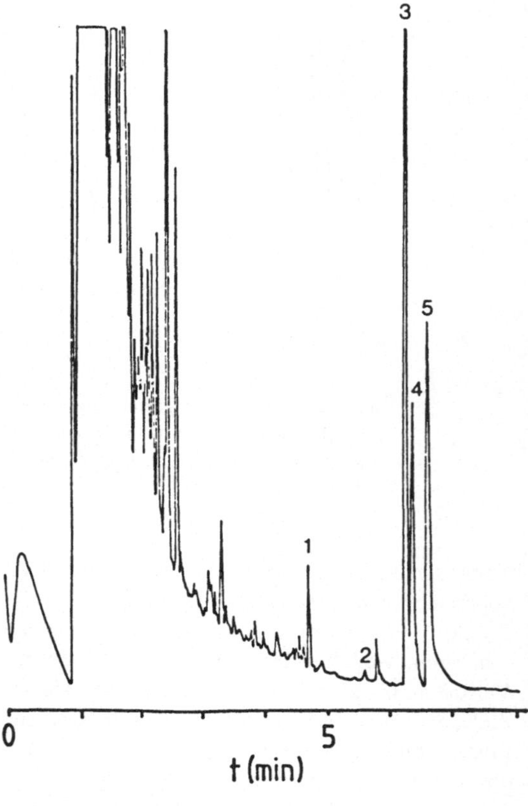

Abb. 3 Gaschromatographische Trennung von 0,5 µl eines Essigsäureethylesterextraktes von 100 µl Humanserum nach täglich 3 mal 120 mg ISDN ret. (F = 1) [3]

Tabelle 3: Konzentrationsbestimmung von ISDN, IS-2-MN und IS-5-MN: Serum/Plasma-Volumina (V), Anreicherungsfaktoren (F), Bestimmungsgrenzen (c_{min}) und Bestimmungsmethoden [12−14, 22−26]

Autor	Methode	V (ml)	F	c_{min} (ng/ml)
Maddock et al. 1983	HPLC-TEA	3	150	0,25*)
				0,50
				1,0
Laufen et al. 1978	GC-ECD	2	20	0,2
	k, sl,			−
	P			−
Rosseel/Bogaert 1979	GC-ECD	2	400	0,5
	k, sl			2,0
	EE(AK)			20
Doyle et al. 1980	GC-ECD	1	20	0,5
	g			−
	P			−
Spörl-Radun et al. 1980	GC-ECD	4	1	2,0
	g			2,0
	AN/E			5,0
Lutz et al. 1984	GC-ECD	1	2,6	0,5
	fs, cb, sl			1,0
	autom.,			3,0
	MC			
	IMMN/IIMN**)			
Menke et al. 1985	GC-ECD	1	10	0,1
	fs, cb, oc			0,1
	1. H			0,1
	2. EE(AK)			
	IMMN/IIMN**)			
Endele/Uebis 1985	GC-ECD	1	10	−
	fs, df, sl			−
	automat.			2,6
	MC			

*) Bestimmungsgrenze c_{min} (ng/ml) in der Reihenfolge ISDN, IS-2-MN und IS-5-MN
**) nach hohen Dosen von ISDN wird auch IIMN und IMMN gefunden

Glossar:

k	= Glaskapillare open tubular	fs	= fused silica open tubular
cb	= cross bonded	g	= gepackte Säule
oc	= on column	sl	= splitless
df	= Dickfilm	P	= Pentan
EE	= Essigsäureethylester	AK	= Aktivkohle
E	= Ether	AN	= Acetonitril
MC	= Methylenchlorid	H	= Hexan
V	= Serumvolumen	F	= Anreicherungsfaktor

HPLC = high performance liquid chromatography
TEA = thermal energy analyser

Tabelle 4: Absolute Nachweisgrenzen (Signal/Rauschverhältnis 3/1, [37]) in fg pro Injektion von GTN und den Nitraten des Isosorbids und Isomannids aus Reinlösung: „fused silica"-Kapillargaschromatographie mit Kopplung an Elektroneneinfang- und Massenspektrometerdetektion [3, 20, 21]

Detektion	Substanz	Nachweisgrenze (fg/Inj.)	Autor
10 mCi-^{63}Ni-ECD	ISDN	500	Menke 1985
	IMDN	500	
	IS-2-MN	400	
	IS-5-MN	500	
	IMMN	500	
	GTN	140	
MS-NCI-SIM	GTN Sektorfeldgerät	2	Settlage et al. 1983
MS-NCI-SIM	GTN Triple-Quadrupolgerät	1	Endele u. Klaus 1985

Glossar wie Tabelle 3

Tabelle 5: Konzentrationsbestimmung von GTN: Serum/Plasma-Volumina (V), Anreicherungsfaktoren (F), Bestimmungsgrenzen (c_{min}) und Bestimmungsmethoden mit GC-ECD [15−19, 27−31]

Autor	Methode	V (ml)	F	c_{min} (pg/ml)
Spanggord/Keck 1980	HPLC-TEA	2	4	500
Rosseel/Bogaert 1973	GC-ECD g, EE	5	500	500
Yap et al. 1978	GC-ECD g, 12-H	0,2	10	100
Wei/Reid 1979	GC-ECD g, H	5	250	500
Wu et al. 1982	GC-ECD g, P	3	60	50
Penton 1983	GC-ECD fs, cb, oc P	1	40	40
Kühn et al. 1984	GC-ECD fs, cb, sl P/EE	1	50	50
Noonan et al. 1984	GC-ECD fs, cb, oc P	1	40	25
Menke et al. 1985	GC-ECD fs, cb, oc H	1	40	30
Sioufi/Pommiers 1985	GC-ECD fs, sl H	1	10	52

Glossar wie Tabelle 3

Tabelle 6: Konzentrationsbestimmung von GTN: Serum/Plasma-Volumina (V), Anreicherungsfaktoren (F), Bestimmungsgrenzen (c_{min}) und Bestimmungsmethoden mit GC-MS-NCI-SIM [20, 21, 32, 33]

Autor	Methode	V (ml)	F	c_{min} (pg/ml)
Gerardin et al. 1982	GC-MS-PCI g, P/ME/AN ^{15}N-GTN	1	20	50
Miyazaki et al. 1982	GC-MS NCI-SIM k, Aufarb.!	2	100	50
Settlage et al. 1983	GC-MS NCI-SIM fs, cb, oc P	2	20	6
Endele/Klaus 1985	GC-MS NCI-SIM fc, cb, oc P	1	1	(1−5)

Glossar:

ME = Methylessigester
NCI = negative chemical ionization
SIM = single ion monitoring

PCI = positive chemical ionization

sonst wie Tabelle 3

filmsäulen des Innendurchmessers 0,25 oder 0,32 mm mit Schichtdicken d_f = 0,25 μm bis 1 μm praktikabel. Die Eichung ist oberhalb 500 nmol/l nicht mehr linear. Höhere Konzentrationen werden nach Verdünnen der Extrakte bestimmt.

Für den erweiterten Meßbereich 25 bis 4000 nmol/l können Dickfilmsäulen der Schichtdicke d_f = 2,6 μm eingesetzt werden. Serum wird ohne besondere Reinigung des Lösungsmittels mit Methylenchlorid extrahiert, das Methylenchlorid bis fast zur Trockne abgedampft und Essigsäureethylester zugesetzt. In Abbildung 4 sind Gaschromatogramme von 1 μl der Extrakte gegenübergestellt. Mit der „splitless"-Injektionstechnik ist die Chromatographie automatisierbar und wegen der kurzen Analysezeiten können bis zu 70 Chromatogramme pro Tag erstellt werden. Wegen der hohen Kapazität ist dieser Säulentyp belastbarer als die Dünnfilmkapillare, so daß mehr als 2000 chromatographische Trennungen ohne größere Veränderung der Trennleistung durchgeführt werden können.

4 Präzision

Alle Methoden erreichen eine gute Präzision in Serie (VK = 2−5 %). Die Präzision von Tag zu Tag für das IS-5-MN [12, 14] ist weniger zufriedenstellend. Die Reproduzierbarkeit der Chromatographie im Routinebetrieb muß ständig überwacht werden. Bei den polaren Extraktionslösungsmitteln für die Isosorbidmononitrate wie Essigsäureethylester, Methylenchlorid und Diethylether werden eine Reihe hochsiedender endogener Komponenten aus dem Serum mitextrahiert. In Chromatogrammen bei erhöhter Temperatur sind auf Dünnfilmsäulen etwa 80 Substanzen mit Retentionszeiten bis zu 30 min oberhalb 200 °C Ofentemperatur auflösbar (Abb. 5). Auch hochangereicherte Pentan- oder Hexanextrakte bei der GTN-Bestimmung beeinträchtigen das Trennverhalten, wenn mit „on column" Injektion gearbeitet wird. Ein Teil der endogenen Substanzen reagiert bei Temperaturen oberhalb 200 °C mit der stationären Phase oder der Quarzoberfläche, so daß „Aktivität" [34, 35]

43

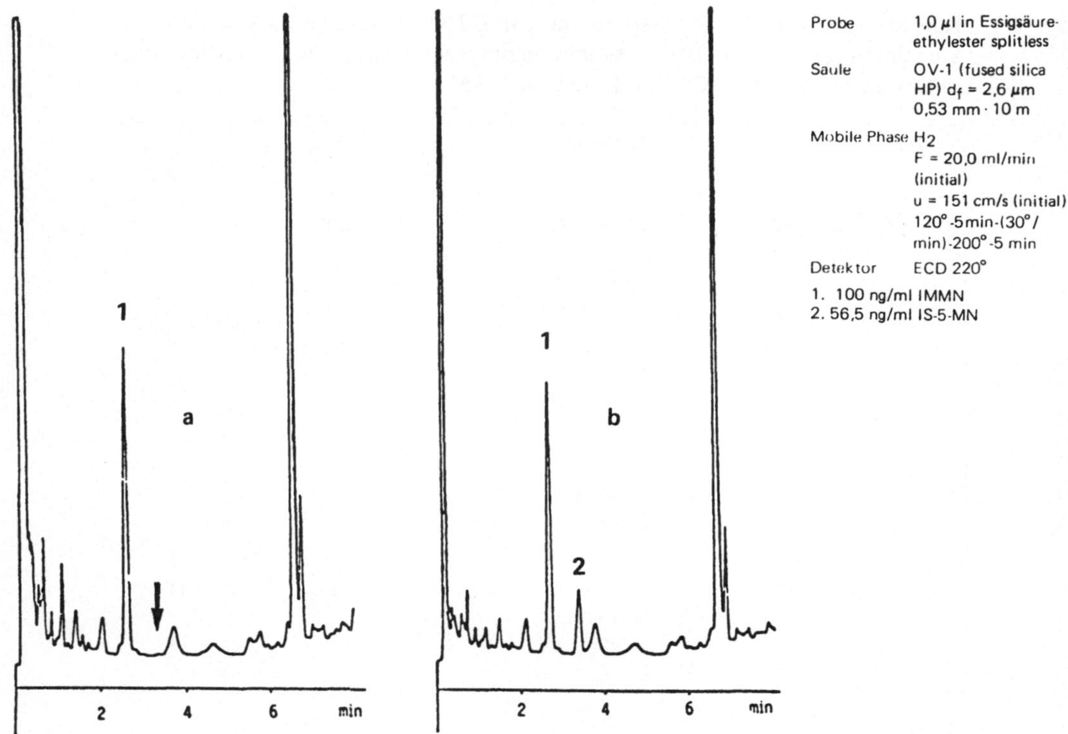

Abb. 4 Gaschromatographische Trennung von 1 µl eines Methylenchloridextraktes aus 1 ml Humanserum in Essigsäureethylester (F = 10); (a) Leerwert (b) 9 Stunden nach Gabe von 20 mg IS-5-MN [14]

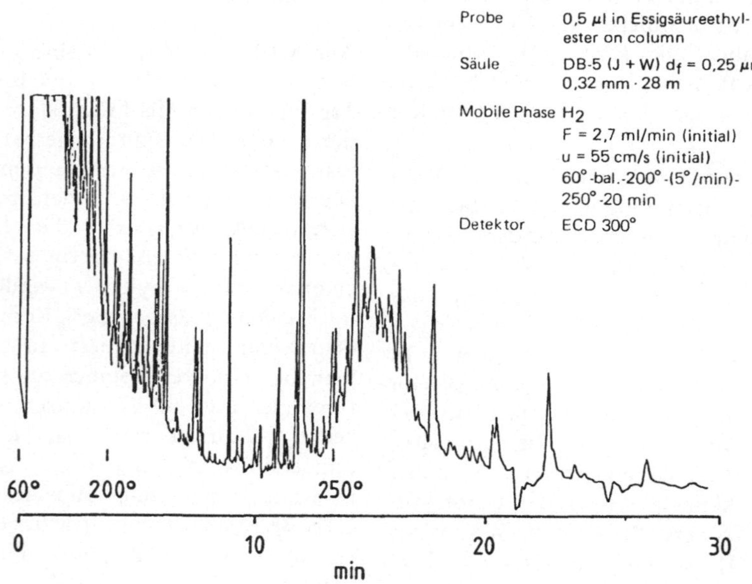

Abb. 5 Gaschromatographische Trennung von 0,5 µl eines Essigsäureethylesterextraktes aus 1 ml Humanserum; bei erhöhter Temperatur (60—250 °C) lassen sich IS-5-MN, IS-2-MN und IMMN nicht identifizieren [3]

entsteht. Asymmetrische Banden bei den Mononitraten mit „peak tailing" treten auf (vergleiche auch Abb. 2). Hochsiedende Komponenten dürfen daher nicht nach jedem Chromatogramm eluiert werden, da die Temperaturgrenze von 200 °C eingehalten werden muß. Säulen mit chemisch gebundener stationärer Phase sind notwendig, damit in regelmäßigen Abständen durch Spülen mit den Lösungsmitteln rekonditioniert werden kann. Bei einem Anreicherungsfaktor von 10–40 muß nach etwa 50–150 Trennungen gespült werden. Essigsäureethylesterextrakte können zusätzlich durch eine Aktivkohlebehandlung [24], bei der die Mononitrate nur unwesentlich adsorbiert werden, zum Teil von diesen Komponenten befreit werden, so daß die Belastung der stationären Phase zurückgeht. Eine verbesserte Präzision von Tag zu Tag mit VK = 3–5 % ist damit auch für IS-5-MN möglich.

5 Empfindlichkeit und Bestimmungsgrenze

Die Bestimmungsgrenze muß sich an der Trennung von den anderen endogenen Substanzen und eventuell einem Blindwert orientieren [36]. Sie ist abhängig von der Qualität der Gaschromatographie und der absoluten Nachweisgrenze der Detektion [37].

Gaschromatographie

Im Meßbereich unter 5 nmol/l ist die Verwendung von Dünnfilmquarzkapillarsäulen Voraussetzung. Auch Säulen mit chemisch gebundener Phase müssen sorgfältig ausgewählt werden (Abb. 6). Die gaschromatographischen Parameter sind so zu optimieren, daß die Nitrate mit maximaler Konzentration pro Zeiteinheit die Säule verlassen. Da Nitrate thermisch zerfallen, Glyceroltrinitrat darüber hinaus sehr flüchtig ist, sollte die „cold on column"-Injektionstechnik [38] mit höchstens 0,5 µl Probenvolumen angewendet werden. Damit wird vermieden, daß sich ein Teil der Nitrate schon in der heißen Injektionskammer zersetzt. Die Probenaufgabe ist besser reproduzierbar.

Wasserstoff als Trägergas ermöglicht hohe Flußgeschwindigkeiten (40–80 cm/s) [35, 38] und kurze Analysezeiten. Die Temperaturprogrammierung führt zu Elutionsbanden mit Halbwertszeiten bis zu 1–2 s und damit optimaler Konzentration an detektierbarer Substanz beim Eintritt in den Detektor.

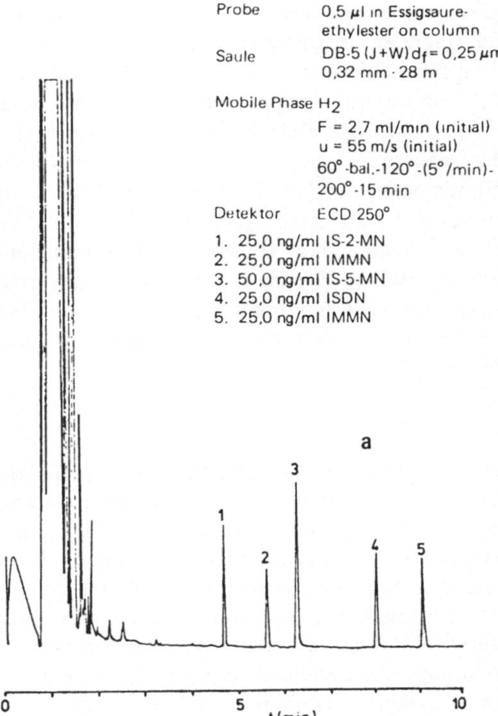

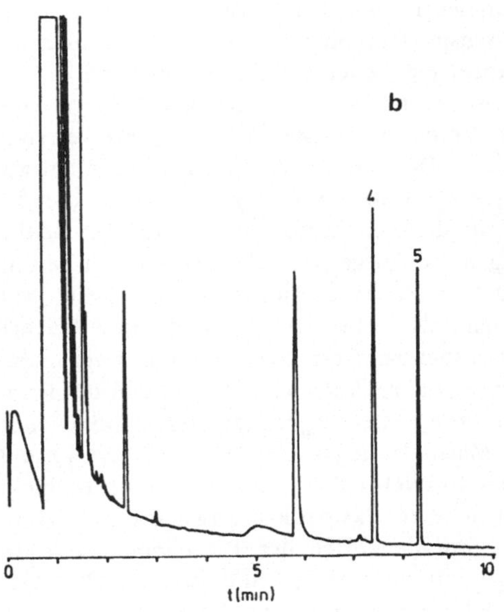

Abb. 6 Gaschromatographische Trennung von 0,5 µl einer Reinlösung der Isosorbid- und Isomannidnitrate in Essigsäureethylester auf zwei verschiedene "fused silica"-Kapillarsäulen mit chemisch gebundener Phase unter identischen Bedingungen
(a) geeignete Säule (b) ungeeignete Säule: keine Trennung der Mononitrate [3]

Gaschromatographie und Extraktion müssen aufeinander abgestimmt werden. Eine analoge Empfindlichkeit für ISDN, IS-2-MN und IS-5-MN ist nur mit Doppelextraktion möglich, da eine einstufige Extraktion zum Beispiel mit Essigsäureethylester zu nicht tolerierbaren Blindwerten für das ISDN führt. ISDN wird mit n-Hexan extrahiert, in dem die Mononitrate schwer löslich sind. Diese werden anschließend aus demselben Serum mit Essigsäureethylester extrahiert. Die Bestimmungsgrenze für IS-2-MN und IS-5-MN wird dabei unter 1 nmol/1 verbessert [13].

Detektion

Die empfindlichsten Detektionsarten für die Gaschromatographie sind die Elektroneneinfangdetektion und die Massenspektroskopie. Das Meßprinzip eines Elektroneneinfangdetektors (electron capture detection = ECD) ist die Absorption freier Elektronen in der Gasphase durch Moleküle mit Atomen hoher Elektronenaffinität unter gleichzeitiger Veränderung der Leitfähigkeit zwischen zwei Elektroden. Organische Verbindungen mit heterofunktionellen Gruppen sprechen dabei empfindlicher an als reine Kohlenwasserstoffe, so daß die Detektion semiselektiv ist. Auch das Meßprinzip eines Massenspektrometers basiert auf der Ionisierung gasförmiger Teilchen, die anschließend in magnetischen und/oder elektrischen Feldern nach dem Verhältnis Masse zu Ladung m/e getrennt werden. Die Molekülionen organischer Nitrate neigen zu Fragmentierungsreaktionen, die die Empfindlichkeit herabsetzen. Unter den Bedingungen der negativen chemischen Ionisierung (negative chemical ionization = NCI) mit Methan als Ionisationsgas wird ein einfaches Massenspektrum erhalten. Aus den zwei intensiven Signalen läßt sich ableiten, daß die Fragmentierung überwiegend zu den Anionen mit den Massenladungszahlen $m/e = 62$ (NO_3^-) und $m/e = 46$ (NO_2^-) führt. Ein sehr ähnliches Spektrum wird für das strukturverwandte Butyltrinitrat gefunden. Bei der Einzelionendetektion (single ion monitoring = SIM) ist über das Nitration bei $m/e = 62$ mit hoher Spezifität bis zu 1 fg GTN im Eluat einer Quarzkapillarsäule nachweisbar [21].

Die Empfindlichkeit eines ECD ist im unteren Meßbereich für die Bestimmung von Isosorbidnitraten völlig ausreichend. Mit verdünnten Reinlösungen können auf Dünnfilmsäulen und

„on column"-Injektion Nachweisgrenzen von 400—500 fg/Injektion erzielt werden (Tab. 4). Ein ECD ist vergleichsweise kostengünstig und fast wartungsfrei. Für die Konzentrationsbestim-

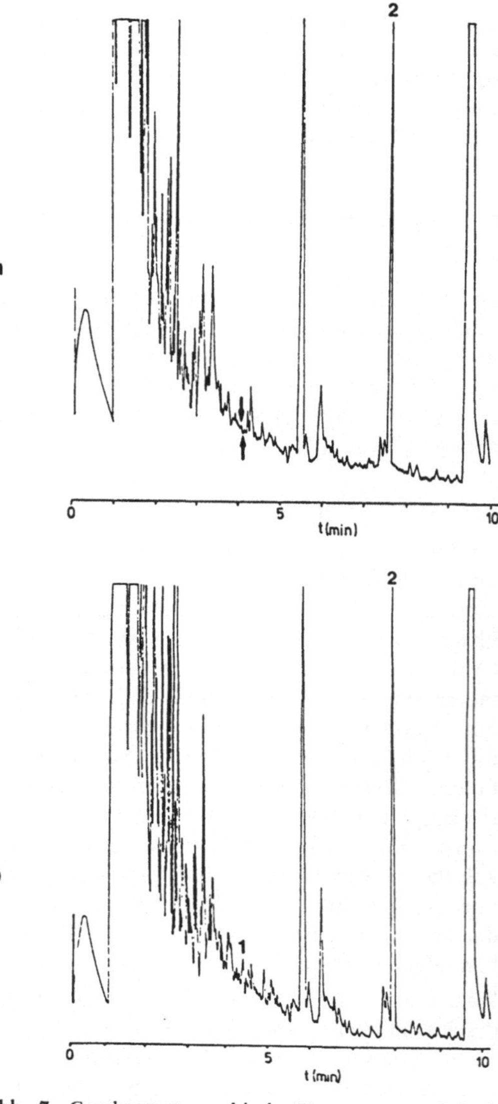

Abb. 7 Gaschromatographische Trennung von 0,5 µl eines Hexanextraktes aus 2 ml Humanserum (F = 40) (a) Leerwert (b) 20 pg/ml GTN [18]

mung des GTN ist höchstmögliche Empfindlichkeit erforderlich. Unter den gleichen Bedingungen wird eine Nachweisgrenze von 140 fg GTN pro Injektion erreicht. Mit der entsprechenden Anreicherung kann das GTN mit der GC-ECD Technik bis in den Konzentrationsbereich unter 30 pg/ml bestimmt werden (Abb. 7). Der Vertrauensbereich der Bestimmung nimmt unterhalb 50 pg/ml jedoch zu (VK größer 10 %). Die sorgfältige experimentelle Festlegung der Bestimmungsgrenze bei gegebener Anreicherung ist deshalb notwendig, weil viele Bestimmungen an oder wenig oberhalb dieser Grenze durchgeführt werden müssen. Mehrere Autoren haben Bestimmungsgrenzen im Bereich von 25 bis 50 pg/ml GTN angegeben (Tab. 5). Die gaschromatographischen Bedingungen („on column"-Injektionstechnik, „fused silica"-Säule, Schichtdicke der stationären Phase, Länge der Säule, Trägergas) wurden ähnlich optimiert.

Legt man die Nachweisgrenzen mit 1—2 fg/Injektion bei MS-NCI-SIM-Dektion und 140 fg/Injektion für den ECD zugrunde, sollte die Bestimmungsgrenze von unter 1 pg GTN pro ml Serum bei Massenspektrometerdetektion möglich sein. Dies wurde bisher nicht erreicht (Tab. 6). Mit einem Anreicherungsfaktor von 20 sowie 100 geben Gerardin et al. [32] sowie Miyazaki et al. [33] eine vergleichsweise hohe Bestimmungsgrenze von 50 pg/ml an, womit diese Methoden lediglich gleich leistungsfähig sind wie die GC-ECD-Methoden [15—19, 21]. Während die Bestimmungsgrenze bei Gerardin et al. auf die Verwendung von gepackten Säulen zurückzuführen ist, geht der gaschromatographischen Bestimmung bei Miyazaki et al. eine mehrstufige flüssigkeitschromatographische Aufarbeitung voraus, die die Präzision beeinträchtigt. Die Methode von Settlage et al. [20] erreicht eine bessere Bestimmungsgrenze von 6 pg/ml (VK = 11 %), da die Extraktion und die gaschromatographischen Bedingungen ähnlich optimiert wurden wie bei den GC-ECD-Methoden. Im Gegensatz zu ihren Angaben sind jedoch in den Chromatogrammen von Hexanextrakten von Humanseren neben den Signalen für die (NO_3^-)-Teilchen des GTN bzw. BTN noch eine ganze Reihe anderer Signale aufgelöst, die von endogenen Substanzen oder Lösungsmittelverunreinigungen stammen und nicht Nitratteilchen sein müssen (Abb. 8).

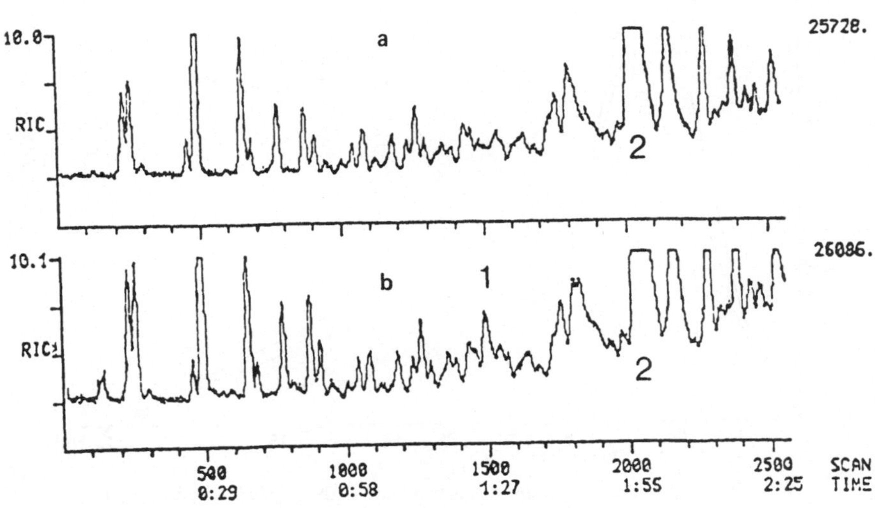

Abb. 8 Gaschromatographische Trennung von 1 µl eines Hexanextraktes aus 1 ml Humanserum (F = 1)
(a) Leerwert   (b) 12 Stunden nach Deponit®10: 25,7 pg/ml GTN [18/21]

Serum wurde einmal mit nicht weiter gereinigtem Hexan extrahiert und 1 μl des Extraktes ohne Anreicherung chromatographiert. Je nach Ausgangsvolumen des Humanserums kann GTN bis 1–5 pg/ml quantifiziert werden. Die Anreicherung des GTN in den Extrakten unter Verwendung sorgfältig destillierter Lösungsmittel bringt keine Verbesserung, da eine Reihe Signale analog an Intensität zunimmt. Auch die MS-NCI-SIM-Detektion ist somit semiselektiv und die Bestimmungsgrenze muß an der Trennung von anderen Komponenten und am Blindwert orientiert werden. Der Vorteil an Empfindlichkeit kann ohne eine effiziente gaschromatographische Trennung nicht ausgenutzt werden.

Vergleich der Ergebnisse bei beiden Detektionsarten

Die Äquivalenz der Konzentrationsbestimmung mit Quarzkapillargaschromatographie und Elektroneneinfangdetektion (GC-ECD) sowie Massenspektrometerdetektion (GC-MS-NCI-SIM) wurde an verschiedenen Seren überprüft und gute Übereinstimmung festgestellt. Die Seren wurden geteilt und mit beiden Methoden blind analysiert. Die aus den beiden dargestellten Datensätzen in Abbildung 9 berechneten Flächen unter den Serumkonzentrationszeitkurven unterscheiden sich um 15 %. Gute Übereinstimmung zwischen beiden Methoden finden auch Sioufi und Pommier [19] in einer anderen methodischen Untersuchung.

Zusammenfassung

Die Quarzkapillargaschromatographie in Verbindung mit der Elektroneneinfangdetektion (GC-ECD) erfaßt mit großer Spezifität und Präzision die Konzentration organischer Nitrate des Isosorbids, Isomannids und Isoidids in Humanserum bis in den subnannomolaren Konzentrationsbereich. Für die Konzentrationsbestimmung von Glyceroltrinitrat kann zusätzlich noch die empfindlichere Massenspektrometerdetektion mit negativer chemischer Ionisierung und Einzelionendetektion (MS-NCI-SIM) eingesetzt werden. Einer Herabsetzung der Bestimmungsgrenze um den Faktor 10 steht der wesentlich höhere Bedienungs- und Sachaufwand gegenüber. Nur bei geringem Probenvolumen und wo auf eine Anreicherung verzichtet werden muß, ist die MS-NCI-SIM-Detektion vorzuziehen.

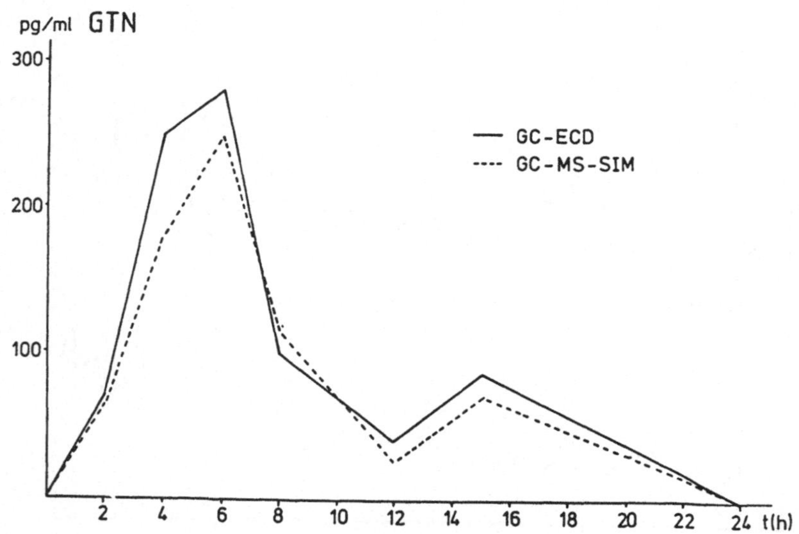

Abb. 9 Serumkonzentrationszeitkurven von GTN in Humanserum nach Deponit® 10; die Seren wurden geteilt und die Konzentration des GTN mit GC-ECD und GC-MS-NCI-SIM bestimmt [18/21]

Literatur

[1] Rietbrock, N., Knoll, J., Merz, P.-G., Menke, G.: Bioverfügbarkeit von Isosorbiddinitrat (ISDN) und Isosorbid-5-mononitrat (IS-5-MN) unter steady state Bedingungen. Dtsch. Med. Wochenschr., im Druck (1985)

[2] Menke, G., Schnellhammer, R., Rietbrock, N.: Transdermale Absorption von Isosorbiddinitrat (ISDN), unveröffentlicht (1985)

[3] Menke, G.: unveröffentlicht (1985)

[4] Riess, W., Brechbühler, S., Fankhauser, P., Gerardin, A., Imhof, P., Moppert, J.: Pharmakokinetik des Nitroglycerins aus GTN-Membranpflaster beim Menschen. In: Bussmann, W.-D., Taylor, S. H. (Hrsg.) Neue Horizonte in der Nitrat-Therapie. Medizin Verlag, München, 54–69 (1984)

[5] Idzu, G., Ishibashi, M., Miyazaki, H.: Determination of Glyceryl Trinitrate in Human Plasma by Gas Chromatography-Negative Ion Chemical Ionization-Selected Ion Monitoring. J. Chromatogr. 239, 327–336 (1982)

[6] Hill, A.B., Bowley, C.J., Nahrwold, M.L., Knight, P. R., Kirsh, M. M., Denlinger, J. K.: Intranasal Administration of Nitroglycerin. Anesthesiology 54, 346–348 (1981)

[7] Müller, P., Imhof, P. R., Burkart, F., Chu, L.-C., Gerardin, A.: Human Pharmacological Studies of a New Transdermal System Containing Nitroglycerin. Eur. J. Clin. Pharmacol. 22, 473–480 (1982)

[8] Sved, S., McLean, W. M., McGilveray, I. J.: Influence of the Method of Application on Pharmacokinetics of Nitroglycerin from Ointment in Humans. J. Pharm. Sci. 70, 1368–1369 (1981)

[9] Sokoloski, T. D., Wu, C. C., Wu, L. S., Burkman, A. M.: Interaction of Nitroglycerin with Human Blood Components. J. Pharm. Sci. 72, 335–338 (1983)

[10] Bennet, B. M., Twiddy, D. A. S., Moffat, J. A., Armstrong, P. W., Marks, G. S.: Sex related Difference in the Metabolism of Isosorbide Dinitrate Following Incubation in Human Blood. Biochem. Pharmacol. 32, 3729–3734 (1983)

[11] Tschöpel, P., Kotz, L., Schulz, W., Veber, M., Tölg, G.: Zur Ursache und Vermeidung systematischer Fehler bei Elementbestimmungen in wäßrigen Lösungen im ng/ml- und pg/ml-Bereich. Fresenius Z. Anal. Chem. 302, 1–14 (1980)

[12] Lutz, D., Rasper, J., Gielsdorf, W., Settlage, J. A., Jaeger, H.: Improved Automated Simultaneous Determination of Isosorbide Dinitrate and its Metabolites in Plasma by Capillary Column Gas Chromatography. HRCCC 7, 58–65 (1984)

[13] Menke, G., Bellinger, O., Rietbrock, N.: Sensitive Method for Determination of Isosorbide Nitrates in Human Serum by Fused Silica Capillary Gas Chromatography. J. Chromatogr., zur Publikation eingereicht (1985)

[14] Endele, R., Uebis, V.: unveröffentlichte Ergebnisse (1985)

[15] Penton, Z.: Determination of Nitroglycerin in Plasma using an On-Column Capillary Injector. Intern. Clin. Prod. Rev., 52–54 May 1983

[16] Kühn, R., Luckow, V., Keppler, D.: Capillar-gaschromatographische Bestimmung von Nitroglycerin in Plasma. Fresenius Z. Anal. Chem. 317, 668–669 (1984)

[17] Noonan, P. K., Kanfer, I., Riegelman, S., Benet, L. Z.: Determination of Picogram Nitroglycerin Plasma Concentrations Using Capillary Gas Chromatography with On Column Injection. J. Pharm. Sci. 73, 923–927 (1984)

[18] Menke, G., Heidemann, R., Rietbrock, N.: unveröffentlichte Ergebnisse (1985)

[19] Sioufi, A., Pommiers, F.: Quantitative Determination of Nitroglycerin in Human Plasma by Capillary Gas Chromatography with Electron-Capture Detection. J. Chromatogr. 339, 117–126 (1985)

[20] Settlage, J. A., Gielsdorf, W., Jaeger, H.: Femtogram Level Quantitative Determination of Nitroglycerin and Metabolites in Human Plasma by GC-MS Negative Ion Chemical Ionization, Single Ion Monitoring. HRCCC 6, 68–71 (1983)

[21] Endele, R., Klaus, J.: unveröffentlichte Ergebnisse (1985)

[22] Maddock, J., Lewis, P. A., Woodward, A., Massey, P. R., Kennedy, S.: Determination of Isosorbide Dinitrate and its Mononitrate Metabolites in Human Plasma by High-Performance Liquid Chromatography-Thermal Energy Analysis. J. Chromatogr. 272, 129–136 (1983)

[23] Laufen, H., Scharpf, F., Bartsch, G.: Improved Method for the Rapid Determination of Isosorbide Dinitrate in Human Plasma and its Application in Pharmacokinetic Studies. J. Chromatogr. 146, 457–464 (1978)

[24] Rosseel, M. T., Bogaert, M. G.: Simultaneous Determination of Isosorbide Dinitrate and its Mononitrates in Human Plasma by Capillary Column GLC. J. Pharm. Sci. 68, 659–660 (1979)

[25] Doyle, E., Chasseaud, L. F., Taylor, T.: Measurement of Plasma Concentrations of Isosorbide Dinitrate. Biopharm. Drug Dispos. 1, 141–147 (1980)

[26] Spörl-Radun, S., Betzien, G., Kaufmann, B., Liede, V., Abshagen, U.: Effects and Pharmacokinetics of Isosorbide Dinitrate in Normal Man. Eur. J. Clin. Pharmacol. 18, 237–244 (1980)

[27] Spanggord, R. J., Keck, R. G.: Application of High-Pressure Liquid Chromatography and Thermal Energy Analyser to Analysis of Trinitroglycerin and its Metabolites in Blood. J. Pharm. Sci. 69, 444–446 (1980)

[28] Rosseel, M. T., Bogaert, M. G.: GLC Determination of Nitroglycerin and Isosorbide Dinitrate in Human Plasma. J. Pharm. Sci. 62, 754–758 (1978)

[29] Yap, P. S. K., McNiff, E. F., Fung, H.-L.: Improved GLC Determination of Plasma Nitroglycerin Concentrations. J. Pharm. Sci. 67, 582–584 (1978)

[30] Wei, J. Y., Reid, P. R.: Quantitative Determination of Trinitroglycerin in Human Plasma. Circulation 59, 588–592 (1979)

[31] Wu, C. C., Sokoloski, T. D., Burkman, A. M., Blanford, M.-F., Wu, L. S.: Methods for the Quantitation of Nitroglycerin and its Metabolites in Human Plasma. J. Chromatogr. **228**, 333–339 (1982)

[32] Gerardin, A., Gaudry, D., Wantiez, D.: Gas Chromatographic Mass Spectrometric Determination of 1,2,3-Propanetrioltrinitrate (Nitroglycerin) in Human Plasma Using the Nitrogen-15 Labelled Compound as Internal Standard. Biomed. Mass Spectrom. **9**, 333–335 (1982)

[33] Miyazaki, H., Ishibashi, M., Hashimoto, Y., Idzu, G., Furuta, Y.: Simultaneous Determination of Glyceryl Trinitrate and its principal Metabolites, 1,2- and 1,3-Glyceryl Dinitrate, in Plasma by Gas Chromatography-Negative Ion Chemical Ionization-Selected Ion Monitoring. J. Chromatogr. **239**, 277–286 (1982)

[34] Jennings, W.: Evolution and application of the fused silica column. HRCCC **3**, 601–608 (1980)

[35] Jennings, W.: Gas Chromatography with Glass Capillary Columns. 2nd ed. AP New York, London 1980

[36] Luckow, V.: Eine praxisorientierte Bestimmung der Nachweisgrenze. Fresenius Z. Anal. Chem. **303**, 23–25 (1980)

[37] Kaiser, H.: Spectrochim. Acta **3**, 40 (1947)

[38] Grob, K., Grob, G.: Practical Capillary Gas Chromatography – a Systematic Approach. HRCCC **2**, 109–117 (1979)

Diskussion

Luckow
Die Gaschromatographie von Serumextrakten gehört nachweislich zu den mit großem Abstand schwierigsten Themen für einen Analytiker. Sie haben Daten präsentiert, die – gemessen an dem Aufwand – wirklich jeden Respekt abverlangen. Die Fortschritte in den Erkenntnissen zur Pharmakokinetik organischer Nitrate sind streng gekoppelt gewesen mit der Senkung der Nachweisgrenze. Sie ist der Qualitätsparameter, welcher die Methode am besten charakterisiert. Die Definition der Nachweisgrenze stammt aus dem Jahre 1946, so daß diese Grenzkonzentration nicht beliebig festgelegt werden kann. Zugestandenermaßen wird hier oft willkürlich verfahren, obwohl im Zeitraum 1980 bis 1983 vier weitere Arbeiten zu diesem Thema erschienen sind. Es ist nicht notwendig, daß das Bundesgesundheitsamt eine weitere Methode herausgibt. In diesen vier Arbeiten wurde als Nachweisgrenze nicht diejenige Konzentration festgelegt, bei der ein Signal deutlich über dem Grundrauschen zu erkennen war, sondern hier gingen auch noch andere Parameter wie die Variabilität der Mehrfachbestimmung ein. Nach welcher Methode haben Sie Ihre Nachweisgrenze bestimmt, Herr Menke?

Menke
Bei den von Ihnen zitierten Methoden handelt es sich um statistische Verfahren, die meines Wissens in Europa nur von einem Labor, welches sich mit der Konzentrationsbestimmung organischer Nitrate im Blut beschäftigt, angewandt werden. Andere Labors haben eine deutlich davon abweichende Methode. Es ist daher schwierig, die Qualität der verschiedenen Bestimmungsmethoden nur über die Nachweisgrenze zu vergleichen. Leider wird aber oft der Vorwurf laut, daß die Analytik nicht vertrauenswürdig sei, wenn die Ergebnisse nicht wunschgemäß ausfallen. Daher ist der Appell an das Bundesgesundheitsamt zu richten, dafür Sorge zu tragen, daß hier einheitlich vorgegangen wird, um die Diskussion zu versachlichen.
Im Entwicklungsstadium unserer GTN-Bestimmungsmethode waren wir daran interessiert, eine lineare Kalibrierung zu erhalten, die Präzision zu garantieren und die gaschromatographische Trennung so zu optimieren, daß ein möglichst geringer Blindwert auftritt. Seine Variabilität in Serie wurde bestimmt und mit dem Dreifachen dieses Wertes eine Konzentration für GTN abgeschätzt, mit der im Routinefall ein GTN-Signal in den Extraktchromatogrammen deutlich über Grundrauschen und Blindwert aufgelöst ist. Das Ergebnis war die Konzentration 20 pg/ml GTN. Diese Konzentration läßt sich im Serum nur mit einem Variationskoeffizienten von 15 % in Serie bestimmen, so daß wir die Bestimmungsgrenze auf 30 pg/ml festgelegt haben. Hier konnten wir den Variationskoeffizienten VK = 10 % für die Mehrfachbestimmung an einem Tag verifizieren. Die Nachweisgrenze wurde im Einzelexperiment bei 10 pg/ml GTN festgelegt. Die statistischen Methoden erfordern, daß Homogenität der Varianz über den gesamten Meßbereich vorliegt. Die homogene Verteilung eines Kalibrierwertes ist erst nach einer größeren Anzahl von Einzelexperimenten gegeben, die wir bisher noch nicht durchgeführt haben.

Michaelis
Unser Labor hat eine GC/MS-Methode entwickelt, Nitroglycerin im Plasma zu bestimmen. Unsere Nachweisgrenze beträgt 6 pg/ml, basierend auf einwandfrei identifizierbaren Signalen. Sie haben Chromatogramme von Endele und Klaus vorgestellt, die sich mit den unsrigen nicht in Einklang bringen lassen. Allein schon das elektronische Grundrauschen schien mir sehr hoch zu sein. Wenn ich zwischen diesem Chromatogramm und den unsrigen vergleiche, scheinen Endele und Klaus ihre Methode, obwohl von uns übernommen, nicht ausreichend optimiert zu haben.

Menke
Bislang haben Sie, Herr Michaelis, in Ihren Publikationen immer nur ein und dasselbe Bild veröffentlicht, welches ein Chromatogramm mit nur zwei Banden zeigt, die des GTN und die des BTN. Endele und Klaus haben, wie Sie richtig angaben, Ihre experimentellen Bedingungen zu reproduzieren versucht, erhalten aber Chromatogramme, die sich grundsätzlich von den Ihrigen unterscheiden. Neben den Signalen für GTN

und BTN finden sich eine ganze Reihe anderer Signale, die nicht Nitratteilchen sein können, sondern Fragmente der Massenladungszahl m/e = 62 sein müssen von Substanzen, die mit Pentan aus dem Serum extrahiert werden. Das Massenspektrometer detektiert natürlich nichtselektiv bei der Massenladungszahl 62. Es wäre deshalb notwendig, daß Sie Ihre experimentellen Bedingungen genauer angeben, sonst könnte der Eindruck entstehen, es handele sich bei Ihren Proben um Reinlösungen von GTN und BTN.

Michaelis
Die Detektion erfolgte nach „Negative Ion Ionization" des Säuleneluates, bei der Massenladungszahl 62 gibt es nicht so viele Fragmente.

Menke
Ich halte dieses Vorgehen für falsch und stelle die widersprüchlichen Ergebnisse der beiden Methoden zur Diskussion.

Rietbrock
Es scheint mir in diesem Gremium von besonderem Interesse zu sein, daß Sie näher auf die Einzelheiten Ihres Detektionsverfahrens eingehen. Wann zeigen Sie uns die Resultate Ihrer 10 000! Chromatogramme?

Michaelis
LAB hat ein extrem empfindliches Verfahren zur GTN-Konzentrationsbestimmung, welches darauf basiert, daß das Massenspektrometer richtig geeicht ist.

Jaeger
Herr Menke, Sie haben ja unser Labor besucht und hatten die Möglichkeit, sich die experimentellen Einzelheiten deutlich machen zu lassen. Nun haben Sie quasi einen Ringversuch angeregt, den wir möglichst bald durchführen sollten. Dazu sollte ein unabhängiger Sachverständiger Glyceroltrinitrat in Leerseren pipettieren, die von allen beteiligten Labors blind analysiert werden, das Ergebnis kann dann publiziert werden.

Menke
Ich bin einverstanden, muß allerdings richtigstellen, daß ich Ihr Labor nie betreten habe.

Abshagen
Wir sollten die Anregung durchaus annehmen, daß die an der Nitrat-Analytik beteiligten Labors im Ringversuch eine Qualitätskontrolle und Qualitätssicherung machen.

Molz
Die therapeutische Relevanz der Glyceroltrinitratplasmakonzentration nach Pflasterapplikation sollte diskutiert werden. Herr Menke, wenn ich Sie richtig verstanden habe, ist die Nachweisgrenze, liegt sie nun bei 6 pg/ml oder 50 pg/ml GTN, für die GTN-Konzentration im therapeutischen Bereich von schätzungsweise 230 pg/ml ohne Bedeutung. Wir haben es aber nicht nur mit der Frage der therapeutischen Relevanz zu tun, sondern prüfen die relative Bioverfügbarkeit nach Applikation verschiedener GTN-Pflaster. Hierbei ist die Nachweisgrenze von großer Bedeutung.

Menke
Bei unserer Bestimmungsgrenze von 30 pg/ml lagen mehr als 90 % der Serumkonzentrationswerte oberhalb dieses Grenzwertes, wie Frau Heidemann später noch ausführen wird. Selbst unter Einbeziehung der fehlenden restlichen 10 % der GTN-Konzentrationswerte würde sich das Ergebnis nur unwesentlich verändern.

Molz
Wie erklären Sie sich dann die sehr unterschiedlichen steady state GTN-Konzentrationen nach Applikation eines Pflasters, die in der Literatur beschrieben werden?

Menke
Werden die verwendeten Lösungsmittel vor ihrer Verwendung nicht auf Reinheit geprüft, können sehr hohe Blindwerte durch Lösungsmittelverunreinigungen entstehen. Exakt bei der Retentionszeit des Nitroglycerins wurde in unserem Labor ein Signal detektiert, welches nicht von GTN unterscheidbar war, aber eindeutig mit dem Lösungsmittel eingeschleppt wurde. Außerdem muß die Wiederfindung des GTN im Serum permanent überprüft werden, weil bei der Injektion in den Gaschromatographen sich ein Teil des GTN durch Reaktion mit anderen Serumkomponenten zersetzen kann. Zuletzt sollten die Ergebnisse streng nach Ort der Pflasterapplikation und Blutentnahmeort unterschieden werden.

Löslichkeit und Adsorption von Nitroglycerin und Nitraten des Isosorbids in Polypropylen-, Polyäthylen-, Polyurethan- und Polyvinylchloridschläuchen. Probleme bei intravenöser Applikation von Nitraten

W. Ebert, G. Menke, W. Engelhardt

Nitrate wie Glyceryltrinitrat (GTN), Isosorbid-dinitrat (ISDN) werden in verschiedenen Darreichungsformen als Tablette, Salbe, Pflaster, Spray und auch intravenös angewendet. Ihre Anwendung hat in den letzten Jahren eine deutliche Ausweitung erfahren. ISDN, oral verabreicht, galt lange Zeit als Standardtherapeutikum zur Prophylaxe der stabilen Angina pectoris, GTN als Zerbeißkapsel oder Spray zur Therapie des akuten Angina pectoris-Anfalls. Nachdem verschiedene klinische Studien positive Wirkungen intravenös zugeführter Nitrate beim akuten Myocardinfarkt im Sinne einer Verkleinerung der infarktbedingten Nekrosezone ergaben, wurde GTN zunehmend in der internistischen Intensivtherapie eingesetzt. Weitere Indikation zur intravenösen Applikation sind die akute Linksherz-Insuffizienz, allein oder in Kombination mit Furosemid. In der Anästesiologie und operativen Intensivmedizin werden intravenös applizierte Nitrate zur kontrollierten Blutdrucksenkung, sowie bei Zuständen, die mit einer Druckerhöhung im kleinen Kreislauf einhergehen, eingesetzt.

Zur intravenösen Applikation hochpotenter Pharmaka werden in Deutschland Präzisionspumpen bevorzugt, die mit einer 50 ml fassenden Plastikspritze über einen Verlängerungsschlauch die genau dosierte Zufuhr über einen zentralen Venenkatheter ermöglichen. In den USA wird dagegen ein einfacher Zusatz von GTN zu Infusionslösungen empfohlen. Ein Vorteil der Verwendung von Perfusoren ist, die Zufuhr der erforderlichen Substanz in einem geringeren Flüssigkeitsvolumen mit entsprechender Konzentrationssteigerung der Lösung. Für den Perfusor werden verschiedene Einmalartikel verwendet:

1. Die 50 ml Perfusorspritze besteht aus Polypropylen (PP);
2. die Verlängerung aus Polyvinylchlorid (PVC) oder Polyäthylen (PE) und
3. der zentrale Venenkatheter aus Polyurethan (PU).

Zur Infusion werden Infusionssysteme aus PVC verwendet. Die Infusionslösungen werden bei uns normalerweise in Glasflaschen geliefert.

Die intravenöse Zufuhr organischer Nitrate wie GTN oder ISDN in der oben genannten Weise ist jedoch nicht unproblematisch [8]. Bereits Ende der siebziger Jahre erschienen in den USA erste Berichte über Wirkstoffverluste von GTN bei intravenöser Applikation mit Plastikeinmalartikeln. Diese Wirkstoffverluste wurden in der Folgezeit in den USA untersucht. Erste deutsche Veröffentlichungen stammen aus dem Jahre 1983. Im folgenden werden die Wirkstoffverluste organischer Nitrate in den verschiedenen, in klinischem Gebrauch befindlichen Kunststoffen dargestellt.

Ergebnisse

PVC

PVC ist z. Z. der meistverwendete Kunststoff im medizinischen Bereich. Benutzt man PVC-Leitungen zur intravenösen Applikation organischer Nitrate, so muß mit Wirkstoffverlusten bis zu 60 % nur durch den PVC-Schlauch gerechnet werden.

Abbildung 1 zeigt die Abhängigkeit der Wirkstoffverluste von der Flußgeschwindigkeit für GTN in einem Verlängerungsschlauch von

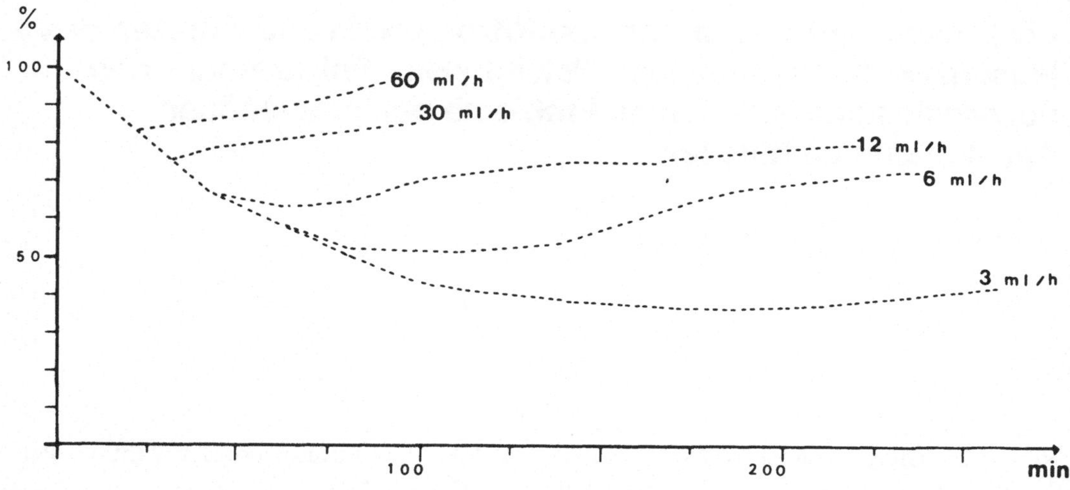

Abb. 1 Wirkstoffverluste an GTN bei Verwendung von PVC-Schläuchen

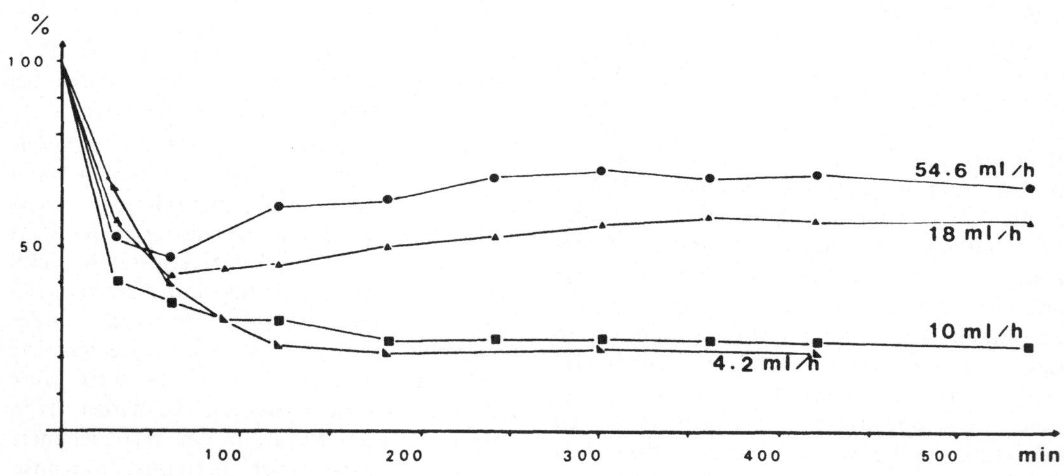

Abb. 2 Wirkstoffverluste an GTN bei Verwendung eines PVC-Infusionssystems

1.4 m für Perfusorspritzen [11]. Klinisch übliche Dosierungen für GTN liegen zwischen 2 und 8 ml/h einer Lösung mit 1 mg/ml GTN. Es zeigt sich ein schneller Konzentrationsabfall, der bei der geringsten Flußgeschwindigkeit von 3 ml/h etwa 45 % der Ausgangskonzentration nach 3 h erreicht. Danach erfolgt ein geringer Wiederanstieg, der sich asymptotisch bei höherer Flußgeschwindigkeit (60 ml/h) der Ausgangskonzentration nähert.

Abbildung 2 zeigt die Wirkstoffverluste von GTN in Abhängigkeit von der Flußgeschwindigkeit bei Verwendung eines PVC-Infusionsbestecks [1]. Das Minimum der Konzentration wird bei der geringsten Laufgeschwindigkeit von 4 ml/h nach 3 h mit 25 % der Ausgangskonzentration erreicht. Bei Steigerung der Flußgeschwindigkeit auf 55 ml/h beträgt das Minimum noch 50 % der Ausgangskonzentration. Es stellt sich nach einer Stunde ein. Der Wiederanstieg der Konzentrationen verläuft insgesamt flacher.

In Abbildung 3 sind die GTN-Verluste, die bei Applikation über einen Swan-Ganz-Katheter entstehen, dargestellt. Verwendet wurden PVC-Verlängerung und Swan-Ganz-Katheter [9].

Die in der Bundesrepublik erhältlichen Swan-Ganz-Katheter (Fa. Edwards und Fa. Gould) sind aus PVC. Bei einer Flußgeschwindigkeit

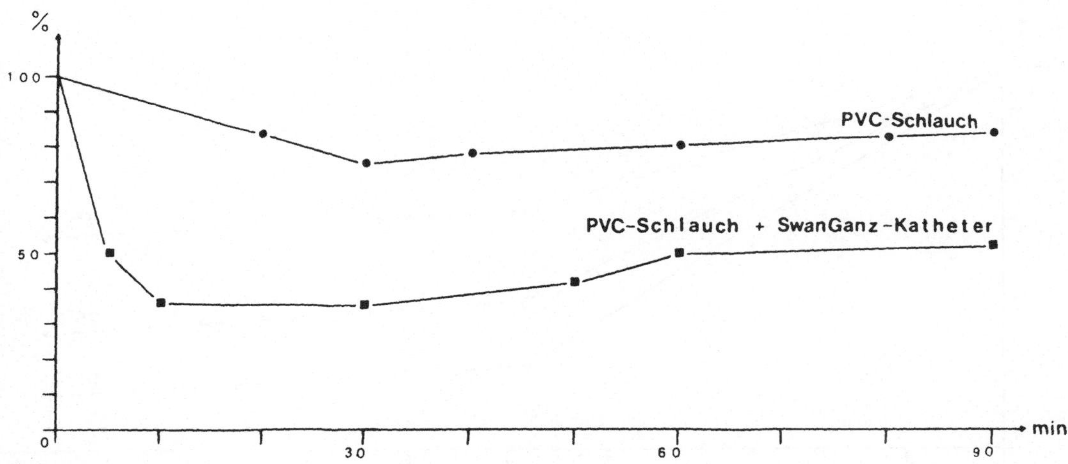

Abb. 3 Wirkstoffverluste an GTN bei Verwendung eines Swan-Ganz-Katheters. Konzentration: 1 mg/ml GTN. Flußgeschwindigkeit: 30 ml/h.

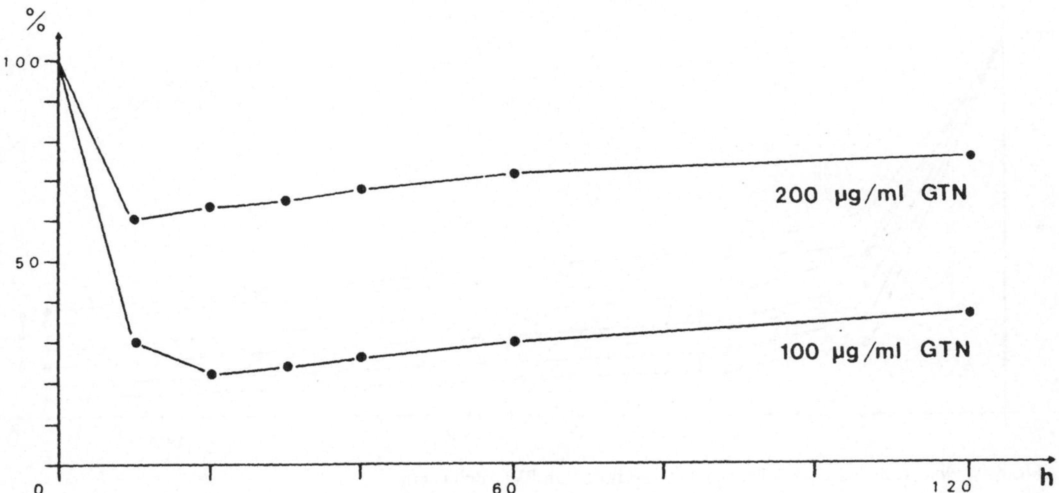

Abb. 4 Wirkstoffverluste an GTN bei Verwendung eines PVC-Infusionssystems. Flußgeschwindigkeit: 0.5 ml/min.

von 30 ml/h erreicht die Konzentration ein Minimum von 35 % des Ausgangswertes nach 30 Minuten. Dies bedeutet einen Verlust von 40 %.

Abbildung 4 zeigt die Abhängigkeit der GTN-Verluste von der Konzentration der Perfusionslösung. Untersucht wurden PVC-Infusionssysteme. Die Flußgeschwindigkeit beträgt 0.5 ml/min, die Konzentration 100 µg/ml und 200 µg/ml. Das Minimum beträgt 25 % der Ausgangskonzentration von 100 µg/ml nach 25 Minuten, bei der Ausgangskonzentration von 200 µg/ml entsprechend 45 % nach 50 Minuten [2, 3].

Bei Aufbewahrung einer GTN-Lösung von 50 µg/ml in 250 ml-PVC-Behältern [3] bei verschiedenen Temperaturen besteht eine positive Korrelation zwischen Konzentrationsverlust und Umgebungstemperatur, die bei 40 °C nach 48 h 86 % erreicht (Abbildung 5).

Ferner wurden Verluste in Abhängigkeit vom PVC-Oberflächen/Inhalt-Verhältnis beschrieben [3]. Untersucht wurden über 7 Tage PVC-Behälter unterschiedlichen Volumens, die mit einer GTN-Lösung 50 µg/ml gefüllt waren. Es treten Verluste auf zwischen 95 % beim größten Oberflächen/Inhalt-Verhältnis und 73 % beim kleinsten (Abbildung 6).

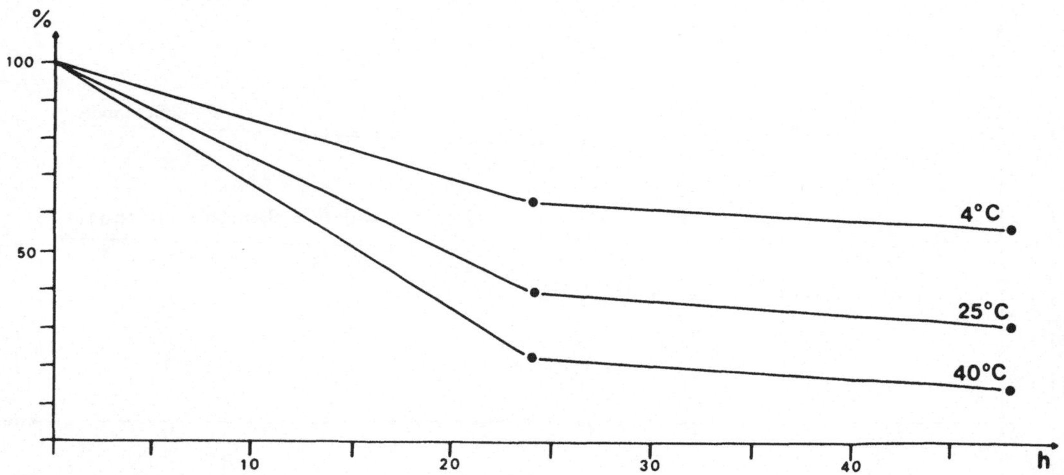

Abb. 5 Wirkstoffverluste an GTN bei Verwendung von PVC-Behältern. Konzentration: 50 µg/ml GTN

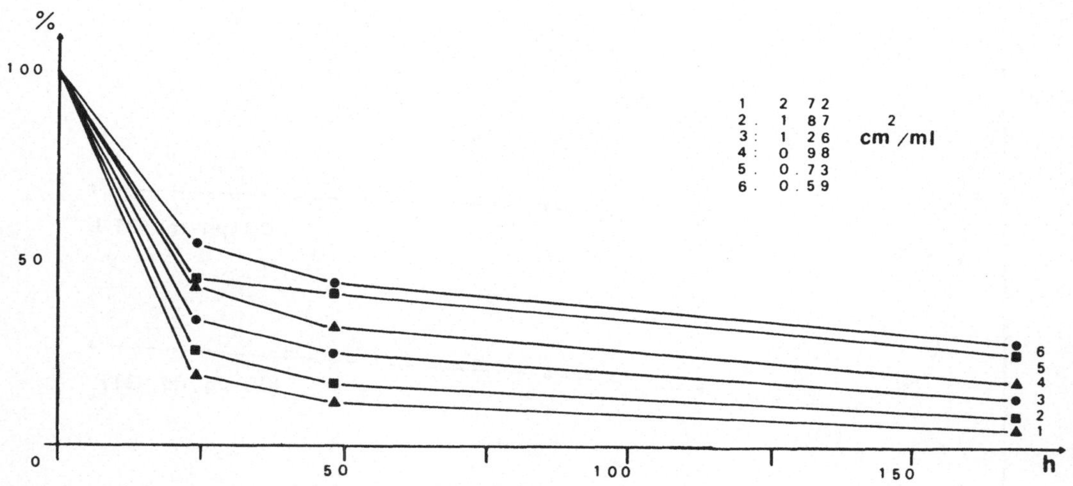

Abb. 6 Wirkstoffverluste an GTN bei Verwendung von PVC-Behältern

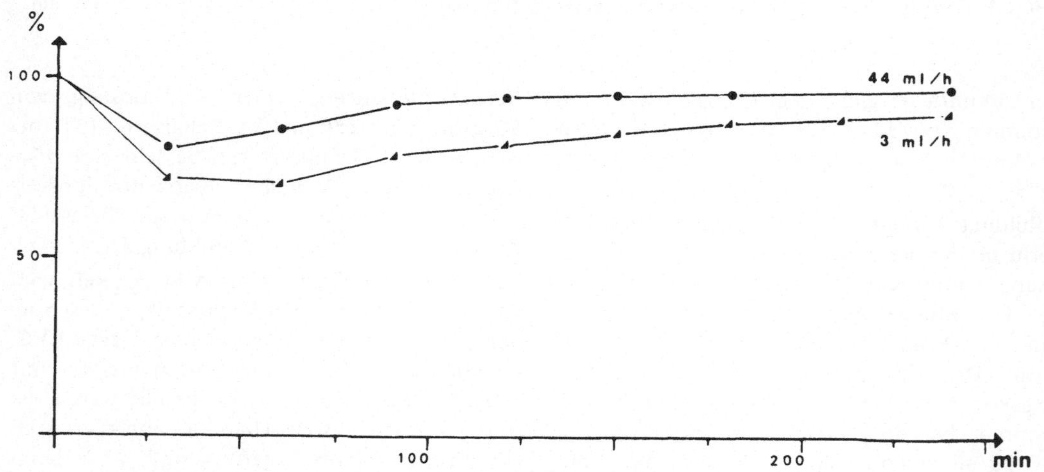

Abb. 7 Wirkstoffverluste bei Verwendung von PVC-Schläuchen. Konzentration: 50 µg/ml ISDN.

56

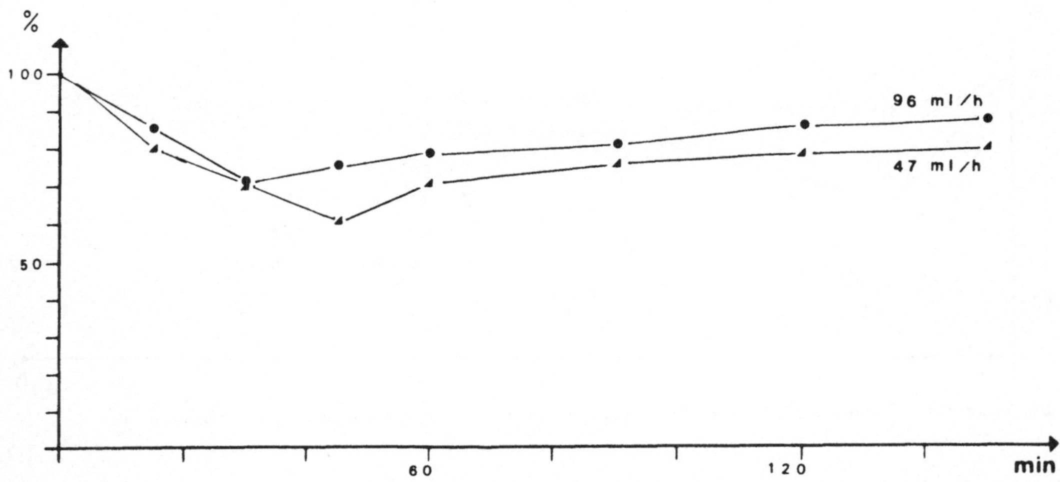

Abb. 8 Wirkstoffverluste an ISDN bei Verwendung eines PVC-Infusionssystems. Konzentration: 50 μg/ml ISDN

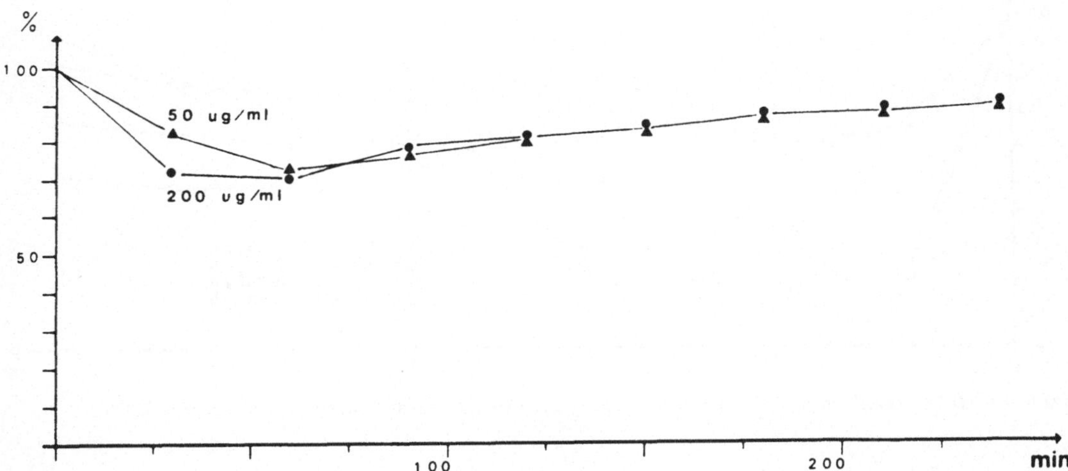

Abb. 9 Wirkstoffverluste an ISDN bei Verwendung von PVC-Schläuchen. Flußgeschwindigkeit: 3 ml/h.

Bei Verwendung einer 50 μg/ml ISDN-Lösung und einer PVC-Perfusorverlängerung sind die Verluste deutlich geringer [4, 11], etwa 30 % bei einer Flußgeschwindigkeit von 3 ml/h (Abbildung 7).

Die ISDN-Verluste bei Perfusion eines Infusionssystems aus PVC mit 47 ml/h und 96 ml/h mit einer ISDN-Lösung von 50 μg/ml zeigt Abbildung 8 [4].

Der Kurvenverlauf zwischen PVC-Perfusorverlängerung und PVC-Infusionssystem ist nicht signifikant verschieden. Auch wird das Minimum bei der hohen Flußgeschwindigkeit von 96 ml/h nur geringfügig früher erreicht als bei 47 ml/h. Der Wiederanstieg der Konzentration tritt bereits nach 30 Minuten ein und verläuft bei 96 ml/h deutlich steiler als bei 47 ml/h. Bei einer Flußgeschwindigkeit von 3 ml/h bei ISDN-Konzentration von 50 μg/ml und 200 μg/ml verlaufen beide Kurven nach 60 Minuten annähernd parallel [11]. Das Minimum von 70 % der Ausgangskonzentration wird bei 200 μg/ml nach 30 Minuten erreicht, bei 50 μg/ml erst nach 60 Minuten (Abbildung 9).

Nach ISMN ist bei Perfusion eines PVC-Schlauchs von 1.4 m mit 3 ml/h mit einem maximalen Konzentrationsverlust von 5 % nach 2 Stunden zu rechnen.

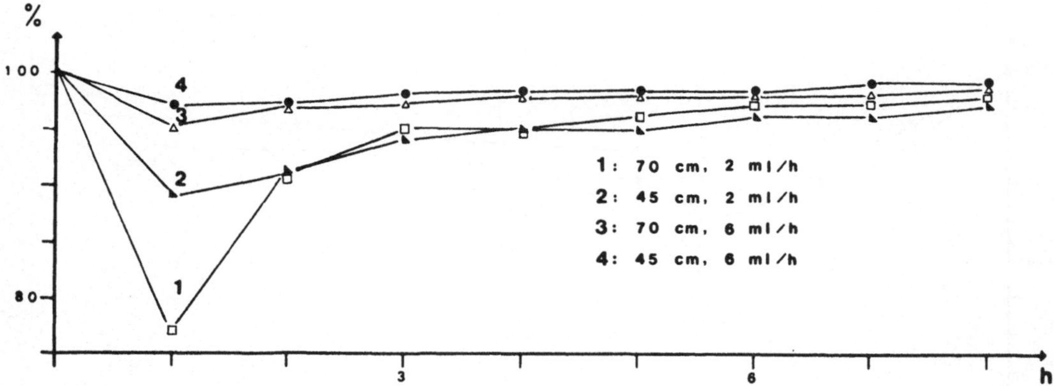

Abb. 10 Wirkstoffverluste an GTN bei Verwendung von PU-Kathetern. Konzentration: 1 mg/ml GTN

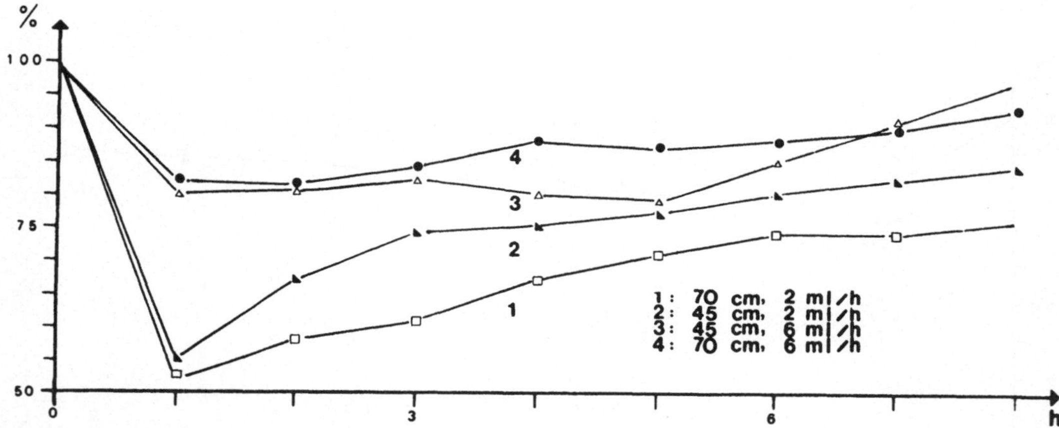

Abb. 11 Wirkstoffverluste an ISDN bei Verwendung von PU-Kathetern. Konzentration: 1 mg/ml ISDN

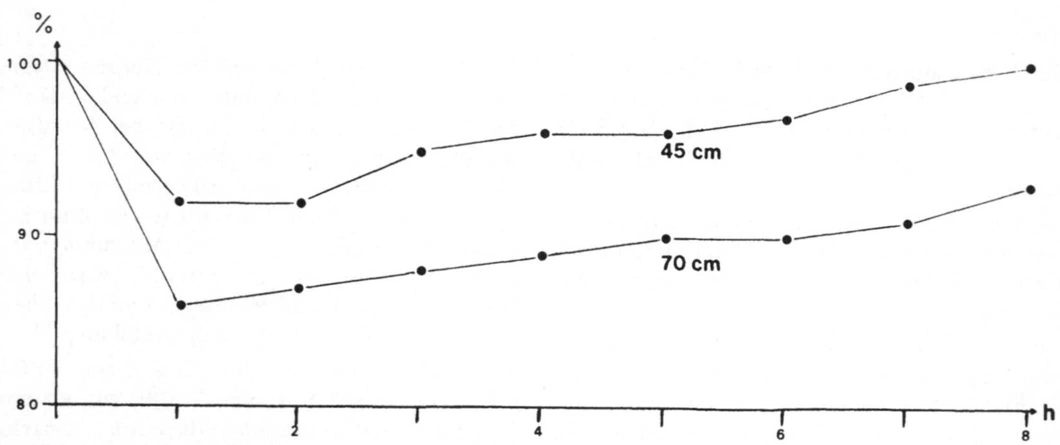

Abb. 12 Wirkstoffverluste an ISMN bei Verwendung von PU-Kathetern. Konzentration: 1 mg/ml ISMN

58

Polypropylen

Bei Verwendung von PP-Materialien ist nicht mit GTN-Verlusten zu rechnen. Bei Benutzung einer 50 ml Perfusorspritze, gefüllt mit 0.65 mg/ml GTN ist auch nach 24 h kein signifikanter Konzentrationsabfall zu beobachten [5, 6]. Wirkstoffverluste treten auch nicht bei Applikation von ISDN (75 μg/ml ISDN in einer 50 ml PP-Perfusorspritze) und ISMN (1 mg/ml ISMN in einer 50 ml PP-Perfusorspritze) auf.

Polyäthylen

Wie in Polypropylen verhält sich GTN, ISDN und ISMN auch im Polyäthylen. Unter Anwendung einer GTN-Lösung von 100 μg/ml bei Perfusion durch eine high-density-PE-Perfusorverlängerung (Flußgeschwindigkeit von 3 ml/h) ist während 6 h kein signifikanter Konzentrationsabfall zu beobachten. Auch bei Steigerung der Perfusionsgeschwindigkeit durch ein high-density-PE-Infusionssystem auf 12 ml/h, 30 ml/h und 60 ml/h ergibt sich kein signifikanter Konzentrationsabfall [1, 7].

Wie GTN verhalten sich auch ISDN und ISMN.

Glas

Der Konzentrationsverlust von GTN, ISDN und ISMN in Glasbehältern ist mit maximal 1 % praktisch zu vernachlässigen.

Polyurethan

In eigenen Untersuchungen wurden die Wirkstoffverluste von GTN (1 mg/ml) in gebräuchlichen zentralen Venenkathetern von 45 cm bzw. 70 cm Länge in Abhängigkeit von der Flußgeschwindigkeit untersucht (Abbildung 10). Dabei treten Verluste von maximal 23 % in der ersten Stunde auf bei einer Schlauchlänge von 70 cm und einer Flußgeschwindigkeit von 2 ml/h. Bei höheren Flußgeschwindigkeiten bzw. Schlauchlängen liegen die Wirkstoffverluste bei oder unter 10 %. Im Gegensatz zu GTN sind

die Wirkstoffverluste an ISDN (1 mg/ml) bei Perfusion durch zentrale Venenkatheter von 45 cm und 70 cm mit 2 ml/h und 6 ml/h sehr viel größer. Sie betragen maximal 48 % bei 70 cm Schlauchlänge und einer Flußgeschwindigkeit von 2 ml/h (Abbildung 11). Wesentlich geringer sind die Wirkstoffverluste an ISMN (1 mg/ml) bei einer Perfusionsgeschwindigkeit von 2 ml/h in zentralen Venenkathetern von 45 cm und 70 cm Länge. Der Verlust an ISMN beträgt maximal 14 % bei einer Schlauchlänge von 70 cm nach einer Stunde (Abbildung 12).

Diskussion

Als Ursache für die Wirkstoffverluste organischer Nitrate in Plastikmaterialien werden unterschiedliche Mechanismen diskutiert: Roberts und Cossum [4] erklären die auftretenden Wirkstoffverluste ausschließlich durch Diffusion in das Material. Yuen und Denman [12] messen dem Adsorptionsvorgang eine größere Bedeutung zu als der Diffusion. Malick und Amann [13] gehen von einer schnellen Adsorption der Nitrate an die Oberfläche des Materials aus, der sich eine langsame Diffusion in das Schlauchmaterial anschließt.

Für die praktische, intravasale Anwendung von Nitraten gilt, daß für die parenterale Applikation von GTN und ISMN ein Perfusor, eine Perfusorspritze aus Polypropylen und eine Verlängerung aus Polyäthylen, die unmittelbar proximal am zentralen Venenkatheter mündet, zu benutzen ist. Nur so ist eine kalkulierbare Applikation von GTN und ISMN gewährleistet.

Wegen der hohen, nicht vermeidbaren ISDN-Verluste in Polyurethan-Venenkathetern sollte die i.v.-Applikation von ISDN vermieden werden.

Für die pharmakokinetischen und pharmakodynamischen Studien, bei denen GTN und ISDN i.v. appliziert werden, sind die verwendeten Infusionsmaterialien zu überprüfen, da die Aussagekraft der Ergebnisse bei Verwendung von PVC-Infusionsmaterialien eingeschränkt sein kann.

Zusammenfassung

Bei intravenöser Applikation von organischen Nitraten treten bei Verwendung von Plastikmaterialien Wirkstoffverluste auf. Diese sind in Polyvinylchlorid (PVC) größer als in Polyurethan (PU). Bei Benutzung von Polypropylen (PP) und Polyäthylen (PE) treten keine Wirkstoffverluste auf. Die Verluste sind abhängig von der Flußgeschwindigkeit, der Konzentration, der Temperatur und der verwendeten Substanz. Sie sind am größten bei Applikation von GTN, geringer bei ISDN und am geringsten bei ISMN.

Literatur

[1] Cossum, P. A., Galbraith, A. J., Roberts, M. S., Boyd, G. W., Loss of Nitroglycerin from intravenous infusion sets, The Lancet, August 12, 1978, 349–350.

[2] Cossum, P. A., Galbraith, A. J., Roberts, M. S., Boyd, G. W., The availability of nitroglycerin from parenteral solutions, J. Pharm. Pharmacol. 1980, 32: 237–244.

[3] Baaske, D. M., Amann, A. H., Wagenknecht, D. M., Moores, M., Carter, J. E., Hoyt, H. J., Stoll, R. G., Nitroglycerin compatibility with intravenous fluid filters, containers, and administration sets, Am. J. Hosp. Pharm., 1980, 37: 201–205.

[4] Cossum, P. A., Roberts, M. S., Availability of Isosorbide Dinitrate, Diazepam and Chlormethiazole, from i.v. Delivery Systems, Eur. J. Clin. Pharmacol. 19, 181–185, 1981.

[5] Lee, M. G., Fenton-May, V., Absorption of Isosorbide Dinitrate by PVC infusion bags and administration sets, Journal of Clinical and Hospital Pharmacy (1981), 6, 209–211.

[6] Hans, P., Paris, P., Mathot, F., Intravenous Nitroglycerin Perfusion Techniques – Clinical Implications, Intensive Care Med. (1982) 8: 93–94.

[7] Baaske, D. M., Amann, A. H., Karnatz, N. N., Wong, J., Wagenknecht, D. M., Carter, J. E., Stoll, R. G., Administration Set Suitable for Use with Intravenous Nitroglycerin, Am. J. Hosp. Pharm., 1982, 39: 121–122.

[8] Cote, D. D., Torchia, M. G., Nitroglycerin Adsorption to Polyvinylchloride Seriously Interferes with Its Clinical Use, Anesth. Analg., 1982, 61: 541–543.

[9] Jacobi, J., Dasta, J. F., Reilley, T. E., Sokoloski, T. D., Howie, M. B., Loss of Nitroglycerin to Pulomonary Artery Delivery Systems, Am. J. Hosp. Pharm., 1983, 40: 1980–2.

[10] Cawello, W., Bonn, R., Bioverfügbarkeitseinflüsse durch die Wahl des Infusionsmaterials bei der Therapie mit Nitroglycerin, Drug Res. 33 (I), 4, 595–597 (1983).

[11] Hoburg, A., Schmidt, G., Organische Nitrate: Wirkstoffverlust im Infusionsbesteck, Klinik Journal, 9, 1983, 12–14.

[12] Yuen, P. H., Denman, S. L., Sokoloski, T. D., Burkman, A. M., Loss of Nitroglycerin from Aqueous Solution into Plastic Intravenous Delivery Systems, Journal of Pharmaceutical Sciences, Vol. 68, No. 9, Sept. 1979. 1163–1166.

[13] Malick, A. W., Amann, A. H., Baaske, D. M., Stoll, R. G., Loss of Nitroglycerin from Solutions to Intravenous Plastic Containers: A Theoretical Treatment, Journal of Pharmaceutical Sciences, Vol. 70, No. 7, July 1981, 798–800.

Diskussion

Vielen Dank, Herr Ebert, für diese sowohl für die praktische Medizin als auch für die experimentelle Forschung wichtigen Dinge, an die man vielleicht landläufig gar nicht denkt.

Schnieders
Ich halte diese Studie für eine sehr interessante und für die praktische Medizin wichtige Studie. Sie liegt ganz in dem Trend, der sich jetzt in den Beratungen der Änderungen zum Arzneimittelgesetz abzeichnet. Dieser betrifft die Unterstellung der ärztlichen Einmal-Instrumente, z.B. Infusionsbestecke, unter die Bestimmungen des Arzneimittelgesetzes. Er betrifft zweitens den Bestandteil der künftigen Fachinformation, um die Dosierungsgenauigkeit zu gewährleisten. Herzlichen Glückwunsch zu dieser Arbeit.

Klütsch
Glauben Sie nicht, daß das Personal überfordert ist, wenn Sie drei unterschiedliche Anordnungen geben, also Spritze und Katheter aus verschiedenen Materialien? Hat die Industrie sich vielleicht schon einmal Gedanken darüber gemacht, eine fixe Kombination anzubieten? Dann wären doch alle Probleme gelöst.

Ebert
Die normale originale Perfusor-Spritze besteht nur aus Polypropylen. Die derzeit auf dem deutschen Markt erhältlichen Venenkatheter bestehen alle aus Polyurethan. Die Probleme entstehen einzig und allein bei der zu verwendenden Verlängerung. Bei der Original-Perfusor-Verlängerung sind PVC-Schläuche und Polyäthylen-Schläuche auf dem Markt. Die Polyäthylen-Schläuche werden hauptsächlich angeboten als Verlängerung zur direkten blutigen Blutdruckmessung wegen der besonderen Rigidität, um eben die Drücke

auf das Statam-Element zu übertragen. Und in unserer Klinik sind die Schwestern so programmiert, daß sie, wenn ein Nitroperfusor eingesetzt wird, von sich aus Polyäthylen-Leitungen verwenden und auch jüngere Kollegen darauf hingewiesen werden. Einen Nachteil haben natürlich die Polyäthylen-Verlängerungen: Sie sind ungleich teurer als die Polyvinylchlorid-Verlängerungen.

Kreuzer

Es wundert mich schon gar nicht mehr, daß die Mononitrate durch die PVC-Schläuche huschen. Können Sie mir denn das erklären, warum sie das tun und die Dinitrate absorbiert werden?

Menke

Das ist eine Konsequenz der physiko-chemischen Eigenschaften des Mononitrats. Es besteht eine Polaritätsabstufung von Nitroglyzerin zum ISDN bis hin zu den Mononitraten. Die Löslichkeit eines Stoffes, auch in einem Polymer, ist eine reine Frage seiner physiko-chemischen Eigenschaften, wie z.B. die Struktur des Dipolmoments. Es kann also durchaus passieren, daß sich Substanzen in einem polaren Polymer lösen aber sich in einem apolaren Polymer nicht lösen. Es beschäftigen sich mehrere Arbeitsgruppen mit der Löslichkeit kleinerer Liganden in Polymeren.

Baer

Ich sehe Ihre Daten sehr konsistent, passend in die Modelle der frühen Absorption und der späten Diffusion und auch hinsichtlich der Polaritätsunterschiede. Ich habe Verständnisschwierigkeiten, da Sie beim Zeitpunkt 0 Stunden einen 100 %-Meßwert haben. Könnten Sie dazu etwas sagen? Sie messen praktisch zu Infusionsbeginn.

Ebert

Ja, wir stellen die Lösungen vorher unter Benutzung von Glasgefäßen her. Es wurde nachgewiesen, daß in Glasgefäßen Wirkstoffverluste unter einem Prozent auftreten. Dieses ist dann der 100 %-Wert. Anschließend werden die entsprechenden Materialien gefüllt und die entsprechenden Systeme perfundiert.

Baer

Würde das dann aber nicht heißen, daß Sie in dem Moment, wo Sie ein langes System füllen, praktisch mit unendlich hoher Geschwindigkeit die Füllung vornehmen. Ich fürchte, wenn Sie eine gleichmäßige Flußgeschwindigkeit annehmen und Sie einen extrapolierten Null-Stunden-Wert haben, dann müßte der ja der niedrigste Wert Ihrer ganzen Messungen sein.

Ebert

Es gibt Daten, die Auskunft geben über das, was aufgefangen wurde und direkt analysiert worden ist. Bei konstanter Anlaufgeschwindigkeit ergaben die ersten Tropfen die niedrigsten Werte.

Baer

Insofern müßte man die Darstellungen bezüglich der frühen Zeitpunkte doch offenlassen?

Ebert

Die Konzentrationen wurden mit einer Durchflußküvette gemessen, nämlich UV-Spektrometer mit Durchflußküvette.

Baer

Auch zum Zeitpunkt Null?

Ebert

Nicht zum Zeitpunkt Null. Die Systeme wurden mit maximaler Geschwindigkeit gefüllt und dann das System gestartet.

Bertel

Ich finde es sehr wichtig, daß man sich diese Fehlerquellen immer bewußt macht. Nicht einverstanden bin ich mit den Konsequenzen für die klinische Arbeit. Muß man unbedingt auf diese teuren Polyäthylen-Schläuche übergehen? Wichtig ist doch, daß man die Fehlerquelle gleichhält und sich dessen bewußt ist. Trifft das auch für die höhere Dosierung zu?

Ebert

Wenn Sie sich an das erste Diapositiv erinnern, ist der Verlust nicht vorhersagbar. Bei 3 ml/h ist eine geringe Wiederanstiegstendenz zu beobachten. Erhöhen Sie die Dosis auf 12 bzw. 20 oder 40 ml/h erkennt man ebenfalls eine Wiederanstiegstendenz. Sie wissen aber nie genau, welche Dosis Sie dem Patienten applizieren. Bei uns ist es üblich, je nach Schwere des Krankheitsbildes zwischen 2 und 8 ml/h bei Verwendung einer Lösung von 1 mg/ml zu perfundieren.

Bertel

Normalerweise wird bei der Bereitung einer Infusion vom Pflegepersonal ein gewisses Durchflußvolumen zunächst aus dem System herausgelassen. Mich würde interessieren, wieweit sich diese Kurven verändern, wenn Sie zunächst eine hohe Durchflußgeschwindigkeit haben und dann auf eine niedrige zurückgehen, was dann wichtig ist, wenn Sie die Dosierung einer veränderten klinischen Situation anpassen.

Ebert

Die ändern sich gar nicht. Man hat Systeme vorbereitet und mehrere Stunden mit entsprechenden Lösungen inkubiert. Trotzdem war eine nur unwesentlich veränderte Konzentration nachher am Schlauchende zu messen. Es gibt Autoren, die vorschlagen, die zur Infusion von Nitraten vorgesehenen Systeme etwa 24 Stunden mit der entsprechenden Lösung zu inkubieren, um damit wenigstens einen Konzentrationsausgleich eintreten zu lassen. Das halten wir aus Stabilitätsgründen für nicht praktikabel.

Retardierte Arzneiformen von Nitraten des Isosorbids: Modetrend oder therapeutische Notwendigkeit?

U. Abshagen, H.-J. Überbacher

Nitrate des Isosorbids, die Eingang in die Therapie gefunden haben, sind das seit mehr als 30 Jahren verwendete Isosorbiddinitrat und das Ende 1981 erstmals in Deutschland eingeführte Isosorbid-5-Mononitrat. Prüfstein für die Beantwortung der gestellten Frage sind letztlich kontrollierte Studien zur therapeutischen Wirksamkeit nicht retardierter und retardierter Arzneiformen mit unterschiedlichen Dosisregimen beider Substanzen. Dies wird daher den Hauptteil der Darlegungen ausmachen, wobei wir uns auf die antianginöse Wirksamkeit beschränken wollen. Ausgangspunkt und rationale Basis der klinischen Anwendung bilden jedoch pharmakokinetische Kenngrößen beider Substanzen und ihrer unterschiedlichen Darreichungsformen. Hiermit sei deshalb begonnen.

1 Pharmakokinetik des ISDN

Nach intravenöser Gabe

In guter Übereinstimmung mit Ergebnissen anderer Autoren [1−4] bestimmten wir nach einmaliger Infusion einer mittleren Dosis von 14.1 mg über 2,5 Stunden bei 6 Probanden eine Eliminationshalbwertzeit des ISDN von 55 min (Abbildung 1). Die totale Körperclearance überstieg mit 3,7 1/min deutlich den hepatischen Blutfluß, was auf zusätzlich extrahepatische metabolische Eliminationswege hinweist, da die renale Clearance vernachlässigbar war. Das sich aus den beiden genannten Größen berechnete Verteilungsvolumen von 298 l ist Anlaß für die Annahme einer Anreicherung des ISDN in bestimmten Strukturen, so z. B. in der Gefäßmuskular [5]. Die durch Denitrierung entstehenden Metabolite, das Isosorbid-2-Mononitrat und das 5-Mononitrat erreichten aufgrund ihrer langsameren Eliminationshalbwertzeiten von 3,2 bzw. 5,1 h einerseits und ihrer kleineren Verteilungsvolumina andererseits höhere Absolutkonzentrationen. Dies gilt insbesondere für das 5-Mononitrat, welches infolge der sterischen Protektion der in 5-endo-Position stehenden Nitrogruppe den Hauptmetaboliten des ISDN darstellt [6].

Eine Bestimmung bzw. Berechnung der aus dem infundierten ISDN entstehenden Metabolite ergibt dementsprechend, daß knapp 60 % des ISDN in das 5-Mononitrat überführt werden, rund 1/4 dagegen in das 2-Mononitrat, während der Rest offenbar simultan zu dem gefäßunwirksamen Isosorbid denitriert wird (Abbildung 2) [6].

Autoren	*n*	Dosis (mg)	VD (L)	CL (L/min)	$T\frac{1}{2}$ (min)
Frydman et al. (1982)	9	12.5	318	3.8	64.8
Platzer et al. (1982)	6	3	[83.6 (V_{DSS})]	1.6	67.3
Taylor et al. (1982)	6	10	473	4.1	79.0
Morrison et al. (1983a)	11	2	101	3.4	18.0
Abshagen et al. (1985)	6	14.1	298	3.7	54.5
Gewichtete Mittelwerte	38		268.7	3.4	52.3

Abb. 1 Daten zur Pharmakokinetik von ISDN nach i. v. Gabe am Menschen

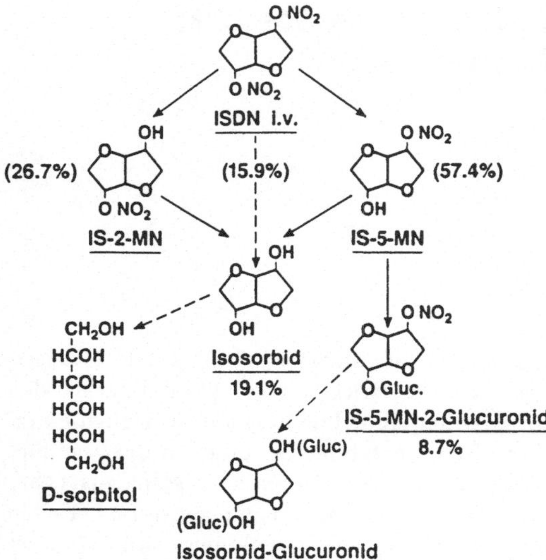

Abb. 2 Metabolischer Abbau von ISDN am Menschen. % sind bezogen auf die gegebene Dosis von ISDN. Die Zahlenangaben in Klammern wurden berechnet anhand der AUC's und der bekannten Daten zur Gesamtclearance von IS-5-MN (Abshagen et al. 1981b) und IS-2-MN (Chasseaud und Taylor 1981). Die Zahlen ohne Klammern sind die im Urin über 24 Stunden gemessenen Anteile der Metaboliten (Abshagen et al. 1985a).

Nach sublingualer Gabe

Bereits 10 min nach sublingualer Gabe von 5 mg ISDN werden maximale Serumspiegel erreicht, die dann mit einer Halbwertzeit von ca. 30 min abfallen [7] (Abbildung 3). Wiederum imponiert das 5-Mononitrat als Hauptmetabolit. Die Flächen unter den Serumspiegelkurven des ISDN, 2-Mononitrat und 5-Mononitrat verhalten sich etwa wie 1 : 4 : 40. Ähnliche Daten finden sich bei Morrison et al. [4], Assinder et al. [8], Laufen et al. [9], Chasseaud und Taylor [10]. Die sich aus dem Flächenvergleich nach intravenöser Gabe errechnende absolute Bioverfügbarkeit nach sublingualer Gabe ist auf ca. 50 % reduziert (58 % nach Morrison et al. [4]); 40 % nach Abshagen et al. [6].

Nach oraler Gabe

Konventionelle Formulierung. — Bereits 20 min nach oraler Gabe einer Einzeldosis von 20 mg nicht retardierten ISDN's an 8 Probanden erreicht dieses sein Maximum (Abbildung 4), während das 2-Mononitrat seinen peak nach 30 min und das 5-Mononitrat nach 40 min erreicht, um danach mit einer Halbwertszeit

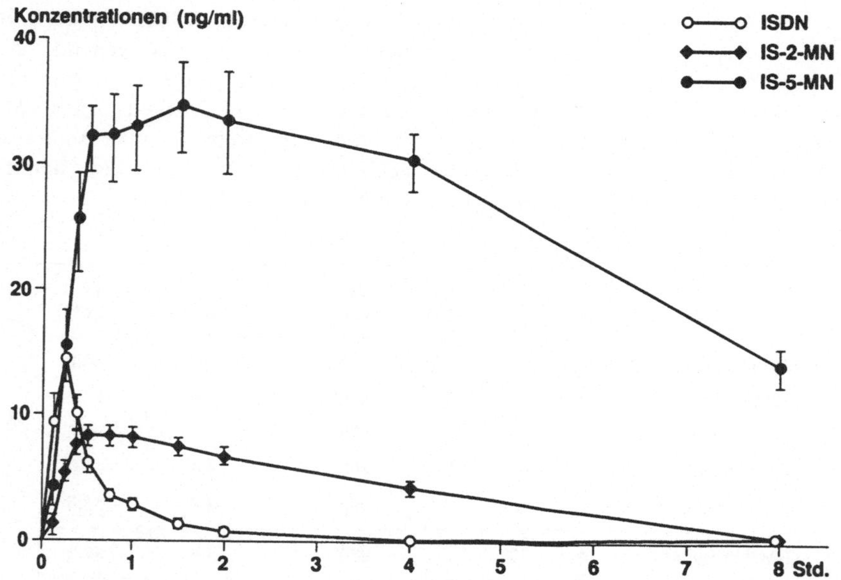

Abb. 3 Konzentrationen im Serum nach 5 mg ISDN s. l. ($\bar{x}$ ± SEM; n = 15) (Spörl-Radun et al. 1980).

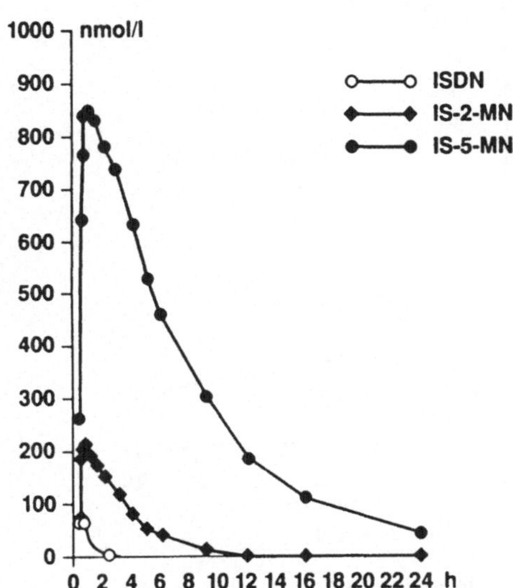

Abb. 4 Konzentrationen von ISDN, IS-2-MN und IS-5-MN im Serum von 8 gesunden Probanden nach oraler Gabe von 20 mg ISDN in nicht retardierter Form. (Abshagen et al. 1985b).

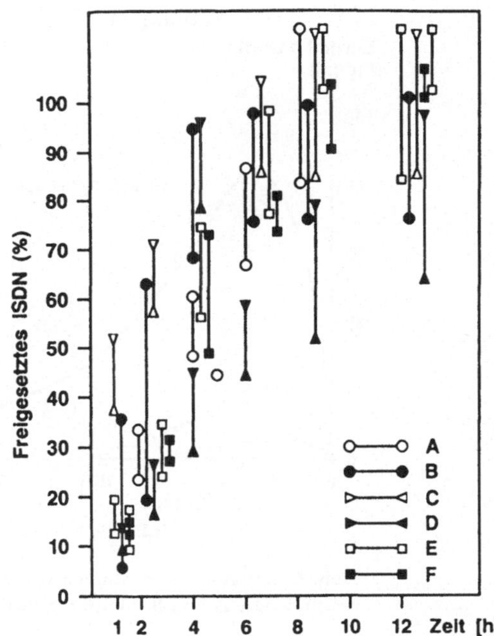

Abb. 5 In vitro-Freisetzung von ISDN aus Retardformen (Steinbach und Möller 1978).

von 2,3 bzw. 5,3 h abzufallen [11]. Die sich aus dem Flächenvergleich nach intravenöser Gabe ermittelnde absolute Bioverfügbarkeit betrug in unserem Versuch in guter Übereinstimmung mit der Literatur 19 % [2, 3].

Nach Retardformulierungen. — Hier unterliegt infolge der unterschiedlichen Verzögerungsprinzipien bei den einzelnen Herstellern bereits die in vitro-Freisetzung des Wirkstoffs einer erheblichen inter- aber auch intra batch-Variabilität [12] (Abbildung 5). So nimmt es nicht Wunder, daß die in vivo bestimmten pharmakokinetischen Parameter, wie z. B. die Zeiten der Maximalkonzentrationen oder die Flächen unter den Kurven eine noch größere Variabilität aufweisen [10, 11, 13, 14 (Abbildung 6), 15]. Häufig kommt es darüberhinaus durch die Retardierung zu einem Verlust an Bioverfügbarkeit, der je nach Präparat zwischen 20 und 70 % des nicht retardierten Präparates ausmachen kann.

Darüberhinaus ist unter den Bedingungen der Dauertherapie mit ISDN-Präparaten bemerkenswert, daß zumindest bei der häufigsten Verordnungsweise von 3 X tgl. im steady-state nahezu konstante Nitratspiegel im Serum gemessen werden. Dieses zunächst von uns

beobachtete erstaunliche Phänomen [16] wurde kürzlich von Rietbrock et al. [15] bestätigt. Es ist vermutlich die Folge einer durch die Retardierung verzögerten Invasion einerseits und einer durch Produkthemmung komplexen Eliminationskinetik andererseits.

Nach Mehrfachdosierung. — Alle bisher genannten pharmakokinetischen Kenndaten des ISDN beziehen sich nämlich auf die Verhältnisse nach einer einmaligen Gabe. Therapierelevant — zumindest für die orale Verabreichung — sind jedoch nur die entsprechenden Kenndaten unter den Bedingungen der Dauertherapie. Hier finden sich nun beim ISDN eindeutige Abweichungen von der Linearität, d. h. die Eliminationshalbwertzeit steigt von ca. 0,5 − 1 h auf über 7 h an [17] bzw. die Flächen unter den Kurven zeigen einen dosisüberproportionalen Anstieg bei Mehrfachgabe [18] (Abbildung 7). Ähnliche Befunde berichteten Shane et al. [19] sowie Bruyneel et al. [20]. Ursache hierfür ist höchstwahrscheinlich eine Produkthemmung durch die hohen Konzentrationen der bei der Denitrierung des ISDN's entstehenden Mononitrate, die mit der Muttersubstanz um das gleiche degradierende Enzymsystem konkurrieren. Jedenfalls konnten Morrison et al. [21]

65

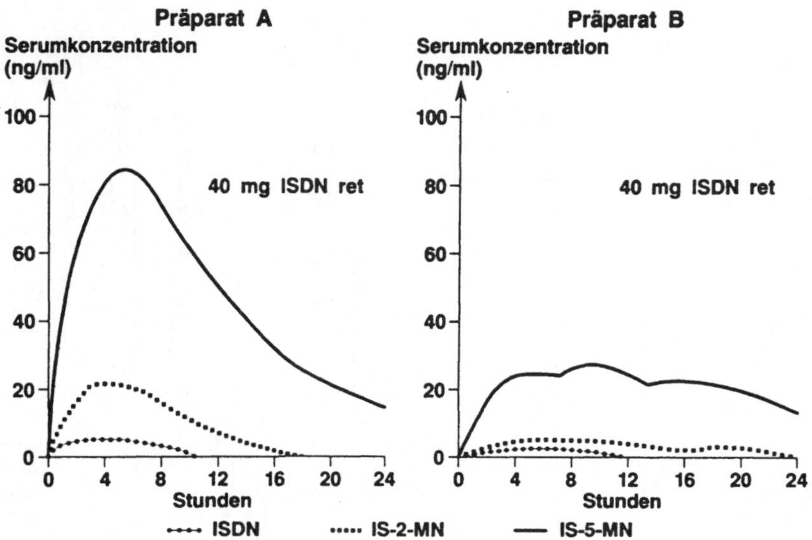

Abb. 6 Serumkonzentrationen von ISDN, IS-2-MN und IS-5-MN nach Gabe der Handelspräparate A und B mit 40 mg ISDN in Retardform (Geigenberger et al. 1982).

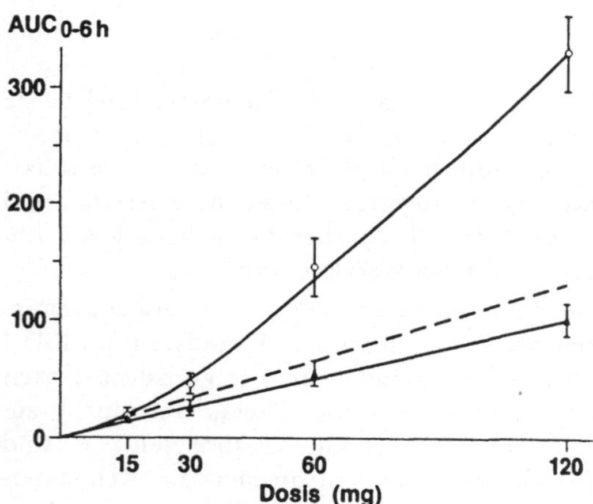

Abb. 7 Beziehung zwischen der AUC (0–6 h) und der Dosis von ISDN nach akuter (Δ) und chronischer (0) Anwendung ($\bar{x} \pm$ SEM). Die nicht durchgezogene Linie stellt die AUC ($0 - \infty$) nach Schätzung anhand einer β-Halbwertszeit von 4 h nach Einzeldosen dar (Fung et al. 1981).

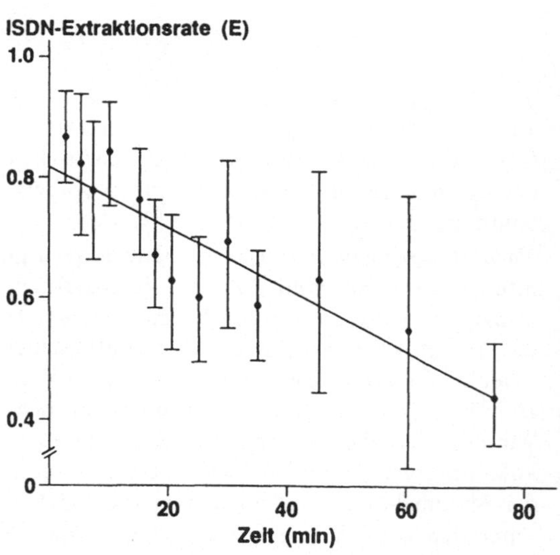

Abb. 8 Mittlere hepatische Extraktionsrate (E) vs. Zeit. Regressionsgleichung (–): $Y = - 0.0051 \times X + 0.82$; $r = - 0.46$; $p < 0.01$; $n = 4$ Pat. (Morrison et al. 1983b).

zeigen, daß die hepatische Extraktion von ISDN, gemessen an der arteriovenösen hepatischen Konzentrationsdifferenz, bei fortlaufender peripher venöser Infusion an Patienten laufend abnahm (Abbildung 8).

Angesichts der interindividuell unterschiedlichen metabolischen Kapazität der Probanden bzw. Patienten verwundert es nicht, daß die Variationskoeffizienten der Nitratkonzentrationen im Serum nach ISDN-Gabe relativ groß

1. **Rasche und vollständige Resorption nach oraler Gabe**
2. **Hoher first pass effect, deshalb:**
3. **Abs. Bioverfügbarkeit nach s.l. Gabe ca.   50%**
   nach oraler Gabe ca.   20%
   nach Retardpräparaten 5–15%
4. **$t\frac{1}{2}$ ISDN nach einmaliger Gabe 0,5–1,0 Std.**
   nach mehrmaliger Gabe ca. 7 Std., da:
5. **nicht lineare Kinetik infolge Produkthemmung durch entstehende Metabolite**
6. **Drei unterschiedlich stark gefäßwirksame Substanzen mit unterschiedlicher Kinetik in der Biophase**
7. **Relativ hohe Variationskoeffizienten der Serumkonzentrationen der Wirksubstanzen, insbesondere nach Retardpräparaten, deshalb:**
8. **schlechte Korrelation zwischen gegebener Dosis, erreichbaren Serumkonzentrationen der Wirksubstanzen und pharmakologischer Wirkung.**

Abb. 9 Zusammenfassung des pharmakokinetischen Profils von ISDN

sind. Die Angaben in der Literatur schwanken zwischen 39 und 76 % bereits bei gesunden Freiwilligen [10, 11, 22]. Bei Leberkranken ist mit noch größeren Abweichungen zu rechnen [23]. Dazu kommt noch, daß nach ISDN-Gabe in der Biophase 3 Wirksubstanzen unterschiedlicher intrinsischer Aktivität mit infolge unterschiedlicher Kinetik stets wechselndem anteiligen Verhältnis anwesend sind, die eine strenge Korrelation zwischen Pharmakokinetik und Wirkungskinetik erschweren [7, 24–26].

Zusammengefaßt ergibt sich somit zur Pharmakokinetik des ISDN das in Abbildung 9 aufgeführte Profil.

2 Pharmakokinetik des Isosorbid-5-Mononitrats

Nach intravenöser Gabe

Im Unterschied zu ISDN verteilt sich das polarere 5-Mononitrat in einem kleineren virtuellen Volumen, das etwa dem Körperwasserraum entspricht ($\Delta 0,62$ l/kg) und wird nach einmaliger intravenöser Gabe mit einer Halbwertzeit von 4,6 h eliminiert. Die totale Körperclearance mit 115 ml/min gibt fast vollständig die extrarenale, metabolische Clearance wieder [27].

Nach oraler Gabe

Konventionelle Formulierungen. – Ebenso wie ISDN wird Isosorbid-5-Mononitrat rasch und vollständig resorbiert. Im Unterschied zu ISDN

läßt sich jedoch nach oraler Gabe von 5-Mononitrat keine first-pass-Inaktivierung nachweisen, so daß seine Bioverfügbarkeit mit praktisch 100 % angesetzt werden kann [27] (Abbildung 10).

Retardformulierungen – Obwohl das Isosorbid-5-Mononitrat infolge seiner wesentlich langsameren Metabolisierung verglichen mit dem ISDN mit 4–5 h bereits eine hinreichend lange Eliminationshalbwertzeit aufweist, wurden in letzter Zeit verschiedene Retardformulierungen entwickelt. Aber auch hier wird die Retardierung – zumindest bei den beiden auf dem Markt befindlichen Präparaten – mit einem Verlust an Bioverfügbarkeit erkauft, obgleich sich das 5-Mononitrat wegen seiner fehlenden first-pass-Inaktivierung im Prinzip besser zur Retardierung eignet als die "high clearance drug" ISDN [28]. Von einigen Autoren wurde seine Biover-

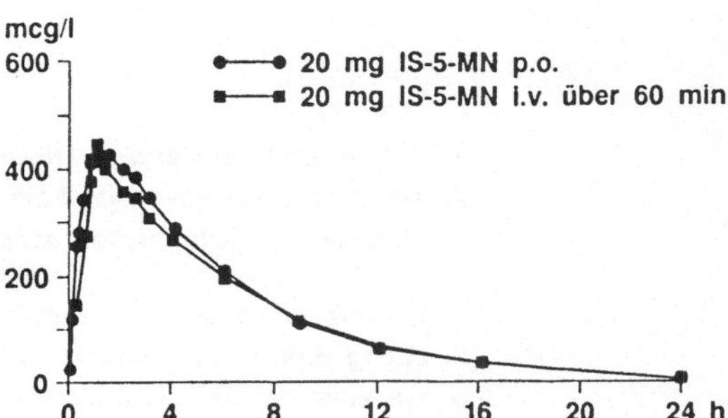

Abb. 10 Mittlere Serumkonzentrationen von IS-5-MN bei gesunden Probanden nach i.v.-Infusion von 20 mg über 1 Stunde (n = 11) und nach oraler Gabe der gleichen Dosis (ISMO® 20, n = 20) (Abshagen et al. 1981a).

fügbarkeit mit ca. 70 % [29, 30], kürzlich sogar in einem Fall mit weniger als 50 % der konventionellen Formulierung ermittelt (LAB, interne Dokumentation).

Nach Mehrfachdosierung

Isosorbid-5-Mononitrat weist nach Einzeldosierungen von 10—80 mg nach unseren kinetischen Untersuchungen an 58 Probanden bzw. Patienten eine streng dosislineare Kinetik auf (Abbildung 11). Im Gegensatz zu ISDN gilt dies jedoch auch bei Mehrfachgabe unter Dauertherapie, wie wir durch Untersuchungen an 18 Patienten mit koronarer Herzkrankheit nachweisen konnten [16]. Dies ist plausibel, da im Gegensatz zu ISDN nach Denitrierung des 5-Mononitrats kein Metabolit entsteht, der eine Produkthemmung an der Glutathion-S-Transferase hervorrufen könnte.

Bedenkt man die wesentlich einfachere Pharmakokinetik des 5-Mononitrats mit dem Wegfall etlicher Einflußfaktoren, wie des first-pass-Effektes oder der Produkthemmung, die beim ISDN eine bedeutende Rolle spielen, sowie ferner die Tatsache, daß nach 5-Mononitrat nur eine Wirksubstanz in der Biophase vorhanden ist, so nimmt es nicht Wunder, daß die Variationskoeffizienten der Serumkonzentrationen dieses Nitrats bis zum Fünffachen geringer sind als nach ISDN [16, 22, 31] und eine klare Korrelation zwischen gegebener Dosis, Serumkonzentration und Wirkung besteht [32].

Zusammenfassend ergibt sich daher für das Isosorbid-5-Mononitrat das in Abbildung 12 wiedergegebene pharmakokinetische Profil.

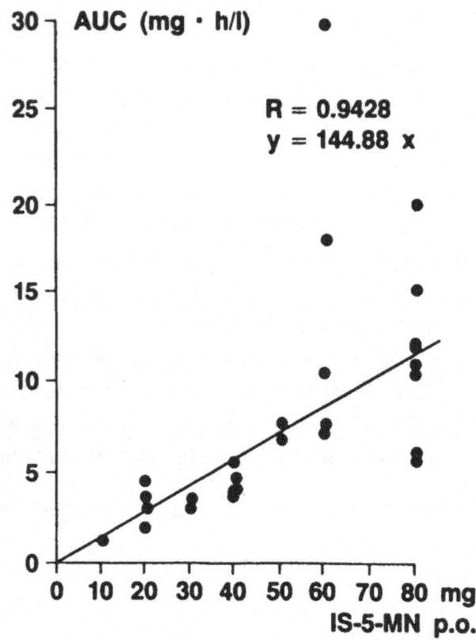

Abb. 11   Totale AUC's nach 10—80 mg IS-5-MN als orale Einzeldosen an gesunden Probanden (10—50 mg), an Patienten mit Herzinsuffizienz NYHA III (60 mg) und an Koronarpatienten (80 mg).

Pharmakodynamik

Nachdem eine Kurzübersicht über die Pharmakokinetik von ISDN und Isosorbid-5-Mononitrat bereits Ansatzpunkte für eine Kritik ihrer Retardformulierungen erbrachte, soll im folgenden Hauptteil nun die klinisch-therapeutische Wirksamkeit der beiden Nitrate des Isosorbids und ihrer unterschiedlichen Formulierungen untersucht werden. Zunächst möchten wir jedoch für beide Substanzen Dosisregime vorstellen, deren therapeutische Effektivität unseres Erachtens als gesichert angesehen werden kann:

1. **Rasche und vollständige Resorption nach oraler Gabe**
2. **Kein first pass effect, deshalb:**
3. **Absolute Bioverfügbarkeit nach oraler Gabe   100 %**
   nach Retardpräparaten ca. 40 – 70 %
4. **$t\frac{1}{2}$ nach einmaliger und mehrmaliger Gabe 4 – 5 Std., da**
5. **streng dosislineare Kinetik (keine Produkthemmung)**
6. **nur eine wirksame Substanz mit definierter Kinetik in der Biophase**
7. **Relativ kleine Variationskoeffizienten der Serumkonzentrationen, deshalb**
8. **gute Korrelation zwischen gegebener Dosis, erreichter Serumkonzentration und pharmakologischer Wirkung.**

Abb. 12   Zusammenfassung des pharmakokinetischen Profils von IS-5-MN.

3 Nitrate des Isosorbids — nicht retardierte Formen

ISDN

2 × 20 mg täglich. — In einem placebokontrollierten, randomisierten, doppelblinden Kreuzversuch an 10 Patienten mit KHK bestimmten Blasini et al. [33] die antiischämische Wirksamkeit einer 4-wöchigen Therapie mit 20 mg ISDN, welches um 8.00 h und 13.00 h verabreicht wurde, anhand ergometrischer Kriterien jeweils 1 h nach Gabe zu Beginn und am Ende der Behandlungsperiode (Abbildung 13). Die akut gesehene signifikante Hemmung der ST-Streckensenkung blieb ebenso wie die Reduktion der Anfallshäufigkeit und des Akutnitratverbrauchs über 4 Wochen bestehen (Abbildung 14). Die tageszeitliche Verteilung der Angina pectoris-Anfälle zeigte eine deutliche Reduktion über den Zeitraum von 6—24.00 h. Interessanterweise war unter Dauertherapie am Morgen vor der nächsten Medikation als einziges Nitrat das 5-Mononitrat in nur sehr niedrigen Konzentrationen im Serum nachweisbar (Abbildung 15). Man kann aus dieser Studie schließen, daß das verwendete Therapieregime von 2 × 20 mg nicht retardierten ISDN's eine sichere antiischämische Wirksamkeit ohne Toleranzentwicklung aufweist. Allerdings muß bei der gewählten Applikation der zweiten Dosis um 13.00 h die Frage eines therapeutischen Schutzes während der Nachtphase, die bei Patienten mit vasospastischer Komponente und/oder inadäquater koronarer Vasomotion von erheblicher Bedeutung sein kann, offen bleiben bzw. als fraglich angesehen werden.

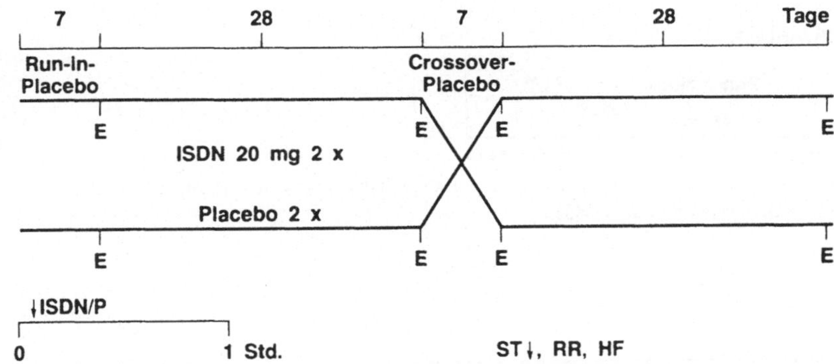

Abb. 13 Anlage der Studie zu ISDN 2 × 20 mg/d (8.00 und 13.00 Uhr) vs. Placebo x 4 Wochen an 10 Patienten mit KHK (Blasini et al. 1984).

| | Placebo | | | | ISDN 20 mg | | | |
| | akut | | chronisch | | akut | | chronisch | |
	K	1 h	K	1 h	K	1 h	K	1 h
ST (mm)	2,15 ± 0,67	2,15 ± 0,67	2,15 ± 0,71	2,25 ± 0,75	2,55 ± 0,83	0,40 ± 0,46	2,20 ± 0,75	0,40 ± 0,46
AP-Anfälle/Woche	4,23 ± 7,77				2,54 ± 6,51			
Nitratverbrauch/Woche	4,17 ± 7,82				2,77 ± 6,48			

Abb. 14 Antiischämische Wirksamkeit von 20 mg ISDN nach akuter und chronischer Gabe (2 × 20 mg/d) über 4 Wochen im Vergleich zu Placebo (Blasini et al. 1984).

Plasma-konzentrationen (ng/ml)	ISDN 20 mg			
	akut		chronisch	
	K	1 h	K	1 h
5-ISMN	0 ± 0	149 ± 48	36 ± 14	208 ± 41
2-ISMN	0 ± 0	34 ± 11	0 ± 0	37 ± 11
ISDN	0 ± 0	9 ± 5	0 ± 0	9 ± 3

Abb. 15 Mittelwerte (± SEM) der Serumkonzentrationen von IS-5-MN, IS-2-MN und ISDN vor (K) sowie 1 Stunde (1 h) nach Gabe von 20 mg ISDN akut bzw. unter chronischer Therapie mit 2 × 20 mg/d. (Blasini et al. 1984).

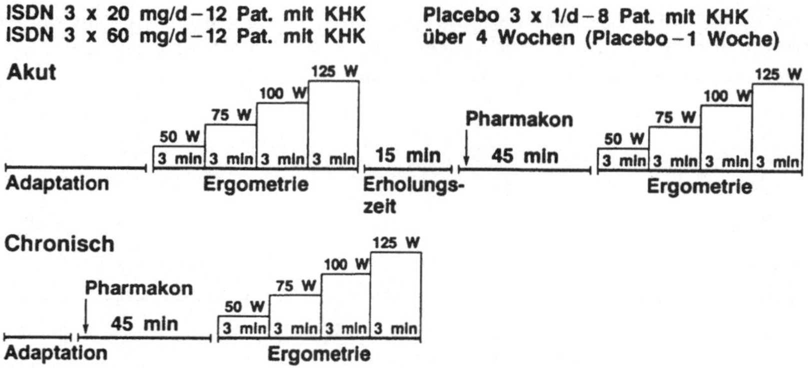

Abb. 16 Untersuchungsprotokoll zur Langzeittherapie mit antianginös wirksamen Pharmaka (Jansen et al. 1983).

Substanz	Parameter		Belastung			Kontrolle/ akut	Kontrolle/ chron.	akut/ chron.
			Kontrolle	akut	chronisch			
Placebo	HF	(n/min)	111.0 ± 19.0	109.0 ± 17.0	110.0 ± 17.1	ns	ns	ns
	RR$_m$	(mmHg)	131.1 ± 18.3	132.1 ± 20.6	132.6 ± 20.6	ns	ns	ns
	PAP$_m$	(mmHg)	35.2 ± 8.7	34.4 ± 7.8	34.3 ± 11.2	ns	ns	ns
	w x min		438.0 ± 80.0	463.0 ± 86.0	450.0 ± 74.0	ns	ns	ns
20 mg ISDN	HF	(n/min)	97.0 ± 12.0	93.0 ± 12.0	93.0 ± 12.0	*	ns	ns
	RR$_m$	(mmHg)	134.0 ± 10.1	127.0 ± 11.5	128.0 ± 15.0	*	ns	ns
	PAP$_m$	(mmHg)	35.7 ± 4.8	22.5 ± 6.9	27.3 ± 4.5	***	***	ns
	w x min		318.0 ± 225.0	510.0 ± 252.0	558.0 ± 393.0	***	**	ns
60 mg ISDN	HF	(n/min)	109.0 ± 17.1	104.0 ± 15.5	105.0 ± 16.1	ns	ns	ns
	RR$_m$	(mmHg)	134.0 ± 15.6	130.0 ± 16.6	133.0 ± 14.7	*	ns	ns
	PAP$_m$	(mmHg)	41.3 ± 8.6	25.0 ± 9.1	34.6 ± 10.0	***	*	ns
	w x min		197.0 ± 21.0	298.0 ± 84.0	254.0 ± 84.0	***	*	ns

Abb. 17 Effekte einer akuten und chronischen Behandlung mit 3 × 1 Placebo, 3 × 20 mg und 3 × 60 mg/d ISDN auf Herzfrequenz (HF), mittleren arteriellen (RR$_m$) und mittleren pulmonalarteriellen Druck (PAP$_m$) unter Belastung (50 W × 3 min) sowie Belastungstoleranz (W × min) ($\bar{x}$ ± SEM und statistische Signifikanzangaben) (Jansen et al. 1983).

3 × 20 mg vs. 3 × 60 mg täglich. − Hierzu liegt eine Studie von Jansen et al. [34] vor, die an jeweils 12 Patienten mit koronarer Herzkrankheit die hämodynamische Wirkung von 3 × 20 mg mit derjenigen von 3 × 60 mg nicht retardierten ISDN's bzw. Placebo über 4 Wochen verglichen. Wenngleich diese Untersuchung als ein nicht randomisierter Gruppenvergleich angelegt war, können aufgrund der von den Autoren gezeigten guten Reproduzierbarkeit trotz anlagebedingter Einschränkungen gesicherte Schlußfolgerungen gezogen werden (Abbildung 16). Unter einer Belastung mit 50 W über 3 min zeigten sich unter Placebo in allen 3 Untersuchungsphasen reproduzierbare, stabile Werte des mittleren pulmonalarteriellen Drucks und der Arbeitskapazität (Abbildung 17). Während diese Parameter unter 3 × 20 mg ISDN hochsignifikant verbessert wurden ohne erkennbare Wirkungsabschwächung unter Dauertherapie, zeigte sich bei der hohen Dosierung von 3 × 60 mg eine deutliche Wirkungsabschwächung am Wiederanstieg des pulmonalarteriellen Drucks bzw. an der Abnahme der Arbeitskapazität, die nur noch gerade eben das Signifikanzniveau gegenüber den Ausgangswerten erreichten.

Man kann hieraus schlußfolgern, daß 20 mg ISDN bei 3 × tgl. Gabe eine im wesentlichen unter Dauertherapie konstante hämodynamische Wirkung hervorrufen, während eine Erhöhung der Einzeldosen auf 60 mg offenbar mit einem Wirkungsverlust einhergeht.

4 × 40 mg. − Reiniger et al. [35] untersuchten die antiischämische Wirksamkeit unter 2-wöchiger Therapie mit 40 mg ISDN alle 6 h in einem doppelblinden, randomisierten, placebokontrollierten Kreuzversuch nach dem in Abbildung 18 angegebenen Schema. Hier zeigte sich nun innerhalb von 14 Tagen anhand der ST-Streckensenkung ein vollständiger Wirkungsverlust zu den Meßzeitpunkten 1 und 6 h nach Applikation (Abbildung 19). Die Ansprechbarkeit auf 0.8 mg Nitroglycerin war im Prinzip bei 9 von 10 Patienten erhalten, jedoch abgeschwächt − bei einem Patienten vollständig aufgehoben (Abbildung 20). Von hohem Interesse ist nun der Befund, daß die Serumkonzentrationen an Isosorbid-5-Mononitrat bei den Patienten mit totalem Wirkungsverlust im Dosierungsintervall nur noch eine angedeutete Fluktuation zeigten, während die Patienten, die einen eindeutigen „Sägezahn" ihrer Serumkonzentration aufwiesen, noch eine nachweisbare Restwirkung zeigten (Abbildung 21). Somit führen 4 × 40 mg ISDN bei den meisten Patienten zu einem vollständigen Wirkungsverlust und zu einer abgeschwächten Reaktion auf die Akutgabe von Nitroglycerin. Möglicherweise besteht ein Zusammenhang zwischen konstant hohen Serumspiegeln und Toleranzentwicklung.

4 × 15, 30, 60, 120 mg. − Im Prinzip ähnliche Ergebnisse hatten zuvor Thadani et al. [36] mitgeteilt. An 12 Patienten mit koronarer Herzkrankheit hatten sie zunächst eine placebokontrollierte Dosistitration mit 15, 30, 60 und 120 mg ISDN durchgeführt. Anschließend wurden alle Patienten jeweils 1 Woche unter 4 × tgl. Gabe mit den genannten Dosierungen in ansteigender Sequenz nach einer 2-wöchigen Placebophase behandelt. Stellvertretend für die verschiedenen gemessenen Parameter zeigt Ab-

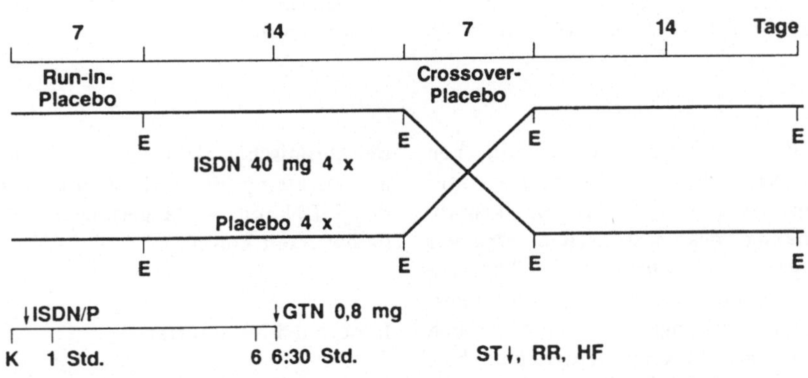

Abb. 18 Anlage der Studie zu ISDN 4 × 40 mg/d vs. Placebo über 2 Wochen an 11 Patienten mit KHK (Reiniger et al. 1984).

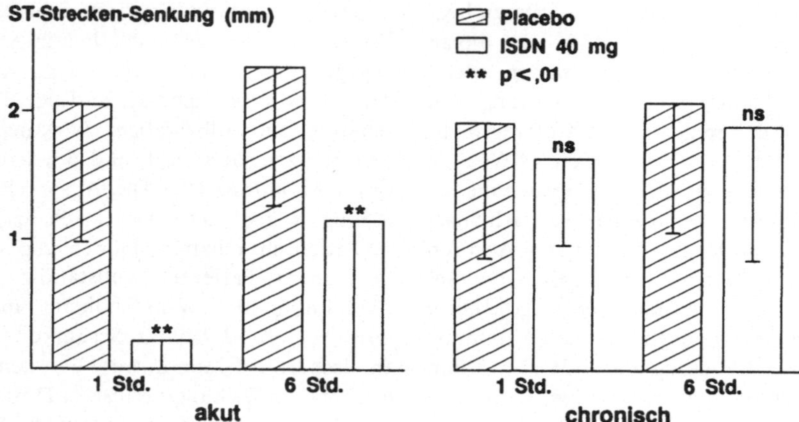

Abb. 19 Effekte von 40 mg ISDN nach akuter und chronischer Gabe von 4 × 40 mg/d über 2 Wochen auf die ST-Streckensenkung im Vergleich zu Placebo (Reiniger et al. 1984).

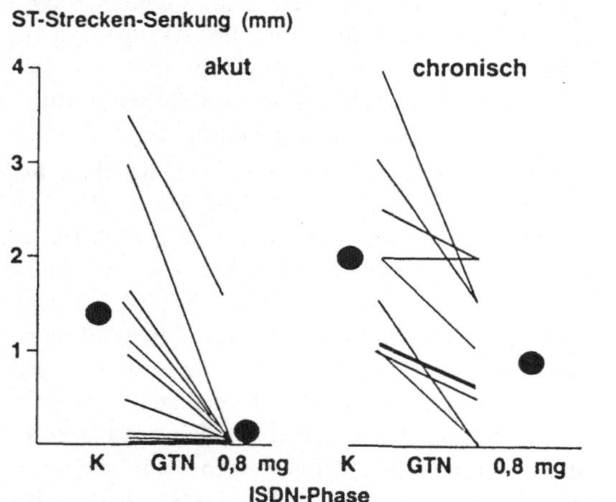

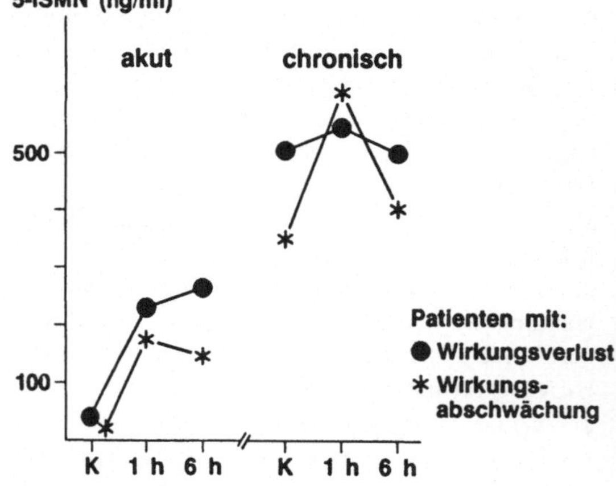

Abb. 20 ST-Streckensenkung nach sublingualer Gabe von 0,8 mg GTN im Vergleich zu den Werten vor GTN (K) 6,5 Stunden nach 40 mg ISDN zu Therapiebeginn (akut) und im Steady State mit 4 × 40 mg/d × 2 Wochen (chronisch) vs. Placebo. (Reiniger et al. 1984).

Abb. 21 Serumkonzentrationen von IS-5-MN bei 8/11 Patienten mit vollständigem Wirkungsverlust bzw. bei 3/11 Patienten mit Wirkungsabschwächung unter Therapie mit 4 × 40 mg/d ISDN über 2 Wochen (Reiniger et al. 1984).

bildung 22 das Verhalten des systolischen Blutdrucks links nach Akutgabe, rechts unter Dauertherapie. Es fällt auf, daß die dosisabhängige Senkung des systolischen Druckes unter Akutgabe bei chronischer Therapie nicht mehr erkennbar ist bei insgesamt deutlich verkürzter Wirkungsdauer, mithin sich offenbar eine Partialtoleranz entwickelt hat. Interessanterweise zeigt eine Analyse der Plasmakonzentrationen (Abbildung 23), daß es

bei chronischer Gabe zumindest der Dosierungen ab 30 mg zu einer deutlichen Kumulation des ISDN mit Verlängerung der Eliminationshalbwertzeit kommt.

Isosorbid-5-Mononitrat

2 × 20 mg. — Dieses Dosisregime war Gegenstand einer sorgfältigen doppelblinden, ran-

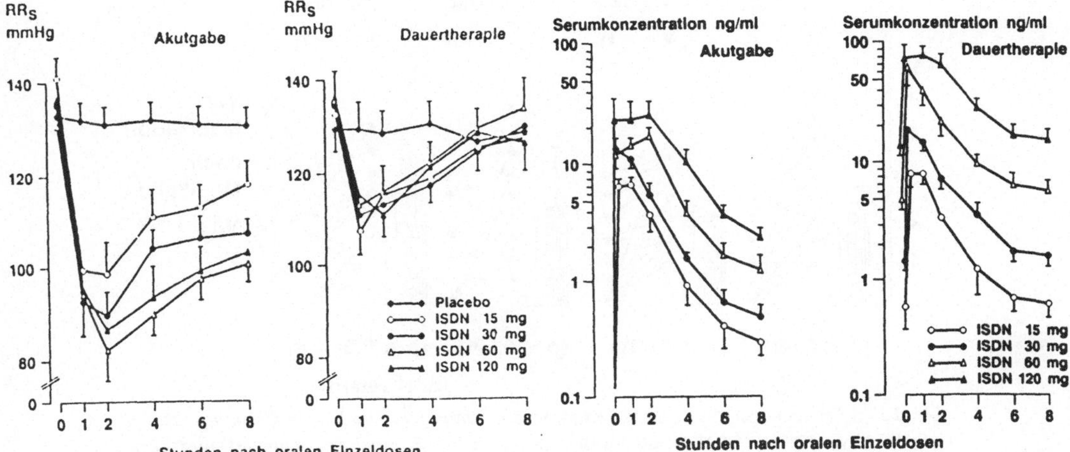

Abb. 22 Wirkdauer oraler Einzeldosen von ISDN bei Akutgabe und unter Dauertherapie (4 × 15 – 120 mg/d × 1 Woche) auf den systolischen Blutdruck (RR_S) von 12 Patienten mit KHK ($\overline{x} \pm$ SEM) (Thadani et al. 1982).

Abb. 23 Serumkonzentrations-Zeit-Kurven von ISDN nach akuter Gabe und unter Dauertherapie (4 × 15 – 120 mg/d × 1 Woche) an 12 Patienten mit KHK ($\overline{x} \pm$ SEM; 120 mg – 7 Pat.). Die 0-Werte unter Dauertherapie sind gleichzeitig die 12-h-Werte nach der Medikation am Abend vorher (Thadani et al. 1982).

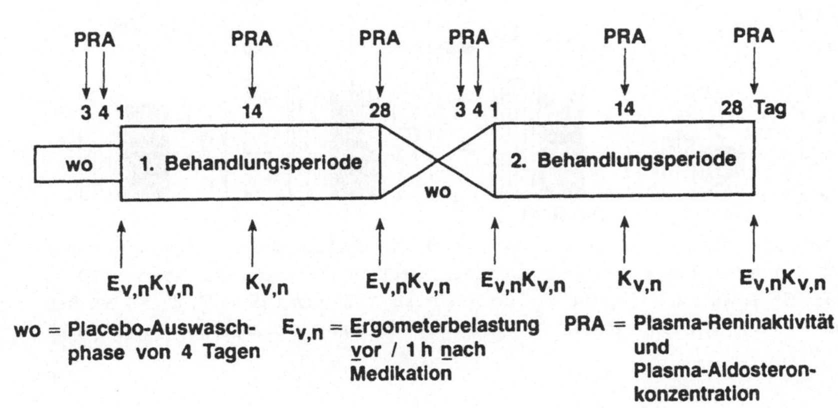

Abb. 24 Anlage der Studie zu 2 × 20 mg/d IS-5-MN vs 3 × 40 mg/d ISDN ret. × 4 Wochen an 20 Patienten mit KHK (Rennhak et al. 1985).

domisierten cross-over-Studie mit jeweils 4-wöchigen Behandlungsphasen, womit eine Therapie mit 2 × 20 mg 5-Mononitrat mit einer solchen von 3 × 40 mg retardierten ISDN's verglichen wurde [37] (Abbildung 24). Von den zahlreichen gemessenen Parametern sei das Verhalten der ST-Streckensenkung unter identischer ergometrischer Belastung herausgegriffen (Abbildung 25). Wie man sieht, ist die Hemmung der belastungsbedingten ST-Streckensenkung unter beiden Akutmedikationen eindeutig und im Ausmaß voll vergleichbar, während dies nach 4-wöchiger Behandlung nicht der Fall ist. Hier ist nur noch unter 2 × 20 mg 5-Mononitrat eine

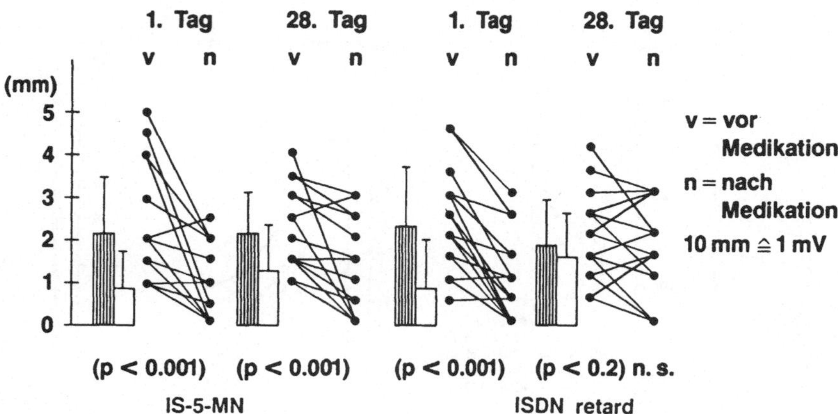

Abb. 25 ST-Streckensenkung unter Ergometerbelastung vor und nach Gabe von 20 mg IS-5-MN bzw. 40 mg ISDN retard zu Beginn und am Ende einer 4-wöchigen Dauertherapie mit 2 × 20 mg/d IS-5-MN bzw. 3 × 40 mg/d ISDN retard (Rennhak et al. 1985).

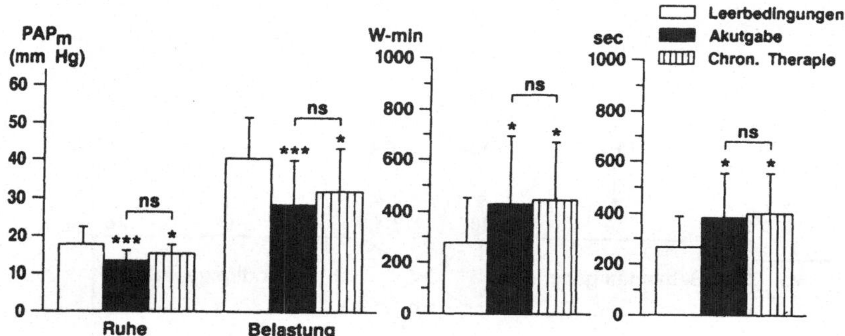

Abb. 26 Mittlerer pulmonalarterieller Druck (PAP$_m$) sowie Belastungstoleranz (W × min.) und maximale Belastungsdauer (sec) vor und nach Akutgabe von 20 mg IS-5-MN sowie nach chronischer Therapie mit 3 × 20 mg/d IS-5-MN über 4 Wochen an 14 Patienten mit KHK ($\bar{x}$ ± SEM, statistische Signifikanzangaben) (Jansen et al. 1985).

hochsignifikante antiischämische Wirkung nachweisbar, während unter 3 × 40 mg ISDN retard ein Wirkungsverlust zu verzeichnen ist.

3 × 20 mg. − Jansen et al. [38] berichten über eine Studie an 14 Patienten mit koronarer Herzkrankheit, bei denen hämodynamische und ergometrische Parameter während einer 4-wöchigen Therapie mit 3 × 20 mg 5-Mononitrat in einem ihren ISDN-Studien vergleichbaren Versuchsaufbau (vgl. Abbildung 16) verfolgt wurden. Wie Abbildung 26 zeigt, bleiben sowohl die Senkung des mittleren pulmonalarteriellen Druckes in Ruhe und unter 50 W-Belastung über 3 min als auch der Anstieg der anschließend bestimmten Arbeitskapazität und Belastungsdauer über den Beobachtungszeitraum von 4 Wochen erhalten.

Eine sichere antiischämische Wirksamkeit einer chronischen Therapie mit 3 × 20 mg 5-Mononitrat weisen auch die Untersuchungen von Müller et al. [39] nach. Diese Autoren bestimmten in einem doppelblinden, randomisierten Dreifach-Kreuzversuch die antianginöse Wirkung dieser Medikation im Vergleich zu Placebo

≥ 3 d Auswasch-phase	IS-5-MN (ISMO® 20)	Placebo	IS-5-MN + Metipranolol
Placebo 3 x 1 Kps/d	IS-5-MN + Metipranolol	IS-5-MN (ISMO® 20)	IS-5-MN (ISMO® 20)
	Placebo	IS-5-MN + Metipranolol	Placebo
Tag	0	14	28	42
t(h)	0 + 1	0 + 1	0 + 1	0 + 1
	E	E	E	E

E = Maximale, symptomlim. Fahrradergometerbelastung
D = diary method

Abb. 27 Anlage der Studie zu IS-5-MN (ISMO® 20) 3 × 20 mg/d vs IS-5-MN + Metipranolol 3 × (20 + 5) mg/d vs Placebo × 2 Wochen an 18 Patienten mit KHK (Müller et al. 1983).

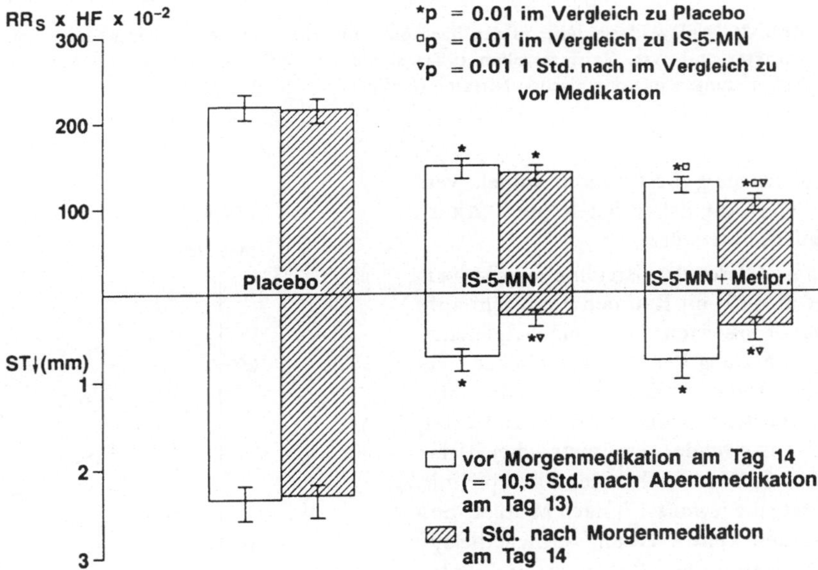

Abb. 28 ST-Streckensenkung (ST↓) und Doppelprodukt ($RR_S \times HF \times 10^{-2}$) bei maximal vergleichbarer Ergometerbelastung im Liegen ($\bar{x} \pm$ SEM) (Müller et al. 1983).

und einer Kombination des 5-Mononitrats mit 5 mg des β-Blockers Metipranolol im steady state (Abbildung 27) jeweils unmittelbar vor der morgendlichen Gabe, d. h. 10.5 h nach der letzten Gabe am Abend zuvor und 1 h später. Als objektive Parameter der antiischämischen Wirksamkeit zeigt Abbildung 28 das Verhalten des Doppelproduktes bzw. der ST-Streckensenkung unter maximal vergleichbarer ergometrischer Belastung. Bemerkenswert ist die signifikante Reduktion beider Parameter bereits unmittelbar vor der morgendlichen Gabe, die eine mehr als 10-stündige Wirkdauer unter dem gewählten Dosisregime von 3 × 20 mg 5-Mononitrat am Ende der 14-tägigen Behandlungsperiode nachweist. 1 h nach Gabe der Morgenmedikation ist der antiischämische Effekt erwartungsgemäß noch ausgeprägter. Diese Ergebnisse werden

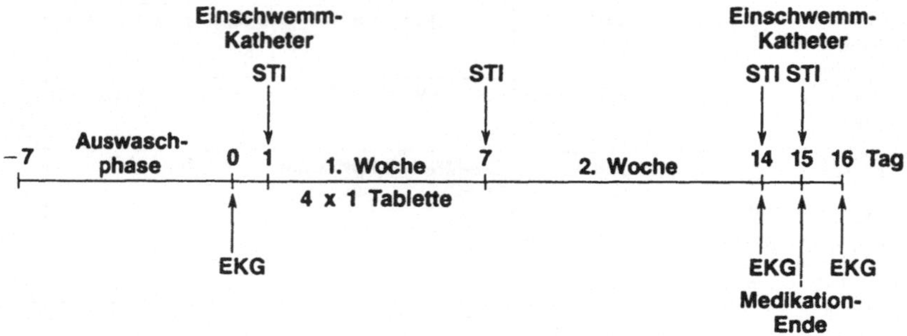

Untersuchungszeitpunkt: 8.00 (12 h nach der letzten Medikation)
Medikationszeitpunkt: 8.00, 12.00, 16.00, 20.00
Medikation: 4 x 20 mg ISDN ret 4 x 20 mg IS-5-MN 4 x 2,5 mg NTGB 4 x 6,5 mg NTGO Keine Begleitmedikation mit β-Blockern, Digitalis oder Ca-Antogonisten Nitroglycerin-Kapseln oder -Spray nach Bedarf

Abb. 29 Anlage der Studie zu den haemodynamischen Effekten anhand Einschwemm-katheter und syst. Zeitintervallen (STI) sowie zur antianginösen Wirksamkeit von 4 Zubereitungen mit organischen Nitraten (Ohlmeier et al. 1985 a).

durch die gleichzeitig bestimmten subjektiven Parameter, wie Anfallshäufigkeit und Akut-nitratverbrauch, unterstützt.

4 × 20 mg. — Dieses Dosisregime wurde von Ohlmeier et al. [40] im Rahmen eines sehr aufwendigen randomisierten 4-Gruppenvergleiches untersucht (Abbildung 29). Hauptsächlicher Zielparameter der Studie war das Verhalten des mittleren Pulmonalarteriendrucks in Ruhe und unter stufenweise ansteigender ergometrischer Belastung vor und 15 Tage nach einer Therapie mit 4 × tgl. Nitratgabe jeweils 1 h nach Medikation. Daneben wurden weitere Parameter, wie die systolischen Zeitintervalle, Blutdruck und Belastungs-EKG registriert. Die Abbildung 30 zeigt das Verhalten des Zielparameters — der nitratbedingten Senkung des mittleren Pulmonalarteriendrucks unter Belastung — vor und nach 2-wöchiger Therapie. Während unter 4 × tgl. Gabe von 2,5 mg buccalem Nitroglycerin die Drucksenkung von 18 mmHg erhalten blieb, zeigte sich unter IS-5-MN eine leichte, jedoch nicht signifikante Tendenz zur Abschwächung von 17 auf 13 mmHg. In den anderen beiden Gruppen mit oralem Trinitroglycerin bzw. retardiertem ISDN war dagegen ein signifikanter Wirkungsverlust zu verzeichnen. Das Verhalten des systolischen Drucks wie auch der ST-Streckensenkung unter 4 × 20 mg IS-5-

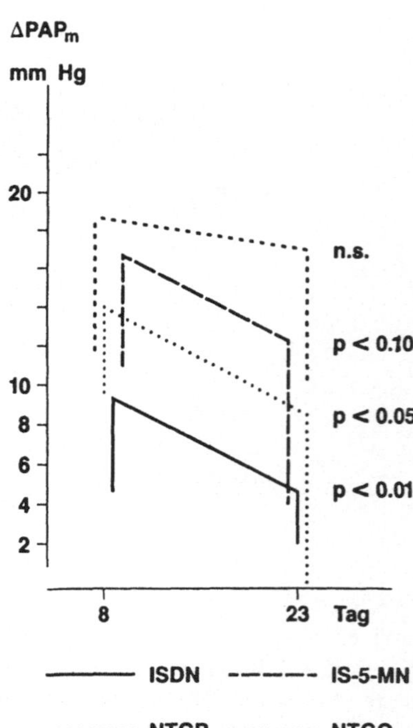

Abb. 30 Reduktion des pulmonalarteriellen Mitteldruckes (ΔPAP_m) unter maximaler Ergometerbelastung zu Beginn und nach einer 2-wöchigen Therapie mit 4 × tgl. Gabe organischer Nitrate (Ohlmeier et al. 1985a).

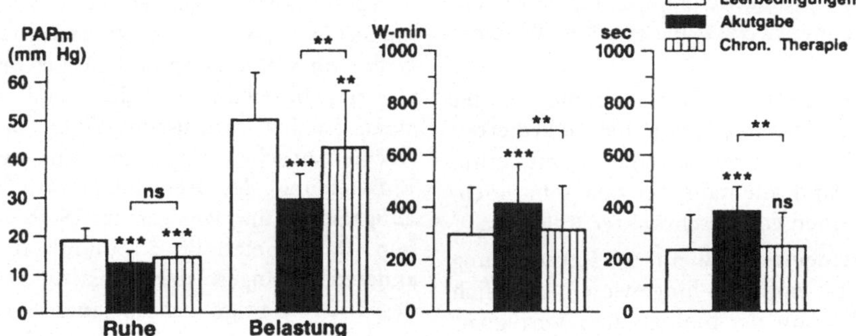

Abb. 31 Mittlerer pulmonalarterieller Druck (PAP$_m$) sowie Belastungstoleranz (W × min.) und maximale Belastungsdauer (sec) vor und nach Akutgabe von 50 mg IS-5-MN sowie nach chronischer Therapie mit 3 × 50 mg/d IS-5-MN über 4 Wochen an 10 Patienten mit KHK ($\overline{x}$ ± SEM, statistische Signifikanzangaben) (Jansen et al. 1985).

MN ließ jedoch auch hier eine partielle Wirkungsabschwächung erkennen.

3 × 50 mg. — Mit vergleichbarem Protokoll wie in der Studie mit 3 × 20 mg untersuchten Jansen et al. [38] die hämodynamischen und ergometrischen Parameter einer 4-wöchigen Therapie mit 3 × 50 mg 5-Mononitrat an 10 Patienten (Abbildung 31). Im Gegensatz zu den bereits berichteten Ergebnissen mit 3 × 20 mg zeigte sich hier unter chronischer Therapie eine statistisch signifikante Abschwächung der pulmonalarteriellen Drucksenkung sowie ein totaler Wirkungsverlust bzgl. der Arbeitskapazität und Belastungsdauer.

Zusammenfassend zeigen die Untersuchungen mit nicht retardiertem ISDN bzw. Isosorbid-5-Mononitrat, daß 2 bzw. 3 × 20 mg tgl. eine sichere antiischämische Wirkung auch bei chronischer Gabe aufweisen. Eine häufigere Gabe mit entsprechender Verkürzung des Dosierungsintervalls, wie z. B. 4 × 20 mg birgt offenbar bereits das Risiko der Wirkungsabschwächung bis hin zum Wirkungsverlust in sich, insbesondere beim ISDN. Das gleiche gilt für eine deutliche Erhöhung der Einzeldosen, wie z. B. 3 × 50 bzw. 60 mg/d. Einschränkend soll jedoch auf die an anderer Stelle dieses Symposiums eingehend berichteten Daten von Schneider et al. [41] hingewiesen werden, die im Widerspruch zu den eben zitierten Studien auch mit höheren Dosen von nicht retardiertem ISDN eine anhaltende antiischämische Wirksamkeit beobachteten.

Auf dem Hintergrund der bisher besprochenen Arbeiten wollen wir uns nun gezielt der Frage des Sinns bzw. therapeutischen Stellenwertes von Retardformulierungen zuwenden.

4 Retardformulierungen

Konzept

Das ursprüngliche Konzept der Retardierung des ISDN ging von einer kurzen Eliminationshalbwertzeit und konsekutiv kurzen Wirkdauer des als einzig wirksam angesehenen ISDN [42—44] nach einmaliger Gabe aus. Durch eine Retardierung wollte man die Wirkdauer verlängern und somit die Compliance der Patienten durch Reduktion der erforderlichen Tagesdosen verbessern. Ein zweiter wesentlicher Gesichtspunkt war die erwartete Verbesserung der Verträglichkeit durch Vermeidung initial überhöhter Konzentrationsspitzen, die Anlaß für unerwünschte Wirkungen, wie Kopfschmerzen und orthostatische Dysregulationen sein können.

Kritik des Konzeptes

Hierzu ist kritisch anzumerken, daß unabhängig von der fraglichen therapeutischen Relevanz der kurzen Halbwertzeit des ISDN nach Einmalgabe die Compliance bei den symptomatischen Angina pectoris-Patienten im Unterschied zu

z. B. den asymptomatischen Hochdruckpatienten kein nennenswertes praktisches Problem darstellt.

Verträglichkeitsprobleme treten ferner in der Regel nur zu Therapiebeginn bei retardierten ebenso wie bei nicht retardierten Formulierungen auf. Sie sind allenfalls bei den sehr hochdosierten Formen von beschränkter Relevanz.

Auf ein allgemeines Problem der Retardierung wurde bereits eingangs hingewiesen, nämlich auf die Reduktion der biologischen Verfügbarkeit und die enormen Schwankungen in der Freisetzungscharakteristik von Präparaten verschiedener Hersteller, aber auch innerhalb ein und desselben Herstellers mit daraus folgenden beträchtlichen Variabilitäten. Eine Voraussagbarkeit des Therapieeffektes wird dadurch insbesondere bei Verwendung unterschiedlicher Präparate, aber selbst von Präparaten eines Herstellers, erschwert.

Ferner sind der erstrebten Verlängerung der Wirkdauer durch Retardierung durch die Eliminationskinetik der Wirksubstanz bei vorgegebener Magen-Darm-Passagezeit von vornherein Grenzen gesetzt. Dabei muß darauf hingewiesen werden, daß die ursprüngliche Annahme einer durch die kurze Halbwertzeit des ISDN determinierten Wirkdauer nach chronischer oraler Gabe von ISDN aufgrund heutiger Erkenntnisse als irrig bezeichnet werden muß. Denn zum einen ist bei chronischer Gabe entgegen der Needleman'schen Hypothese aus der Zeit der Entwicklung der Retardpräparate Träger der Langzeitwirkung weniger das ISDN als vielmehr sein Hauptmetabolit 5-Mononitrat und zum anderen verlängert sich selbst die Halbwertzeit des ISDN infolge der eingangs beschriebenen Produkthemmung von 30–60 min auf über 7 h unter Dauertherapie.

Schließlich liegen experimentelle Hinweise dafür vor, daß die bei der Retardierung allgemein angestrebten, möglichst kontinuierlich erhöhten Serumspiegel der Wirksubstanz, die bei anderen Pharmakagruppen (z. B. Antibiotika) durchaus sinnvoll sein können, bei den organischen Nitraten wegen des erhöhten Risikos der Toleranzentwicklung vermieden werden sollten.

Stellt man nun diesen mehr theoretischen bzw. pharmakokinetischen Kritikpunkten die klinisch-therapeutische Evidenz aus kontrollierten Versuchen gegenüber, so ergibt sich folgendes:

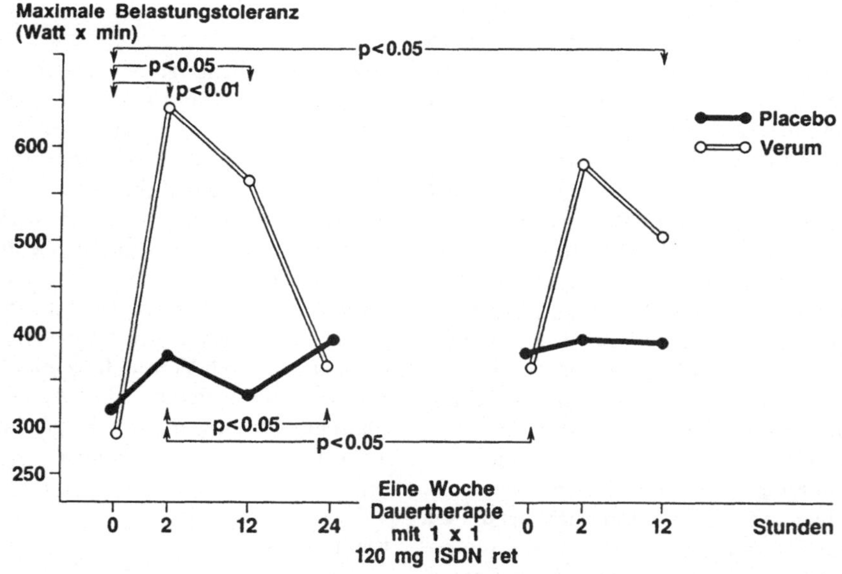

Abb. 32 Maximale Belastungstoleranz (W × min) vor sowie 2, 12 und 24 h nach 120 mg ISDN retard zu Beginn und am Ende einer 1-wöchigen Dauertherapie mit 1 × tgl. Medikation im Vergleich zu Placebo an 20 Patienten mit KHK (Ohlmeier et al. 1985b).

1 × täglich Gabe von Retardpräparaten

80 mg ISDN retard. — Silber et al. [45] untersuchten in einem doppelblinden randomisierten Gruppenvergleich 10 Patienten mit koronarer Herzkrankheit unter tgl. einmaliger Gabe von 80 mg retardierten ISDN's sowie 12 Patienten, die diese Dosis 2 × tgl. über je 15 Tage erhielten. Gemessen an der Hemmung der belastungsbedingten ST-Streckensenkung sowie an der radionuclidventrikulographisch bestimmten Ejektionsfraktion zeigte sich bei 1 × tgl. Gabe eine auch nach 15-tägiger Behandlung unvermindert starke antiischämische Wirksamkeit 2 und 6 h nach Medikation mit noch erhaltener Restwirkung selbst nach 12 h. Im Gegensatz hierzu war die Wirkung nach 15 Tagen einer 2 × tgl. Gabe von 80 mg im Abstand von 12 h eindeutig abgeschwächt.

120 mg ISDN retard. — Hierzu wurden in jüngster Zeit von drei Autorengruppen Ergebnisse nach einer täglichen Einmalgabe mitgeteilt. Übereinstimmend berichten Ohlmeier et al. [46] und Rudolph et al. [47] über eine signifikante 12-stündige Wirksamkeit einer Therapie mit 120 mg ISDN retard auch unter Bedingungen der Dauertherapie (Abbildung 32). In den diesbezüglichen Untersuchungen von Silber [48] (Abbildung 33) war 12 h nach Gabe am ersten wie am 15. Tag der Behandlung jedoch nur noch ein leichter Effekt auf die radionuklidventrikulographisch bestimmte Ejektionsfraktion zu sehen, während die Hemmung der ST-Streckensenkung unter Belastung bereits wieder Ausgangswerte erreicht hatte. Von Herrn Silber wird bei der Interpretation seiner Befunde im Vergleich mit den eben zitierten der Arbeitsgruppen von Rudolph und Ohlmeier auf die unterschiedliche Initialreaktion der untersuchten Patienten hingewiesen.

Es läßt sich somit feststellen, daß selbst mit einer so hohen Dosis wie 120 mg ISDN durch Retardierung nur ein Teil des angestrebten Dosierungsintervalls von 24 h abzudecken ist. Diese Feststellung ist insbesondere für Patienten mit vasospastischer Komponente und zusätzlich nächtlicher Symptomatik von Bedeutung. Darüberhinaus ist jedoch auch bei einem nicht unerheblichen Teil der Patienten mit sogenannter stabiler, belastungsabhängiger Angina pectoris ohne nächtliche Symptomatik mit dem

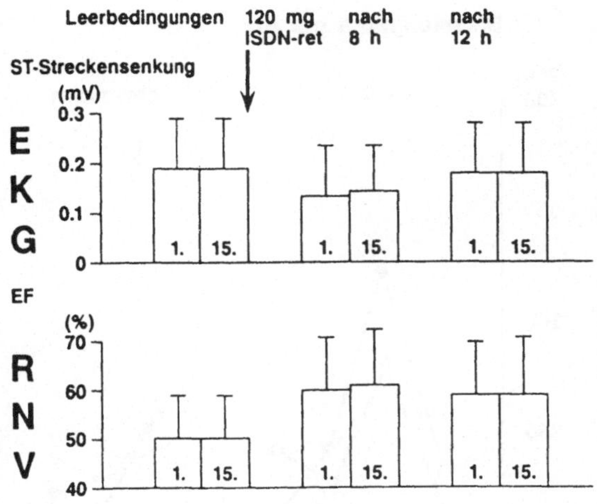

Abb. 33 ST-Streckensenkung und Ejektionsfraktion anhand Radionuclidventrikulographie vor sowie 8 und 12 h nach 120 mg ISDN ret. am 1. und 15. Tag mit 1 × tgl. Medikation (Silber et al. 1985).

Auftreten stummer Myocardischämien in der Nacht und in den frühen Morgenstunden zu rechnen, die für die Prognose dieser Patienten nach dem gegenwärtigen Stand der Diskussion nicht ohne Bedeutung sein dürften [49—60].

IS-5-MN retard. — Das gesteckte Ziel einer hinreichend langen antiischämischen Wirkung unter einer nur 1 × tgl. Gabe ließ sich nach bisher vorliegenden Daten aber auch nicht mit einer Retardformulierung von Isosorbid-5-Mononitrat erreichen. Daten hierzu wurden jüngst in Genf von Thadani [61] vorgestellt. In einem doppelblinden, randomisierten, placebokontrollierten Kreuzversuch an 9 Patienten mit koronarer Herzkrankheit wurden ergometrische Parameter zu Beginn und am Ende einer 1-wöchigen Therapie mit 50 bzw. 100 mg 5-Mononitrat in Retardform untersucht. Im Akutversuch konnte eine Wirksamkeit anhand der Verlängerung der Belastungsdauer (Abbildung 34) mit beiden Präparationen über 4, nicht jedoch über 20 bzw. 24 h festgestellt werden. Nach 1-wöchiger Therapie war diese Wirkung jedoch trotz vergleichbar hoher oder sogar geringfügig höherer Serumkonzentrationen an 5-Mononitrat nicht mehr objektivierbar. Thadani schließt aus diesem

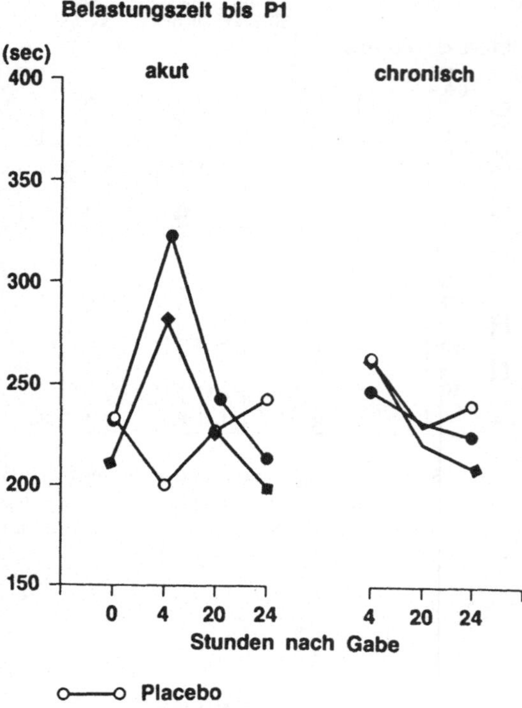

Abb. 34 Belastungszeit bis zum Auftreten von Angina pectoris (P_1) vor sowie 4, 20 und 24 h nach 50 bzw. 100 mg IS-5-MN retard zu Beginn und am Ende einer 1-wöchigen Therapie mit 1 × tgl. Gabe im Vergleich zu Placebo an 9 Patienten mit KHK (Thadani et al. 1985).

erstaunlichen Befund auf eine rasche Toleranzentwicklung bzw. Tachyphylaxie infolge der anhaltend überkritisch erhöhten Nitratserumkonzentrationen.

Mehrmals tägliche Gabe von retardiertem ISDN

Angesichts der Tatsache, daß — wie eingangs angeführt — mit 2–3 × tgl. Gabe von 20 mg ISDN bzw. 5-Mononitrat nachgewiesenermaßen eine sichere und langfristig antiischämisch wirksame Therapie ohne nennenswerte Verträglichkeitsprobleme zur Verfügung steht, ist man geneigt, einer mehrmals tgl. Therapie mit Retardpräparaten infolge der diesen inhärenten Probleme von vornherein jeglichen Therapievor-

teil und damit jegliche Berechtigung abzusprechen. Man muß sich jedoch darüber hinaus noch fragen, ob diese sehr populäre Therapie nicht zusätzlich sogar ein erhebliches Risiko, nämlich das der Toleranzentwicklung und damit das des Wirkungsverlustes in sich birgt. Dies wird durch die Mehrzahl der methodisch sauberen Studien zwingend nahegelegt [37, 45, 62, 63], wenn auch nicht verschwiegen werden soll, daß gegenteilige Meinungen in der Literatur zu finden sind [64]. Die Ursache für die Toleranzentwicklung unter mehrmalig tgl. Gabe von ISDN-Retardpräparaten dürfte in dem bereits im pharmakokinetischen Teil der Abhandlung erwähnten Phänomen der konstant und ohne Fluktuationen erhöhten Nitratserumspiegeln zu suchen sein, die ständig eine überkritische Anzahl der als Nitratrezeptor postulierten intrazellulären SH-Gruppen in den nicht reaktiven S-S-Zustand überführen [65, 66].

Leider fehlen kontrollierte, methodisch zuverlässige Vergleichsstudien zwischen retardierten und nicht retardierten Medikationen sowohl für ISDN als auch für Isosorbid-5-Mononitrat. So kann am Schluß nur noch kurz auf Vergleichsstudien zwischen nicht retardiertem 5-Mononitrat und retardiertem ISDN eingegangen werden.

Nicht retardiertes 5-Mononitrat versus retardiertes ISDN

Hierzu stellten kürzlich Neuhaus et al. [67] eine Studie an 29 Patienten vor, die in einem doppelblinden, randomisierten Kreuzversuch mit 2 × 40 mg 5-Mononitrat bzw. ISDN retard über jeweils 14 Tage behandelt wurden. Der Zeitpunkt der Belastungsuntersuchungen war hier mit 2 h nach Applikation gewählt worden. Obwohl 2 Stunden nach Applikation die maximalen Serumkonzentrationen des 5-Mononitrats bereits überschritten sind, zeigte sich ein eindeutig besserer Effekt des 5-Mononitrats bzgl. der für die Beurteilung der Wirksamkeit wesentlichen Kriterien der maximalen Belastung und der Arbeitskapazität. Schließlich ist in diesem Zusammenhang nochmals auf den bereits zitierten, von Rennhak et al. [37] vorgelegten doppelblinden, randomisierten Kreuzversuch zwischen einer je 4-wöchigen Behandlung mit 2 × 20 mg 5-Mononitrat und 3 × 40 mg retardierten ISDN's hinzuweisen, der bei letzterem einen eindeutigen

Wirkungsverlust zeigte im Gegensatz zu der antiischämischen Wirksamkeit unter 2 × 20 mg IS-5-MN. Im Einklang hiermit stehen auch Untersuchungen von Steinorth et al. [68].

Zusammenfassung

Betrachtet man nun die derzeit vorliegenden pharmakokinetischen und klinischen Daten zu der eingangs gestellten Frage nach dem Stellenwert retardierter Präparate der Nitrate des Isosorbids, so kommt man u. E. zu folgender zusammenfassender Konklusion:

1. Nicht retardiertes ISDN und Isosorbid-5-Mononitrat zeigen eine nachgewiesene antianginöse Wirkung auch unter Dauertherapie, sofern unnötig hohe Dosierungen und zu kurze Dosierungsintervalle vermieden werden. Bei Gabe von 2–3 × 20 mg tgl. ist mit einer ausreichenden Wirkdauer und guten Verträglichkeit bei der ganz überwiegenden Mehrzahl der Coronarpatienten zu rechnen. Aus pharmakokinetischen Gründen weist Isosorbid-5-Mononitrat Vorteile gegenüber dem ISDN auf.

2. Sämtliche bisher untersuchten Retardpräparate der Nitrate des Isosorbids zeigen erhebliche Schwankungen der Wirkstofffreisetzung und gehen mit einem mehr oder minder großen Verlust an Bioverfügbarkeit einher. Das zugrundeliegende Konzept der Wirkungsverlängerung durch Retardierung ist im Falle des ISDN als irrig erkannt. Bei mehrmals tgl. Gabe von Retardpräparaten besteht die erhebliche Gefahr des Wirkungsverlustes durch Toleranzentwicklung. Der einzige Handhabungsvorteil gegenüber den erwiesenermaßen wirksamen Therapieformen mit nicht retardierten Präparaten wäre nur bei einer 1 × tgl. Gabe zu realisieren. Hier ist jedoch ein ausreichend langer antiischämischer Schutz — der insbesondere bei stummen Myocardischämien von Bedeutung ist — weder mit retardiertem Mononitrat, noch mit den hochdosierten ISDN-Präparaten gegeben.

Retardpräparate der Nitrate des Isosorbids sind daher keine therapeutischen Notwendigkeiten. Sie beruhen vielmehr auf heute als nicht zutreffend erkannten theoretischen Voraussetzungen, bergen darüberhinaus Gefahren und können in Beantwortung der thematischen Frage dieser Abhandlung als Modetrend bezeichnet werden, der zudem im internationalen Vergleich vorwiegend im deutschsprachigen Raum grassiert.

Literatur

[1] Frydman, A., Levenson, J., Simon, A., Safar, M., Bieder, A., Bertharion, J., Gaillor, J. (1982), Pharmacocinetique du dinitrate d'isosorbide. Nouv. Presse Med. **11**: 2049–2056.

[2] Platzer, R., Reutemann, G., Galeazzi, R. L. (1982), Pharmacokinetics of intravenous isosorbide-dinitrate. J. Pharmacokinet. Biopharm. **10**: 575–585.

[3] Taylor, T., Chasseaud, L. F., Doyle, E., Bonn, R., Darragh, A., Lambe, R. F. (1982), Isosorbide dinitrate pharmacokinetics. Arzneimittelforsch/Drug Res. **32**: 1329–1333.

[4] Morrison, R. A., Wiegand, U. W., Jähnchen, E., Höhmann, M. D., Bechthold, H., Meinertz, T., Fung, H. L. (1983a), Isosorbide dinitrate kinetics and dynamics after intravenous, sublingual, and percutaneous dosing in angina. Clin. Pharmacol. Ther. **33**: 747–756.

[5] Fung, H. L., Sutton, C. and Kamiya, A. (1985), Vascular pharmacokinetics of nitrates. In: J. N. Cohn and R. Rittinghausen (eds.) Mononitrates (International Boehringer Mannheim Symposia, Montreux 1984), Springer-Verlag Berlin, Heidelberg, New York, Tokyo, 67–72.

[6] Abshagen, U. (1985a), Pharmacokinetics of ISDN, sustained-release ISDN, and IS-5-MN. In: J. N. Cohn and R. Rittinghausen (eds.) Mononitrates (International Boehringer Mannheim Symposia, Montreux 1984), Springer-Verlag Berlin, Heidelberg, New York, Tokyo, 53–56

[7] Spörl-Radun, S., Betzien, G., Kaufmann, B., Liede, V., Abshagen, U. (1980), Effects and pharmacokinetics of isosorbide dinitrate in normal man. Eur. J. Clin. Pharmacol. **18**: 237–244.

[8] Assinder, D. F., Chasseaud, L. F., Taylor, T. (1977), Plasma isosorbide dinitrate concentrations in human subjects after administration of standard and sustained-release formulations. J. Pharm. Sci. **66**: 775–778.

[9] Laufen, H., Scharpf, F., Bartsch, G. (1978), Improved method for the rapid determination of isosorbide dinitrate in human plasma and its application in pharmacokinetic studies. J. Chromatogr. **146**: 457–464.

[10] Chasseaud, L. F., Taylor, T. (1980), Plasma concentrations and comparative bioavailability of isosorbide dinitrate after sublingual, oral or cutaneous doses to human subjects. In: Rudolph, W., Schrey, A. (eds.), Nitrate II. Urban and Schwarzenberg, Munich, Vienna, Baltimore, 22.

[11] Abshagen, U., Betzien, G., Endele, R., Kaufmann, B., and Neugebauer, G. (1985b), Pharmacokinetics and metabolism of isosorbide-dinitrate after intravenous and oral administration. Eur. J. Clin. Pharmacol. **27**: 637–644.

[12] Steinbach, D. und Müller, H. (1978), Untersuchungen zur Dosierungsgenauigkeit und Wirkstoff-Freisetzung von Isosorbiddinitrat-Retardpräparaten. Pharmazeutische Zeitung Nr. 12: 475–480.

[13] Gladigau, V., Neurath, G., Dünger,M., Schnelle, K., Johnson, K. I. (1981), Plasma levels of isosorbide dinitrate and its main metabolites following oral administration of two sustained release formulations in normal man. Arzneimittelforsch./Drug Res. 31: 835–840.

[14] Geigenberger, A., Degen, J., Maier-Lenz, H. (1982), Vergleichende Pharmakokinetik und Bioverfügbarkeit von Isosorbiddinitrat und seiner Metaboliten 5- und 2-Isosorbidmononitrat aus zwei Retardpräparaten. Arzneimittelforsch/Drug Res. 32: 1138–1140.

[15] Rietbrock, N., Knoll, J., Merz, P.-G., Menke, G. (1985), Bioverfügbarkeit von Isosorbiddinitrat und Isosorbid-5-Mononitrat unter steady-state-Bedingungen. Dtsch. med. Wschr. (im Druck).

[16] Mannebach, H., Ohlmeier, H., v. Möllendorf, E., Gleichmann, U., Abshagen, U. (1981), Steady-state Kinetik von Isosorbid-5-Mononitrat bei Patienten mit koronarer Herzkrankheit. Med. Welt 32: 517–520.

[17] Fung, H. L., Parker, J. O. (1983), Prolonged plasma half-life after oral isosorbide dinitrate in patients with angina pectoris. Br. J. Clin. Pharmacol. 15: 746–748.

[18] Fung, H. L., McNiff, E. F., Ruggirello, D., Darke, A., Thadani, U., Parker, J. O. (1981), Kinetics of isosorbide dinitrate and relationships to pharmacological effects. Br. J. Clin. Pharmacol. 11: 579–590.

[19] Shane, S. J., Iazzetta, J. J., Chisholm, A. W., Berka, J. F., Leung, D. (1978), Plasma concentrations of isosorbide dinitrate and its metabolites after chronic high oral dosage in man. Br. J. Clin. Pharmac. 6: 37–41.

[20] Bruyneel, K., Rosseel, M. T., Bogaert, M. G. (1982), Plasma concentrations of isosorbide dinitrate and mononitrates after acute and chronic oral administration of isosorbide dinitrate in man. Arzneimittelforsch/Drug Res.

[21] Morrison, R. A., Wiegand, U. W., Jähnchen, E., Höhmann, D., Kasper, W., Meinertz, T., Fung, H. L. (1983b), Hepatic extraction of isosorbide dinitrate in cardiac patients. Clin. Pharmacol. Ther. 34: 724–731.

[22] Taylor, T., Chasseaud, L. F., Major, R., Doyle, E. (1981). Isosorbide-5-mononitrate pharmacokinetics in humans. Biopharm. Drug Dispos. 2: 255–263.

[23] Bogaert, M. G., Rosseel, M. T. (1983), Fate of orally given isosorbide dinitrate in man: factors of variability. Z. Kardiol. 72: 11–13.

[24] Thadani, U., Darke, A. C., Fung, H. L., Parker, J. O. (1980a), Dose response and duration of action of oral isosorbide dinitrate (ISDN) during sustained therapy in angina pectoris. Am. J. Cardiol. 45: 478.

[25] Thadani, U., Fung, H. L., Darke, A. C., Parker, J. O. (1980b), Oral isosorbide dinitrate in the treatment of angina pectoris. Dose response

relationship and duration of action during acute therapy. Circulation 62: 491–502.

[26] Thadani, U., Manyari, D., Parker, J. O., Fung, H. L. (1980c), Tolerance to the circulatory effects of oral isosorbide dinitrate. Its rate of development and cross tolerance to glyceryl trinitrate. Circulation 61: 526–535.

[27] Abshagen, U., Betzien, G., Endele, R., Kaufmann, B. (1981a): Pharmacokinetics of intravenous and oral isosorbide-5-mononitrate. Eur. J. Clin. Pharmacol. 20: 269–275.

[28] Abshagen, U., Demmer, F. (1981): Vorteile und Probleme von Retardpräparaten. Med. Klin. 76: 484–490.

[29] Luckow, V., Jansen, W., Osterspey, A. (1984), Pharmakokinetik von Isosorbid-5-Mononitrat nach Gabe einer neuartigen Retardformulierung. Herz/Kreisl. Sonderausgabe: Neue Aspekte, 62–65.

[30] Taylor, T., Major, R. M., Leaf, F. C., Cook, S. C., Chasseaud, L. F., Darragh, A. und Lambe, R. F. (1984), Freisetzung von Isosorbid-5-Mononitrat aus Retard-Formulierungen. Arzneim.Forsch./Drug Res. 34 (II): 1584–1587.

[31] Abshagen, U., Spörl-Radun, S., Betzien, G., Kaufmann, B., Endele, R. (1981b): Pharmakokinetik, Wirkung und Verträglichkeit von Isosorbiddinitrat und Isosorbid-5-Mononitrat bei gesunden Versuchspersonen. Med. Welt 32/14a: 508–516.

[32] Reifart, N., Bussmann, W. D., Schirmer, M., Kaltenbach, M. (1981), Hämodynamische Wirksamkeit, Wirkdauer und Pharmakokinetik von 80 mg Isosorbid-5-Mononitrat bei frischem Herzinfarkt. Med. Welt 32: 540–542.

[33] Blasini, R., Reiniger, G., Brügmann, U., Rudolph, W. (1984), Vermeidung einer Toleranzentwicklung unter Isosorbiddinitrat durch Intervalltherapie. Herz 9: 166–170 (Nr. 3).

[34] Jansen, W., Tauchert, M., Osterspey, A., Hombach, V., Fuchs, M. and Hilger, H. (1983), Long-term treatment of patients with coronary heart disease using isosorbide dinitrate, nifedipine and molsidomine. Z. Kardiol. 72, Suppl. 3: 203–210.

[35] Reiniger, G., Blasini, R., Brügmann, U., Rudolph, W. (1984), Toleranzentwicklung hinsichtlich der antiischämischen Wirkung von Isosorbiddinitrat bei regelmäßiger, mehrfach täglicher Verabreichung. Herz 9: 146–152.

[36] Thadani, U., Fung, H. L., Darke, A. C., Parker, J. O. (1982), Oral isosorbide dinitrate in angina pectoris: comparison of duration of action and dose-response relation during acute and sustained therapy. Am. J. Cardiol. 49: 411–419.

[37] Rennhak, U., Riebesel, T., and Biamino, G. (1985), A double-blind cross-over study of the effectiveness and possible development of tolerance during long-term therapy with isosorbide-5-mononitrate or isosorbide dinitrate slow release in coronary artery disease. In: J. N. Cohn and R. Rittinghausen (eds.), Mononitrates (International Boehringer Mannheim Symposia, Montreux 1984), Springer-Verlag Berlin, Heidelberg, New York, Tokyo, 147–153.

[38] Jansen, W., Tauchert, M., Osterspey, A., and Hilger, H. H. (1985), Comparison of the hemodynamic effects of various doses of isosorbide-5-mononitrate following single-dose and long-term administration in patients with coronary heart disease. In: J. N. Cohn and R. Rittinghausen (eds.), Mononitrates (International Boehringer Mannheim Symposia, Montreux 1984), Springer-Verlag Berlin, Heidelberg, New York, Tokyo, 171—187.

[39] Müller, G., Überbacher, J. H., Glocke, M. (1983), Koronartherapeutische Wirksamkeit von niedrig dosiertem IS-5-MN im Vergleich zur Kombination IS-5-MN + Metipranolol and Plazebo. Med. Welt 34: 321—327.

[40] Ohlmeier, H., Mertens, H. M., Mannebach, H., and Gleichmann, U. (1985a). Tolerance and Rebound Phenomena in Nitrate Therapy. In: J. N. Cohn and R. Rittinghausen (eds.), Mononitrates (International Boehringer Mannheim Symposia, Montreux 1984), Springer-Verlag Berlin, Heidelberg, New York, Tokyo, 107—123.

[41] Schneider, W., Wietschorek, A., Bussmann, W. D., Kaltenbach, M. (1983), Sustained antianginal efficacy of oral high-dose isosorbide dinitrate in patients with coronary heart disease. Z. Kardiol. Suppl. 3, 72: 259—267.

[42] Needleman, P., (1975), Biotransformation of organic nitrates. In: Needleman, P. (ed.), Organic Nitrates, Springer-Verlag Berlin, Heidelberg, New York, (Handbook of experimental pharmacology), Vol. 40, 57—95.

[43] Needleman, P., Lang, S., Johnson, E. M. jr., (1972), Organic Nitrates: Relationship between biotransformation and rational angina pectoris therapy. J. Pharmacol. Exp. Ther. 181: 489—497.

[44] Aronow, W. S. (1975), Use of nitrates as antianginal agents. In: Needleman (ed.), Organic Nitrates, Springer-Verlag Berlin, Heidelberg, New York (Handbook of experimental pharmacology), Vol. 40, 163—174.

[45] Silber, S., Krause, K., Garner, Ch., Theisen, K., Jahrmärker, H. (1983), Anti-ischemic effects of an 80 mg tablet of isosorbide dinitrate in sustained-release form before and after 2 weeks treatment with 80 mg once daily or twice daily. Z. Kardiol. Suppl. 3, 72: 211—217.

[46] Ohlmeier, H., Mertens, H., Möller, M., Mannebach, H., Gleichmann, U. (1985b), Akut- und Langzeitwirkung hochdosierter Einmal-Therapie mit 120 mg retardiertem Isosorbiddinitrat. Z. Kardiol. Suppl. 3, 74: 82 (abstract P295).

[47] Rudolph, W., Dirschinger, J., Kraus, F., Blasini, R., Reiniger, G., Hall, D. (1984), Behandlung der Angina pectoris mit Nitraten. Med. Klin. 79: 564—569.

[48] Silber, S. (1985), Clinical relevance of nitrate tolerance. In: Mononitrates (International Boehringer Mannheim Symposia, Montreux (1984), J. N. Cohn, and R. Rittinghausen (eds.), Springer-Verlag Berlin, Heidelberg, New York, Tokyo 130—146.

[49] Schang, St. J., Pepine, C. J. (1977), Transient asymptomatic S-T segment depression during daily activity. Am. J. Cardiol. 39: 396—402.

[50] Cohn, P. F., Harris, Ph., Barry, W. H., Rosati, R. A., Rosenbaum, P., Waternaux, Ch. (1981), Prognostic importance of anginal symptoms in angiographically defined coronary artery diease. Am. J. Cardiol. 47: 233—237.

[51] Cohn, P. F. (1983), Silent myocardial ischemia: To treat or not to treat. Hospital Practice 125—136.

[52] Cohn, P. F. (1985), Myocardial ischemia without angina: Clinical picture and recognition. In: Diagnosis of myocardial ischemia in man (symposium) Pisa, in press. (abstract 8).

[53] Cocco, G., Braun, S., Strozzi, C., Leishman, B., Chu, D., Rochat, N. (1982), Asymptomatic myocardial ischemia in patients with stable and typical angina pectoris. Clin. Cardiol. 5: 403—408.

[54] Deanfield, J., Fox, K., Ribeiro, P., Crean, P., Chierchia, S., Maseri, A. (1982), Instability of "stable angina pectoris", Circulation 66 Suppl. II: 17.

[55] Nademanee, K., Intarachot, V., Singh, B. (1983), Compact analog Holter analysis of transient myocardial ischemia in exercise-induced angina. A significant technique for monitoring and guiding anginal therapy (abstract) Circulation 68, suppl. III: 409.

[56] Parodi, O., Marzullo, P., Neglia, D., Marcassa, C. (1985), Clinical application of monitoring techniques: Radioisotopic techniques. In: Diagnosis of myocardial ischemia in man (symposium) Pisa, in press. (abstract 22)

[57] Bertrand, M. E. (1985), Angiographic findings during transient myocardial ischemia (1985), Diagnosis of myocardial Ischemia in man (Symposium), Pisa, in press. (contribution 31)

[58] Waters, D. D. (1985), Problems related to the detection of myocardial ischemia caused by coronary vasospasm. In: Diagnosis of myocardial ischemia in man (symposium) Pisa, in press. (abstract 25)

[59] Kaski, J. C., Sykora, J., Rodriguez-Plaza, L., Ratcliffe, D., Stanbridge, R., Taylor, K., Maseri, A. (1985). Asymptomatic episodes of ST segment depression during Holter monitoring disappear after successful coronary bypass. In: Diagnosis of myocardial ischemia in man (symposium) Pisa, in press. (poster 16)

[60] Novo, S., Alaimo, G., Giordano, U., Strano, A. (1985), Asymptomatic episodes of ischaemia with and without heart rate changes in patients with effort angina pectoris. In: Diagnosis of myocardial ischemia in man (symposium), Pisa, in press. (poster 26)

[61] Thadani, U., Hamilton, S., Teague, S., Brady, D., White, B. (1985), Slow release isosorbide-5-mononitrate in angina pectoris: Rapid development of tolerance to antianginal effects. In: Cardiovascular Pharmacotherapy, Int. Symposium 1985, Genf, Abstract 562.

[62] Blasini, R., Brügmann, U. , Mannes, A., Froer, K. L., Hall, D., Rudolph, W. (1980), Wirksamkeit von Isosorbiddinitrat in retardierter Form bei Langzeitbehandlung. Herz 5: 298—305.

[63] Weidemann, H., Schuon, J. and Schober, B. (1983), Hemodynamic measurements and exercise testing to assess the development of tolerance against slow release isosorbide dinitrate. Z. Kardiol. 72, Suppl. 3: 229—232.

[64] Kenedi, P. and Giebeler (1983), Antianginal efficacy of long-term nitrate therapy. Z. Kardiol. 72, Suppl. 3: 233—238.

[65] Ignarro, L. J., Kadowitz, P. J., Baricos, W. H. (1981), Evidence that regulation of hepatic guanylate cyclase activity involves interactions between catalytic site-SH groups and both substrate and activator. Arch. Biochem. Biophys. 2: 75—86.

[66] Abshagen, U. (1985c), Organic Nitrates. In: Handbook of Experimental Pharmacology, Vol. 76 (Ed. U. Abshagen), Springer-Verlag Berlin, Heidelberg, New York, Tokyo, 287—364.

[67] Neuhaus, R. (1985), Untersuchung zur therapeutischen Äquivalenz von IS-5-MN and ISDN retard. Vorgetragen in: 3. Mononitrat-Workshop. Kronberg, März 84 (nach Angaben des Autors: Publikation in Vorbereitung).

[68] Steinorth, G., Seidel, U., Glocke, M., Überbacher, H. J. (1985), Zur koronartherapeutischen Wirksamkeit von IS-5—MN und ISDN retard. Med. Welt 36: 359—366.

Diskussion

Rietbrock
Vielleicht darf ich zwei Punkte nochmals hervorheben. Der erste ist die geringe Bioverfügbarkeit des ISDN. Ein großer Teil der Substanz wird vollständig denitriert, so daß von der Ausgangssubstanz und den beiden Mononitraten nur etwa 50 % übrigbleiben. Und der zweite Punkt: Ist ISDN oder das 5-MN tatsächlich die wirksame Substanz bei Dauertherapie?

Schneider
In Ihrem Vortrag wurden m.E. Hämodynamik und klinische Wirksamkeit vermischt, und zwar nach einem gewissen Selektierungsprinzip. Ich meine, man kann sicher vieles conclusiv darstellen, wenn man eine entsprechende Selektion trifft. Wir alle, die wir uns in klinischen Institutionen um Dosis-Wirkungs-Beziehungen und um Toleranz mühen und in einem ernsthaften Dialog stehen, können eigentlich nicht froh sein, wenn uns etwas pseudo-conclusiv vermittelt wird. Das betrifft auch die terminologischen Ungenauigkeiten.

Abshagen
Ich verstehe die von Ihnen zum Vorwurf gemachte Vermischung von hämodynamischen und antiischämischen Wirkparametern nicht. Es wurde in fast allen Studien, die ich gezeigt habe, beides gemessen und klar ausgewiesen. Sie wissen, wenn Sie vor der schwierigen Aufgabe stehen, in 45 Minuten ein Übersichtsreferat zu halten, dann werden Sie zwangsläufig zu verkürzten Darstellungen gezwungen. Dieses war weder eine Selektion noch eine Böswilligkeit.

Schneider
Nein, Böswilligkeit, das ist sicher auch nicht richtig. Aber es ist so, wenn Sie z.B. symptomlimitierte Belastungen nehmen, wird man andere Trennschärfen bekommen, als wenn man das von uns verwandte Modell benutzt. Und Sie haben gesagt, nach einer Woche habe Thadani keine Dosis-Wirkungs-Beziehung mehr feststellen können. Das stimmt so nicht. Er benutzte als Parameter bei der Ergometrie die Zeit bis zum Auftreten einer leichten Angina pectoris. Nach einer Woche waren die zeitlichen Abstände zwischen den einzelnen Dosen sehr klein, und er konnte zwischen den einzelnen Dosen nicht mehr statistisch genau differenzieren. Weder war die Wirkung verschwunden, noch war jegliche Dosis-Wirkungs-Beziehung aufgehoben, sondern sie war schwächer bzw. die Wirkungsdauer war verkürzt. Wir benutzten die Summe der ST-Streckensenkung, Thadani die Belastungszeit. So kann man bei chronischen Versuchen zu unterschiedlichen Ergebnissen kommen.

Abshagen
Das ist gar keine Frage.

Rietbrock
Ich muß Herrn Abshagen in diesem Punkt unterstützen. Die Veränderungen in der Untersuchung von Thadani lagen praktisch mehr oder weniger zusammen. Es war wirklich keine Dosis-Wirkungs-Beziehung mehr ableitbar; dieses sagte er auch selbst in der Diskussion.

Abshagen
Und ich erinnere mich sehr wohl, daß ich gesagt habe, die Wirkung war partiell abgeschwächt, die Wirkungsdauer war von etwa 8 h auf 2—4 h verkürzt.

Rietbrock
Wie fluktuieren die Serumkonzentrationen der Nitrate unter der Therapie? Verschwinden die Fluktuationen, wenn ich ISDN oder IS-5-MN retardiere?

Silber
Ich glaube, in einem Punkt sind wir uns wirklich einig: daß wir fluktuierende Spiegel wollen. Die Frage ist, wie oft gebe ich retardierte Dosen. Hohe Dosen, in retardierter Form, zweimal täglich, morgens und abends, führen zu konstanten Spiegeln und zum Wirkungsverlust. Wenn ich die Dosis nur einmal täglich gebe, ist das nicht der Fall.

Wenn man die Daten von Rudolph und Ohlmeier und
unsere zusammen nimmt, so gibt es durchaus Patienten, die von einer einmaligen täglichen Gabe profitieren, und es gibt solche, die eben nicht davon profitieren. Wir empfehlen hohe Einmaldosen, überprüfen die
Wirkung im Belastungs-EKG oder fragen die Patienten
nach ihrem Befinden. Wenn die Patienten das Gefühl
haben, daß sie mit dieser hohen Einmaldosis nicht
auskommen, dann gehen wir auf das 8 Uhr- bis 14 Uhr-
Regime zurück und sehen dabei insgesamt gute Erfolge.
Das therapie-arme Intervall nachts muß erhalten bleiben.

Abshagen
Das ist die Frage.

Rietbrock
Wer entscheidet über eine chronische Therapie? Ist es
der Kliniker aufgrund der Momentaufnahme während
des stationären Aufenthalts des Patienten oder der
Arzt draußen?

Abshagen
Der Konsens sollte sicherlich darin bestehen, daß, zumindest bei einer wissenschaftlichen Diskussion, ein
niedrig dosiertes Therapieregime mit nicht-retardiertem ISDN oder 5-Mononitrat zu einer sicheren antiischämischen Wirksamkeit führt, die auch bei chronischer Therapie erhalten bleibt. Wenn ich z. B. mit
3×20 mg ISDN oder 2×20 mg 5-Mononitrat,
beide in nicht-retardierter Form, vernünftig therapieren kann und mir auch der Patient sagt, er kommt
damit aus, und das ist in der Mehrzahl der Patienten
mit diesem Dosisregime der Fall, welche rationalen
Argumente haben Sie dann, auf eine Retard-For-
mulierung mit den unbestreitbar inhärenten Pro-
blemen überzugehen?

Silber
Es besteht bei den meisten Konsens, daß man ein
therapie-freies Intervall braucht. Rudolph empfiehlt
die einmal 120 mg-Dosierung und nennt dieses die einzige gesicherte Therapieform. Man kann dazu stehen
wie man will. Die Frage ist zunächst, ob man hohe
Dosen braucht oder niedrige Dosen, wobei hohe Dosen in Retard-Form ja nicht unbedingt heißen muß,
daß sehr hohe Spiegel vorliegen, sondern diese über
längere Zeit bestehen. Die hohen Einmaldosen, die wir
propagieren, sind doch nicht dazu da, um eine noch
stärkere Wirkung, sondern um eine längere Wirkung
über den Tag zu erzielen.

Abshagen
Sie haben Rudolph angeführt, was mehr oder minder
geglaubt wird, nämlich daß man ein Nitrat-freies Intervall braucht, um die Toleranz zu vermeiden. Dem
ist nicht so. Entscheidend ist die in der Zeiteinheit
sich ändernde Serumkonzentration, nämlich die
Fluktuation der Spiegel. Wir haben das heute früh
schon andiskutiert. Bei fast oder komplett toleranten
Patienten unter ISDN läßt sich mit sublingualem
Trinitroglyzerin noch ein Effekt erzielen. In einer von
Müller doppelblind durchgeführten, placebo-kontrollierten Studie mit 3×20 mg 5-MN, Placebo oder
5-MN und β-Blocker wurde nach 10 1/2 h, d. h. am
Morgen vor der nächsten Dosis, auch nach 14 Tagen

Behandlung noch ein hoch signifikanter Effekt, und
zwar bei allen gemessenen Ischämieparametern,
beobachtet.

Meinertz
Der Differentialquotient der Plasmakonzentrationsän-
derung ist plausibel für die Toleranzentwicklung am
Menschen, aber keineswegs bewiesen. Das ist eine
Hypothese.

Abshagen
Ja, das ist eine Hypothese, aber eine plausible Hypothese. Es ist bewiesen, daß ich unter einer kontinuierlichen Therapie mit nicht-retardiertem 5-MN oder
ISDN nach einer 14tägigen Periode einen eindeutigen
und signifikanten antiischämischen Effekt nachweisen
kann. Dazu gibt es Daten, die ich für vernünftig halte
und die ich vorgestellt habe. Damit gerät die Forderung nach einem Nitrat-freien Intervall in der Nacht,
oder wie manche schon sagen, übers Wochenende,
doch sehr ins Wanken.

Rietbrock
Wie kommt es eigentlich, daß über Jahrzehnte Dosen
von 20, 30, 40, bis maximal 80 mg täglich gegeben
wurden, aber seit einigen Jahren wesentlich höher
dosiert wird mit retardierten Formen von ISDN,
nämlich 120, 240 bis maximal 480 mg täglich? Ich
finde dafür bis heute keine Erklärung.

Kreuzer
Herr Rietbrock, ich würde zunächst gern mit Herrn
Abshagen diskutieren. Herr Abshagen, ich glaube wir
machen einfach zu viele Prämissen. Herr Rietbrock
sieht es als erwiesen an, daß die Toleranz etwas zu tun
hat mit gleichbleibenden Spiegeln. Ich frage Sie wirklich, woher Sie das alles wissen. Ich gehe noch weiter
und frage, ist das denn mit den SH-Gruppen wahr?
Kein Mensch hat gezeigt, daß es so ist. Ich wollte
auf Ihre Conclusion eingehen. Sie gehen davon aus,
daß in Analogie zu dem was Herr Rudolph gesagt hat,
mit 3×20 mg ISDN oder Mononitrat eine gute antiischämische Wirkung zustande zu bringen ist, wobei
wir alle, wie das Karnickel auf die Schlange, auf die
Toleranzentwicklung starren. Es hat niemand gefragt
— Sie haben es im Nebensatz gesagt — wie es denn mit
der morgendlichen „silent ischemia" ist? Und damit
komme ich ein bißchen auf das, was Herr Rietbrock
mich gefragt hat. Sie tun ja jetzt alle so, als wäre die
langsame Dosissteigerung für organische Nitrate etwas, was sich alle Kliniker von einer geschäftstüchtigen
Pharmaindustrie hätten aufs Auge drücken lassen.

Rietbrock
Das muß ich primär annehmen.

Kreuzer
Also, wir lassen uns ja vieles aufs Auge drücken, aber
so weltweit glaube ich, bei aller Geschicklichkeit der
Pharmaindustrie, eigentlich doch nicht. Und es war ja
sicher sehr geschickt ausgedrückt, daß sich nun alle
Kliniker zu so steigenden Dosen bereiterklärt haben.

Rietbrock
Nicht alle Kliniker. Es gibt ja auch Kliniker und
niedergelassene Ärzte die niedrig dosieren.

Kreuzer
Wenn Sie drei Jahre zurückgehen, dann gibt es eigentlich sehr wenige, die niedrig dosiert haben.

Rietbrock
Es gibt in der Bundesrepublik eigentlich nur wenige Ärzte, die diese hohen Dosen propagiert haben.

Kreuzer
Wir alle haben steigende Dosen in den letzten Jahren gegeben. Wir sind mit den Dosen hochgegangen, weil wir mit den niederen Dosen nicht zufrieden waren. Und das wäre mein Hauptkritikpunkt, Herr Abshagen. Wir können nicht so tun, als wären 2 x 20 mg IS-5-MN nun in der Tat flächendeckend über 24 Stunden. Das ist doch einfach nicht wahr. Wenn Sie sagen, die Retardierung ist einfach falsch verstanden worden oder man glaubte damals den Needleman'schen Untersuchungen, so ist die Sache ganz sicher so einfach nicht.

Abshagen
Das war der Ausgangspunkt der Retardierung.

Kreuzer
Das war zwar der Ausgangspunkt. Wir hatten aber ein echtes klinisches Bedürfnis, die Patienten über 24 Stunden abzudecken.

Abshagen
Das haben wir heute noch.

Kreuzer
Gut. Es gibt, wenn ich es jetzt sehe, kein einziges Konzept, so wie Sie es vorgetragen haben, nach dem das möglich ist. Auch nicht mit der zweimal verabfolgten Dosis. Denn von der Wirkdauer her kann das gar nicht sein, daß Sie, wenn Sie morgens und mittags Mononitrat oder Dinitrat geben, am nächsten Morgen noch eine Wirkung haben!

Abshagen
Sie beziehen sich auf Blasini und Rudolph, wo früh um 8 Uhr und um 13 Uhr ISDN gegeben wurde. Ich hatte kritisch gefragt, ob denn hier in der Nacht oder in den frühen Morgenstunden noch mit einem sicheren antiischämischen Effekt gerechnet werden könnte. Dieses Problem ist mir durchaus bewußt. Kürzlich wurde in Genf eine Studie vorgestellt, nach der noch 14 Stunden nach 2 x 20 mg 5-MN eine antiischämische Restwirkung erhalten war. Ein erstaunlicher Befund. Unstrittig ist, daß nach 3 x 20 mg IS-5-MN noch Konzentrationen von etwa 130 ng/ml am Ende des Dosierungsintervalls bestimmt worden sind, Konzentrationen, die auch unter chronischer Therapie eine sichere antiischämische Wirkung haben. Es ist keinesfalls ein geschriebenes Gesetz, daß Sie eine Nitratfreiheit erreichen müssen.

Rietbrock
Aber ich habe nur noch eine Frage an Herrn Kreuzer. Sollten wir nicht bei 3 x 20 mg ISDN am Tag bleiben, oder sollten wir morgens um 8,00 und mittags um 13 Uhr oder 14 Uhr die entsprechende ISDN-Dosis verabfolgen?

Kreuzer
Ich werde ISDN ganz bestimmt nicht zweimal täglich geben. Ich würde bei dem bleiben, was ich bisher auch getan habe. Ich will die Diskussion wirklich nicht unnötig verlängern, aber wissen Sie, es gibt eine ganze Reihe von ernsthaften Leuten, nicht nur in Deutschland, sondern auch außerhalb Deutschlands, in den Vereinigten Staaten, die dem Toleranzbegriff eine sehr viel geringere Bedeutung beimessen. Ich glaube manchmal wirklich, daß es bei den Schemata der Dosierung keine ganz logischen Überlegungen mehr sind. Warum gebe ich dem Patienten nicht den ganzen Tag über Nitrate und abends einen Kalziumantagonisten? Ich muß nochmals sagen, die Toleranz wird hier so dargestellt, als sei sie ein gesichertes Phänomen. Das würde ich abschließend etwas in Frage stellen.

Nitroglycerinpflaster: Modetrend oder therapeutische Notwendigkeit?

P. Imhof, Ph. Müller

1 Modetrend?

Die Frage ist durchaus berechtigt, ob die Medizin mit der „Pflastertherapie" von einem Modetrend heimgesucht oder eventuell sogar bereichert worden ist. Charakteristisch für eine Modeströmung ist die *Neuartigkeit* und *Attraktivität,* aber auch die *rasche* und oft sogar stürmische *Ausbreitung* der zugrundeliegenden Idee. Für die Nitroglycerinpflaster, d. h. die transdermalen therapeutischen Systeme (TTS) zur perkutanen Verabreichung von Nitroglycerin (NTG) treffen diese drei Charakteristika in hohem Maße zu. Mode bedeutet aber auch *Vergänglichkeit, Kurzlebigkeit.* Seit der Einführung der ersten Nitroglycerinpflaster vor mehr als 3 Jahren lassen sich jedoch noch keinerlei Anzeichen einer Ermüdung der „Pflasterträger" und ihrer behandelnden Ärzte erkennen. Dennoch ist nicht anzunehmen, daß das ärztliche Handeln in Zukunft ganz von Transdermalsystemen oder von anderen "advanced drug delivery systems" gekennzeichnet oder gar beherrscht sein wird. Allerdings hat bereits jetzt eine rasche Ausbreitung und Weiterentwicklung des transdermalen Konzepts mit verschiedenen Technologien und diversen anderen Wirksubstanzen wie Isosorbiddinitrat, Scopolamin, Clonidin und Östrogen eingesetzt und es steht auf Grund der bisherigen Erfahrungen außer Zweifel, daß — ob Modetrend oder nicht — die Transdermalsysteme nach dem Einpendeln zwischen enthusiastischer Befürwortung und völliger Ablehnung einen festen und wichtigen Platz auf der Palette der Therapeutika einnehmen werden.

2 Therapeutische Notwendigkeit?

Die Notwendigkeit, einem neuen therapeutischen Konzept Folge zu leisten, besteht immer dann, wenn damit im Vergleich zu der herkömmlichen, nicht voll befriedigenden Therapie eine *deutliche* Verbesserung der therapeutischen Wirksamkeit und Verträglichkeit, eine Vereinfachung des Behandlungsregimes oder eine Verbesserung der Wirtschaftlichkeit der Therapie erzielt werden kann.

Zur Technologie

Allein die Technologie des neuen Konzepts, die erlaubt, aus einem Speichersystem oder einem Reservoir über die Haut eine Wirksubstanz mit einer konstanten, durch das System selbst kontrollierten Menge pro Zeiteinheit, ähnlich wie mit einer intravenösen Infusion, direkt in den Kreislauf zu bringen, stellt an sich eine faszinierende Neuerung dar. Die Tatsache, daß dabei für Nitroglycerin der hepatische Erstpassageabbau umgangen wird, ist in der Vergangenheit möglicherweise etwas überbewertet worden, zeigen doch neuere Untersuchungen, daß dem Metabolismus von Nitroglycerin in der Leber eine eher untergeordnete Bedeutung zukommt [1]. Sicher ist, daß mit den Transdermalsystemen über viele Stunden weitgehend gleichbleibende und im Vergleich zu anderen Verabreichungsarten niedrige Nitroglycerinplasmakonzentrationen erzielt werden, womit die durch hohe Nitratplasmakonzentrationen oder rasche Plasmakonzentrationsanstiege verursachten Nebenwirkungen vermieden werden. Nitroderm® TTS ist durch eine die Freigaberate kontrollierende Membran vor einer vorzeitigen Wirkstofferschöpfung geschützt; durch den im System enthaltenen Überschuß an Wirksubstanz, der konstante Plasmakonzentrationen bis gegen 72 Stunden gewährleistet [2], wird die Therapiesicherheit erhöht, weil das Vergessen des Systemwechsels nach 24 Stunden Tragzeit außer einer eventuell vermehrten lokalen Hautrötung keine bekannten negativen Konsequenzen hat.

Ökonomische Aspekte

Es muß der forschenden Industrie zugebilligt werden, daß neue Technologien ihren Preis haben und demgemäß die Behandlung mit Transdermalsystemen auf den ersten Blick kostspieliger zu sein scheint als die herkömmliche Behandlung. Eine ökonomische Analyse des Kosten-Effektivitäts-Verhältnisses von Nitroderm® TTS wurde 1983 ist der Schweiz durchgeführt [3]. Es ging dabei um die Beantwortung der Frage, ob die Anwendung von Nitroderm® TTS in der Langzeitprophylaxe der Angina pectoris eine ökonomisch vertretbare Alternative zu den konventionellen Therapieformen darstelle. Die Studie analysierte alle meßbaren Aspekte der Nitroderm®-TTS-Therapie im Rahmen einer umfassenden Behandlung und Betreuung von 25 Angina-pectoris-Patienten. Obwohl das System beim reinen Präparatekostenvergleich zu oralen Nitraten teurer war, wurden die Mehrkosten durch Einsparungen auf anderen Sektoren mehr als aufgewogen: Nitroderm® TTS senkte im Vergleich zur bisherigen Behandlung die Zahl der Anfälle in ausgeprägterem Maße und reduzierte dementsprechend den Bedarf an begleitenden (unterstützenden) Medikationen, so daß unter dem Strich eine Gesamtkosten-Reduktion der antianginösen Therapie um ca. 20 % resultierte. Nicht berücksichtigt sind in dieser Studie die nicht quantifizierbaren positiven Auswirkungen der Pflastertherapie wie die Verbesserung der Lebensqualität, die Vereinfachung der Therapie für Patienten, die eine Vielzahl von verschiedenen Medikamenten einnehmen müssen, die Auswirkungen auf das psychische Wohlbefinden der Patienten durch die verminderte Erwartungsangst vor den schmerzhaften und subjektiv als bedrohlich erlebten Anfällen. Gerade der letztgenannte Faktor scheint durch die Pflastertherapie besonders gut beeinflußt zu werden.

Pharmakokinetik und Bioverfügbarkeit

Die noch vor wenigen Jahren nicht unbeträchtlichen Schwierigkeiten beim Nachweis von niedrigen Plasmakonzentrationen von TNG dürfen heute als weitgehend überwunden gelten. Mittels Gaschromatographie-Massenspektrometrie [4] oder Kapillar-Gaschromatographie mit "electron-capture detection" [5] sind mit ausgezeichneter Genauigkeit und Reproduzierbarkeit Bestimmungen bis hinunter zu Konzentrationen von 0.2 nmol/l entsprechend 50 pg/ml möglich. Die Heterogenität und Inkongruenz von publizierten Plasmakonzentrationen beruhen zu einem guten Teil auf der Nichtbeachtung von elementaren Regeln bei der Entnahme, Handhabung und Verarbeitung der Blutproben. Es darf nicht vergessen werden, daß Nitrate sehr flüchtig sind, rasch und ausgiebig an die verschiedensten Kunststoffmaterialien gebunden werden, eine Kontamination der Proben bei den verschiedenen Verarbeitungsschritten jederzeit möglich ist und NTG im Vollblut von Erythrozyten aufgenommen und mit einer Halbwertszeit von 6,2 – 6,7 Minuten [6, 7] abgebaut wird. Die Zeit von der Blutentnahme bis zur Abtrennung der Erythrozyten vom Plasma muß deshalb kurz und vor allem immer konstant gehalten werden. Ein weiteres Problem besteht darin, daß die Plasmakonzentrationen vom Ort der Blutentnahme abhängen: je weiter er vom NTG-Invasionsort entfernt ist, umso niedriger ist die NTG-Konzentration im Plasma [8–10]. Für die rasche Bindung von Nitraten an Gefäßwände – quantitativ mehr an die venösen als an die arteriellen – ist der Begriff des "first pass vascular uptake" geschaffen worden [11], der zusammen mit dem „hepatischen first pass effect" [12] und dem oben erwähnten Abbau in den Erythrozyten für das rasche Verschwinden von NTG aus dem strömenden Blut verantwortlich ist. In der Tat lassen sich im Plasmakompartiment nur 1,0–1,3 % der gesamten sich im Organismus befindenden NTG-Menge nachweisen [13, 14], und Untersuchungen von Fung [11], aber auch eigene Beobachtungen [15] legen die Vermutung nahe, daß für die Nitratwirkungen die Wirkstoffkonzentration in der Gefäßwand wohl ausschlaggebender ist als die Plasmakonzentration. Eine kürzlich publizierte Mitteilung von Curry [16] ergibt zudem Hinweise dafür, daß in liegender Stellung 3–4mal höhere Plasmakonzentrationen als bei Entnahme der Proben am sitzenden Probanden gemessen werden. Leider ist nicht untersucht worden, wie lange die Probanden liegen müssen, bis sich die Konzentrationen auf dem höheren Niveau eingependelt haben. All diese Tatsachen lassen klar erkennen, daß hier die üblichen pharmakokinetischen Regeln und Grundsätze nicht mehr vorbehaltlos angewendet werden können. Auch ist die niedrigste Plasmakonzentration von NTG, die noch eine antianginöse Wirkung entfaltet, nicht bekannt; sicher ist aber, daß sie wesentlich tiefer liegt als bislang angenommen und daß die immer wieder zitierte Grenze von 1,2 ng/ml entsprechend 5,3 nmol/l, die über Wirkung oder Nichtwirkung entscheiden soll, viel zu hoch liegt [17]. Trotz all dieser Probleme wäre es nun falsch, auf Nitroglycerinbestimmungen im Plasma zu verzichten. Sie sind nämlich die einzige Möglichkeit, verschiedene Therapieformen zu charakterisieren und zueinander in Beziehung zu setzen [18, 19], sofern die zu vergleichenden Daten unter identischen Bedingungen erhoben worden sind (Abb. 1).

Diese Zusammenstellung eigener Resultate zeigt deutlich, daß die NTG-Plasmakonzentrationen bei Applikation von Nitroderm® TTS mit einer Freigabefläche von 10 und 20 cm² wohl weitgehend konstant sind, jedoch unter den Konzentrationsspitzen liegen, wie sie mit sublingualer Applikation von 0,8 und 1,6 mg NTG erhalten werden.

Die Applikation von NTG Salbe entsprechend den Angaben im Packungsprospekt auf eine Hautfläche von 122 cm², ergab wesentlich höhere Konzentrationen, beträchtliche Fluktuationen und eine große inter- und intraindividuelle Variabilität. Armstrong [17] postulierte eine untere therapeutische Schwellendosis von 1,2 ng/ml. Ein Vergleich mit den eingezeichneten Spitzenkonzentrationen nach der sicher antianginös wirksamen s. l. Gabe von 0,8 respektive 1,6 mg NTG, aber auch die in der Zwischenzeit gemachten Erfahrungen mit niedrigdosiertem NTG machen diese nicht ausreichend belegte Behauptung völlig unhaltbar.

Die mit dem 10 cm² System, das 5 mg NTG/24 Std. an den Organismus abgibt, erzielten steady-state Plasmakonzentrationen liegen bei 0,16 ng/ml, entsprechend 0,7 nmol/l, die mit dem 20 cm² System (10 mg/24 Std.) erzielten Konzentrationen bei 0,25 ng/ml, entsprechend 1,1 nmol/l. Obwohl, wie an diesem Beispiel

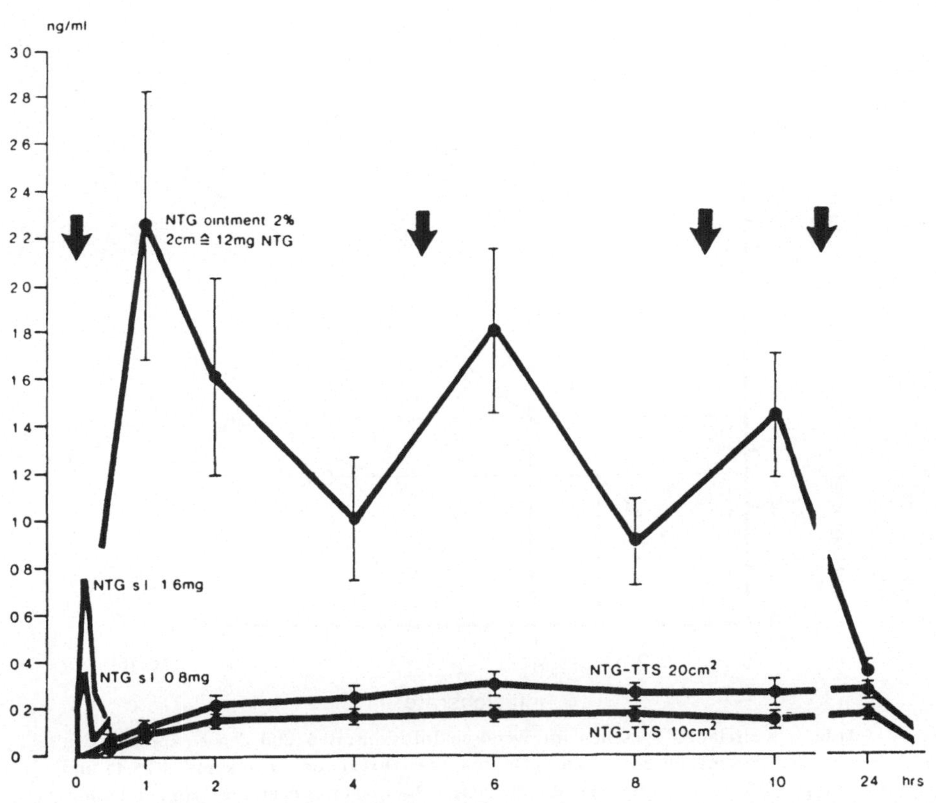

Abb. 1 Nitroglycerin-Plasmakonzentrationen (ng/ml) nach Applikation einer 2 %igen NTG-Salbe (↓ = 12 mg). NTG-Kapseln s. l. 0.8 und 1.6 mg und Nitroderm® TTS 5 und 10.

gezeigt, eine Verdoppelung der Dosis nicht zu einer Verdoppelung der Plasmakonzentrationen führen muß, besteht eine signifikante lineare Korrelation zwischen der Dosis, d. h. der Kontaktfläche mit der Haut, und den entsprechenden mittleren Plasmakonzentrationen; die Steigungen der Geraden waren jedoch intraindividuell signifikant verschieden (Abb. 2).

Auch bei Verdoppelung von intravenösen NTG-Dosen fanden wir in zwei Studien [14, 15] keine entsprechende Verdoppelung der Plasmakonzentrationen.

Aus Infusionen mit 4,8 und 10,6 μg/min bei denselben 6 gesunden Probanden im Rahmen einer Abklärung der Bioverfügbarkeit von Nitroderm TTS im Vergleich zur direkten Infusion [15] resultiert die in Abbildung 3 dargestellte Kurve, welche die Infusionsraten zu den entsprechenden medianen Plasmakonzentrationen von NTG im steady-state zueinander in Beziehung bringt. Auf diese intravenöse Eichkurve wurden die Plasmakonzentrationen abgetragen, welche bei denselben Probanden nach Nitroderm TTS 5 (10 cm^2) respektive Nitroderm

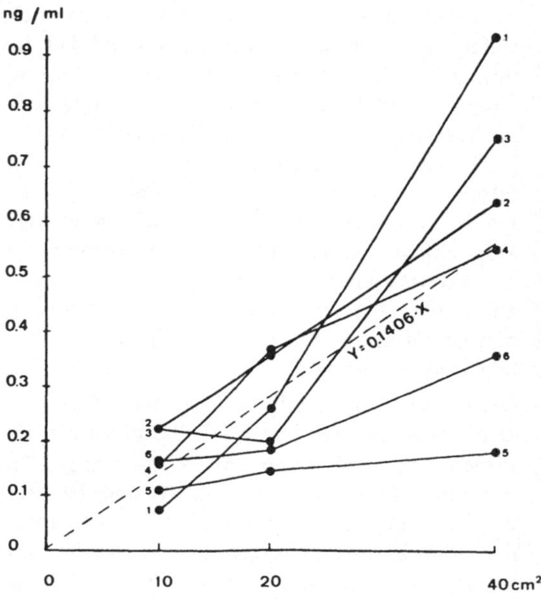

Abb. 2 Korrelation zwischen den individuellen mittleren Plasmakonzentrationen von NTG im steady-state (2—24 Std.) und der Hautkontaktfläche von 1, 2 und 4 Nitroderm® TTS 5; n = 6. Aus: Müller, P. et al. [19].

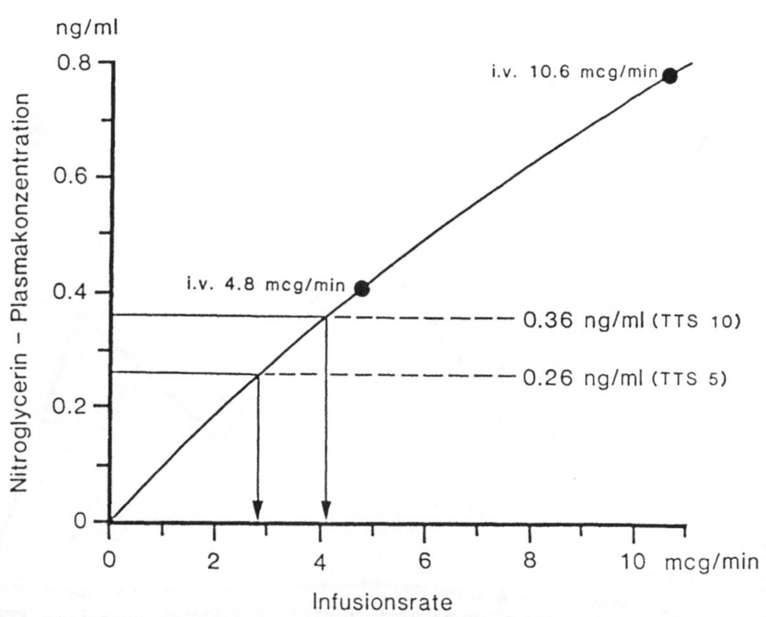

Abb. 3 Korrelation zwischen intravenösen Infusionsraten und den entsprechenden medianen Plasmakonzentrationen. Die mit zwei Dosen von Nitroderm® TTS (5 und 10 mg NTG/24 Std.) gefundenen medianen Plasmakonzentrationen sind auf diese Eichkurve abgetragen und zur Infusionsrate in Beziehung gesetzt. Jeder Punkt entspricht 30—36 Bestimmungen. Aus: Imhof, P. et al. [15].

TTS 10 (20 cm²) gemessen wurden. Dabei handelt es sich ebenfalls um steady-state Werte, die 17 Stunden nach Applikation der Systeme gemessen wurden. Mit dem kleinen System (5 mg/24 Std.) wurde eine Konzentration von 0,26 ng/ml, entsprechend 1,1 nmol/l, erreicht, das größere System (10 mg/24 h) ergab eine Konzentration von 0,36 ng/ml oder 1,6 nmol/l. Diese Nitroglycerinkonzentrationen entsprechen i. v. Infusionsraten von 2,8 respektive 4,1 µg/min, Infusionsraten, mit denen bereits eindeutige haemodynamische Wirkungen bei Gesunden [14, 15] und bei Kranken [20, 21] gesehen worden sind. Die von diesen Pflastern in vivo über 24 Stunden an den Körper abgegebene NTG Menge entsprach gemäß Rückanalyse der verbliebenen NTG-Restmenge in den Systemen einer transdermalen Abgaberate von 3,7 respektive 5,7 µg/min. Daraus läßt sich eine Bioverfügbarkeit des transdermal applizierten NTG im direkten Vergleich zur intravenösen Applikation von 75 % errechnen.

Soweit einige pharmakokinetische Aspekte, welche die einwandfreie Funktion von Nitroderm® TTS aufzeigen. Der Sinn von Plasmakonzentrationsbestimmungen liegt aber nicht nur in der pharmakokinetischen Profilierung der einzelnen Präparate und der Eruierung ihrer Bioverfügbarkeit, sondern auch in der Festlegung einerseits der minimalen Plasmakonzentration, die bei der Mehrzahl der Patienten eben noch eine anti-anginöse Wirkung entfaltet, und andererseits der Plasmakonzentration, bei welcher mit einer Toleranzentwicklung zu rechnen ist. In dieser Hinsicht bleibt noch sehr viel zu tun.

Besonderheiten der haemodynamischen Nitratwirkungen

Nitrate weisen für. den *venösen* und den *artiellen* Schenkel des Kreislaufs *unterschiedliche Dosiswirkungsbeziehungen* auf [18]. Im oberen Teil der Abbildung 4 sind Änderungen der venösen Dehnbarkeit in Beziehung zu den jeweiligen Plasmakonzentrationen dargestellt. Im unteren Teil wurde dasselbe mit den Änderungen der Fingerpulsmorphologie gemacht, die wir als Quotient a/b quantifizieren, wobei a der Höhe des systolischen Gipfels und b der Höhe der dikroten Welle am absteigenden Schenkel der Pulskurve entspricht. Diese Methode zur Erfassung von Nitrateffekten ist heute unbe-

stritten und gilt als Maß für Änderungen der arteriellen Compliance respektive des peripheren Widerstandes. Die Daten stammen aus Untersuchungen mit s. l. NTG und NTG-Salbe an gesunden Probanden. Es ist klar ersichtlich, daß eine praktisch maximale Venendilatation bereits mit niedrigen Nitratdosen erreicht wird: eine Dosiserhöhung führt auf der venösen Seite kaum mehr zu zusätzlichen Effekten, während auf der arteriellen Seite die Compliance in einem weiten Bereich dosisabhängig zunimmt, bzw. der periphere arterielle Widerstand abnimmt. Es ist jedoch zu beachten, daß den hier gezeigten Daten z. T. sehr hohe NTG-Dosen respektive Plasmakonzentrationen zugrundeliegen, und es ist im unteren Dosisbereich durchaus möglich, für die preload-bezogenen Parameter den steilen Anstieg der Dosis-Wirkungskurve zu erfassen, der jedoch schon bald in einen abgeflachten Verlauf übergeht. Aus der Arbeitsgruppe von Tauchert stammen die in Abbildung 5 gezeigten Befunde [22], welche diese charakteristische und deutlich abflachende Dosis-Wirkungsbeziehung der Nitrate nach Placebo und 4 Dosen von Isosorbid-5-Mononitrat in bezug auf den mittleren Pulmonalarteriendruck von Koronarpatienten sehr schön zeigen. Auch mit drei Dosen eines NTG-Pflasters konnte von Osterspey und Mitarb. [23] eine eindeutig dosisabhängige Reduktion der pulmonalarteriellen Drücke, jedoch kein wesentlicher Effekt auf die Nachlast-bezogenen Parameter gezeigt werden. Mit Hilfe der Fingerpulsmethode ist es uns jedoch gelungen, selbst bei kleinsten Dosen mit großer Regelmäßigkeit auch am arteriellen Schenkel signifikante Nitroglycerineffekte nachzuweisen [14, 15, 18, 19].

Der *im Liegen gemessene* systolische Blutdruck erweist sich in vielen Studien, auch unseren eigenen, mit verschiedensten Applikationsformen und Dosen von NTG, als ungeeignet zur Erfassung von Nitrateffekten. Erst beim passiv aufgerichteten Probanden werden durch das venöse pooling Effekte auf Blutdruck und Herzfrequenz meßbar.

Die in Abbildung 6 gezeigten hämodynamischen Befunde nach Applikation von 5, 10 und 20 mg NTG über 24 Stunden an 6 gesunden Probanden [19] zeigen eine eindeutige Dosisabhängigkeit in bezug auf den systolischen Blutdruck in Orthostase, der jedoch nur mit der höchsten Dosis statistisch signifikant abnahm, und eine mit allen drei Dosen etwa gleich ausgeprägte Herzfrequenzzunahme. Bei der Interpretation

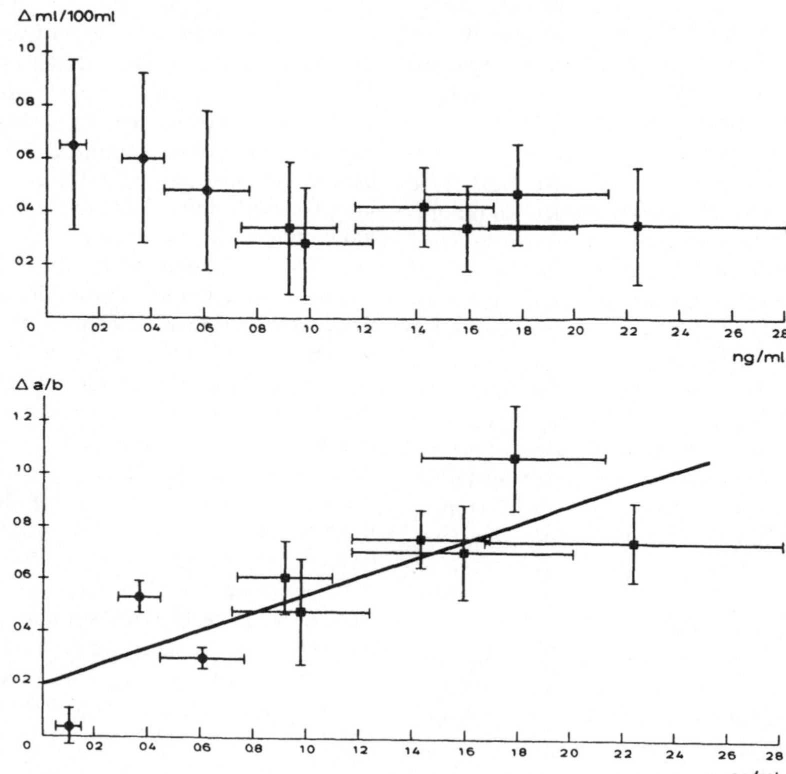

Abb. 4 Korrelationen zwischen Nitroglycerin-Plasmakonzentrationen (ng/ml) und Änderungen der venösen Dehnbarkeit (Δ ml/100 ml) (oberes Feld) und Änderungen der Fingerpulswellenmorphologie (a/b-Quotient, a = Höhe des systolischen Gipfels, b = Höhe der dikroten Welle) (unteres Feld).

$y = 0.2 + 0.35$ x, r = 0.82, p < 0.01.

• = Nitroglycerin-Kapseln 1.6 mg sublingual.

■ = Nitroglycerin-Salbe 12 mg.

Aus: Imhof, P. et al. [18].

der Befunde muß berücksichtigt werden, daß die Abnahme des systolischen Druckes in Orthostase nach Nitratgabe eigentlich die Resultante von drei sich gegenseitig beeinflussenden Teileffekten darstellt: zum einen bewirkt das venöse pooling eine Reduktion der Füllungsdrücke und des Schlagvolumens und damit des Blutdrucks, was jedoch durch eine über den Sympathikus gesteuerte reflektorische Zunahme des peripheren Widerstandes und der Herzfrequenz beantwortet wird. Mit steigender Nitratdosis wird jedoch der erhöhte periphere Widerstand durch die Nitratwirkung auf den arteriellen Schenkel des Kreislaufs wiederum zunehmend gesenkt, so daß die resultierende Abnahme des orthostatischen Blutdruckes in verschiedenen Dosisbereichen durch unterschiedliche Anteile der drei Teilkomponenten bewirkt wird, d. h. den direkten Nitrateffekt auf die Vorlast bereits in niedrigen Dosen, die entsprechende reflektorische Zunahme der Nachlast und die direkte Nitratwirkung auf die Nachlast mit höheren Dosen. Dieser dritte Mechanismus, welcher ja mit zunehmender Dosis eine zunehmende Erleichterung des linksventrikulären Auswurfs gewährleistet, stellt damit einen „eingebauten Sicherheitsfaktor" dar, der einer nitratbedingten Schlagvolumenabnahme entgegenwirkt, sofern die Füllungsdrücke nicht erniedrigt sind. Dieser Mechanismus trägt zusammen mit der Abflachung der Dosiswirkungskurve und der niedrigen Toxizi-

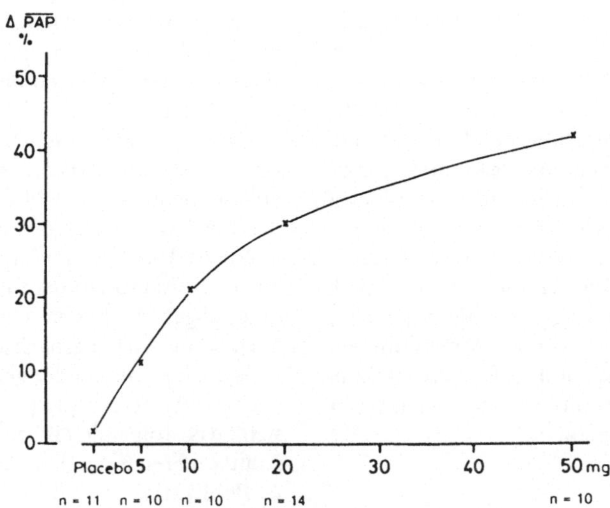

Abb. 5 Hämodynamische Dosis-Wirkungs-Beziehung des IS-5-N. Ordinate: Prozentuale Senkung des Pulmonalarterien-Mitteldruckes (PAP) unter Belastung (50 W, 3 min) nach Gabe des Präparates. Abszisse: Einzeldosen des IS-5-N. Aus: Tauchert, M. et al. [22].

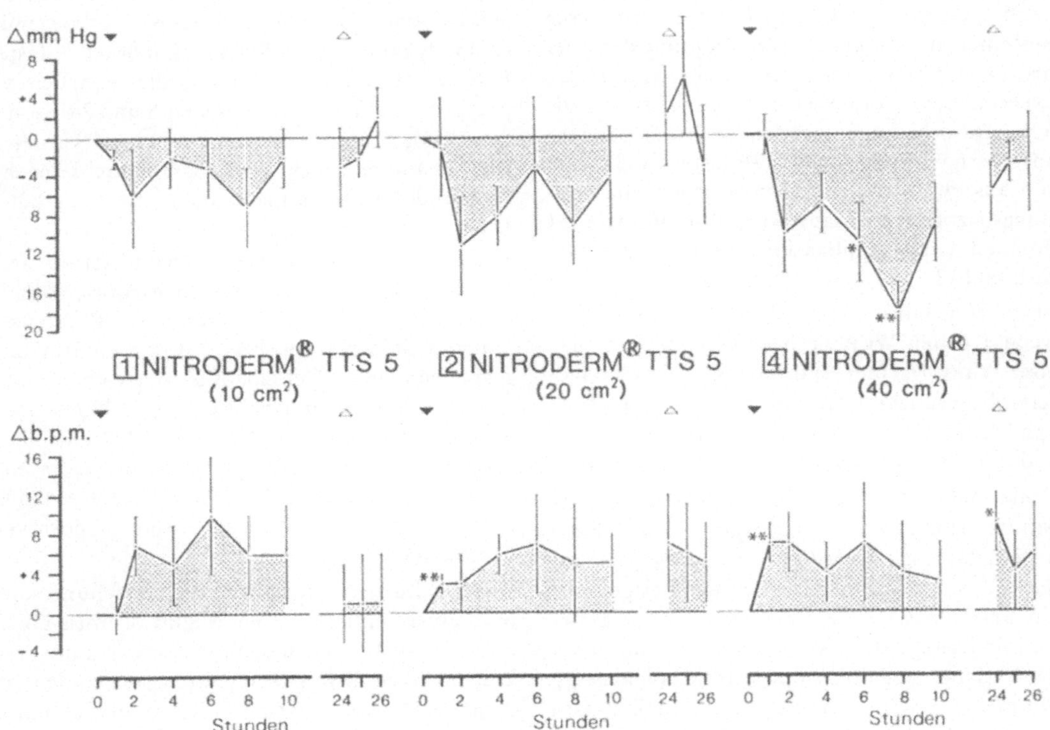

Abb. 6 Änderungen des systolischen Blutdrucks (Δ mmHg) und der Herzfrequenz (Δ b.p.m.) in passiver Orthostase bei Applikation von 1, 2 und 4 Nitroderm® TTS 5. Alle Werte sind Placebo-korrigiert. $n = 6, \bar{x} \pm s_{\bar{x}}$. ▼ = Applikation; Δ = Entfernung des TTS. Aus: Müller, P. et al. [19].

tät der Nitrate zu der großen Therapiesicherheit bei. Die große therapeutische Breite bei der Nitrattherapie sollte uns jedoch nicht dazu verleiten, möglichst hohe Dosen anzuwenden. Zwar ist eine Beantwortung der Frage nach der untersten noch antianginös wirksamen Schwellendosis zur Zeit noch nicht mit letzter Gewißheit möglich, doch wird sowohl aus tierexperimentellen [24] als auch klinischen [25] Studien immer deutlicher, daß für die antiischämische Wirkung der Nitrate vor allem die bei niedrigsten Dosen einsetzende *venöse* Wirkkomponente verantwortlich ist und daß diese Wirkung einsetzt, bevor die Effekte am arteriellen Schenkel zum Tragen kommen.

Therapeutische Wirkung

Die therapeutische Wirksamkeit einer niedrig dosierten prophylaktischen Behandlung der Angina pectoris mit langwirkenden Präparaten, speziell den NTG-Pflastern, ist nicht unumstritten. Hervorstechend ist dabei in erster Linie die auffallende Diskrepanz zwischen den ausgezeichneten therapeutischen Erfolgen mit diesen Systemen in der Praxis [26–31] und den eher negativen Ergebnissen einiger wissenschaftlich-experimentell orientierter Spezialisten, die unter Laborbedingungen den Nachweis der antianginösen Wirkung von NTG-Pflastern auf Grund von ausgewählten hämodynamischen und belastungsbezogenen Parametern, insbesondere 24 Stunden nach Applikation, zu erbringen versuchten [32–38].

In früheren Jahren war es durchaus ausreichend, wenn für den Wirkungsnachweis die anti-anginöse Wirkung einer Substanz im Doppelblindversuch gegenüber Placebo mit einer statistisch signifikanten Reduktion der anginösen Anfälle und des Nitratkonsums belegt werden konnte.

Heute wird für den Wirkungsnachweis der Nitrate ein positives Testergebnis bei Ergometerbelastung gefordert. Allerdings besteht noch Unsicherheit hinsichtlich der bestgeeigneten Belastungsart und Uneinigkeit, ob man der Verminderung der ST-Streckensenkung oder der Verlängerung der symptomfreien Belastungszeit mehr Gewicht beimessen soll. Zur Zeit wird von der FDA als beweiskräftiger Parameter allein die unter Laborbedingungen mit standardisierter, symptomlimitierter Ergometerbelastung gemessene Belastungstoleranz akzeptiert.

Es stellt sich dabei natürlich sofort die Frage, wieviel dieses Testverfahren mit der Alltagssituation der Patienten überhaupt noch gemein hat. Weiter ist nicht mit Sicherheit belegt, daß das Ausmaß der Besserung der Belastungstoleranz eine Güteklassierung der Antianginosa zuläßt. Schließlich bleibt mehr als fraglich, ob die mit Ergometrie gewonnenen Testergebnisse nützliche Hinweise für die Praxis, etwa im Sinn einer Dosisempfehlung für die Langzeitbehandlung, abgeben können. Geht man nun der Frage nach dem Wirkungsnachweis für die Transdermalsysteme anhand der gesamten Literatur nach (siehe [39], ferner [35] und [40–80]), so ergibt sich das folgende Bild: Bei der einmaligen Akutverabreichung bei Angina pectoris stehen 24 Publikationen, die 2–28 Stunden nach Applikation von Nitroglycerinpflastern in verschiedensten Dosen über eine signifikante Verbesserung der Belastungstoleranz und/oder entsprechende hämodynamische Verbesserungen berichten, lediglich 2 Arbeiten gegenüber, die keinerlei Wirkung zeigen konnten. Die Hälfte dieser 24 Arbeiten weist eine Wirkungsdauer von 24 und mehr Stunden nach. Drei Arbeiten zeigen wohl bis zu 8 Stunden Effekte, stellen jedoch nach 24 Stunden einen vorwiegend haemodynamischen Wirkungseinbruch fest. Fairerweise sollte allerdings in diesen Arbeiten präzisiert werden, daß zwischen 8 und 24 Stunden keine Messungen vorgenommen wurden. Das Phänomen des Wirkungseinbruchs nach 24 Stunden soll uns später noch etwas beschäftigen.

Bei den Studien mit Mehrfachapplikation der Pflaster über 1–4 Wochen, meist doppelblind im Vergleich zu Placebo oder einem Referenzpräparat, stehen 15 positive 6 negativen Studien gegenüber. Dieses Verhältnis ist vergleichbar mit dem Ergebnis einer Analyse von 59 klinischen Studien, die zwischen 1952 und 1972 über die Prophylaxe der Angina pectoris mit Nitraten publiziert wurden [81]. Diese Analyse fand ebenfalls nur bei 2/3 der Studien positive Ergebnisse.

Untersuchungen mit Langzeitverabreichung von Nitroglycerinpflastern bei Angina pectoris über mehr als 4 Wochen und über Monate sind zur Zeit noch spärlich, geben jedoch ganz eindeutig keinerlei Hinweise für eine Toleranzentwicklung. Die Ergebnisse von Untersuchungen mit NTG-Pflastern bei Herzinsuffizienz stammen fast ausschließlich von offenen bis 24 Stunden dauernden Akutstudien. In den 14 berichteten Akutstudien fand sich durchwegs eine günstige hämodynamische Wirkung, wobei das Phänomen einer Wirkungsabschwächung bis zum Wirkungsverlust nach 24 Stunden von 5 Autoren beschrieben wird. Zu den Studien von Packer [67] und Elkayam [68] ist zu erwähnen, daß beide Autoren trotz Wirkungsabnahme auch nach 24 Stunden immer noch eine signifikante Reduktion des linksventrikulären Füllungsdruckes gemessen haben.

Es ist völlig unmöglich, auf all diese Studien im einzelnen einzugehen. Die Resultate einer kürzlich von uns in der Acta Therapeutica publizierten Untersuchung [40] sollen jedoch gewissermaßen stellvertretend für die vielen positiven Publikationen kurz geschildert werden. Die antianginöse Wirksamkeit von Nitroderm® TTS 5 wurde mit derjenigen von Isoket®-Retard im doppelblinden Crossover-Versuch über jeweils 14 Tage mit Hilfe von Belastungstests und der Registrierung von Anfallshäufigkeit und Nitratkonsum verglichen. Nach zwei Belastungen auf dem Laufband unter der bisherigen Therapie zum Nachweis der Reproduzierbarkeit der Angina pectoris wurden die 10 Patienten während einer einwöchigen Auswaschphase einfachblind mit Placebo behandelt. Am Ende dieser Phase folgte ein weiterer Belastungstest, dann wurden die Patienten randomisiert dem 4-wöchigen Doppelblindteil der Studie zugeführt. Das NTG-Pflaster wurde täglich gewechselt und Isosorbiddinitrat (ISDN) wurde in einer Dosis von zweimal 40 mg pro Tag morgens und abends verabreicht, wobei mit Hilfe der "double dummy"-Technik während der ganzen 5-wöchigen Dauer der Studie ein Pflaster und 2 Tabletten pro Tag verabreicht wurden. Am Ende der beiden 2-wöchigen Behandlungsperioden wurden wiederum Belastungstests durchgeführt. Diese wurden drei bis vier Stunden nach dem Aufkleben des Systems respektive der Einnahme der ISDN-Morgendosis durchgeführt. Die Tests nach dem Bruce-Protokoll waren symptomlimitiert, Abbruchkriterien waren das Auftreten von anginösen Beschwerden, die den Patienten unter alltäglichen Bedingungen seine Aktivitäten unterbrechen lassen würden, oder das Erreichen einer Belastungsdauer von 150 % der unter Placebo möglichen Belastungsdauer. Registriert wurden die Zeit bis zum Abbruch und die Summe der ST-Senkungen in den Ableitungen I, II, III, AVL, AVF und V_4-V_6.

Die Anzahl von 19,4 Anfällen pro Woche während der Placebo-Periode nahm unter ISDN um 67 % und unter der Pflasterbehandlung um 78 % ab. Der Rückgang war für beide Therapieformen hochsignifikant, jedoch ohne statistischen Unterschied zwischen den beiden Behandlungen. Entsprechend nahm auch der Verbrauch an kurzwirkenden Nitraten ab, wobei die Abnahme unter Nitroderm® TTS gegenüber ISDN statistisch signifikant ausgeprägter war.

Die Belastungszeit lag bei dem unter der bisherigen Behandlung vorgenommenen Reproduzierbarkeitstest bei 353 und 363 sec, unter Placebo bei 334 sec und nahm unter beiden Behandlungen um rund 35 % hochsignifikant auf etwa 450 sec zu (Abb. 7). Dabei wurde die Belastung unter Placebo bei allen 10 Patienten wegen anginöser Schmerzen abgebrochen, unter ISDN bei 4 wegen Angina, bei 5 wegen Erreichen der vorgegebenen Zeitlimite von 150 % und bei 1 Patient wegen physischer Erschöpfung. Unter der NTG-Pflastertherapie trat bei 1 Patienten Angina auf, 7 erreichten die vorgegebene Grenze und 2 gaben wegen Erschöpfung auf. Dadurch,

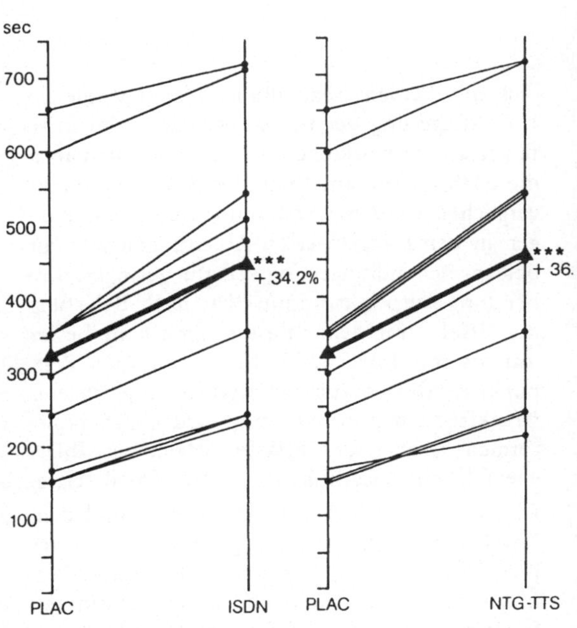

Abb. 7 Belastungsdauer auf dem Laufband (sec) nach Placebo und Isoket® retard respektive Nitroderm® TTS 5. n = 10. Aus: Imhof, P. et al. [40].

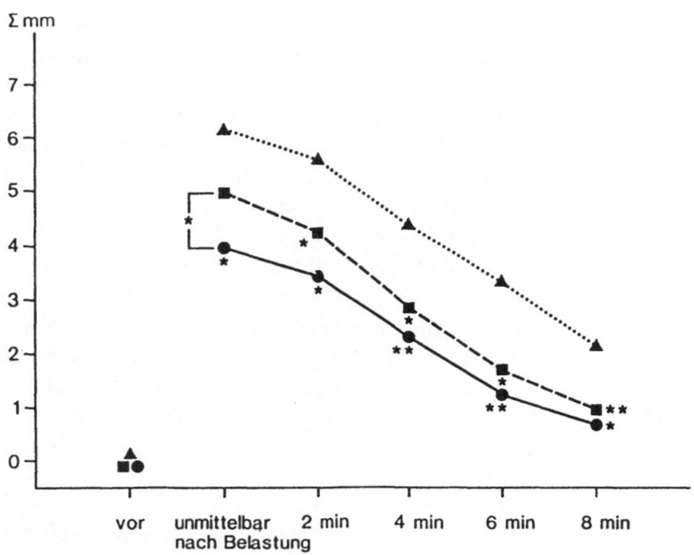

Abb. 8 Summe der ST-Strecken-Senkung vor und nach Belastung auf dem Laufband. n = 10, $\bar{x}$.

▲········▲   Ende der Placebo-Auswaschphase
■————■   Ende der Behandlungsperiode mit Isoket® retard
●————●   Ende der Behandlungsperiode mit Nitroderm® TTS 5
*   = $p < 0.05$
** = $p < 0.01$

Aus: Imhof, P. et al. [40].

daß mit beiden Behandlungen eine vergleichbare Steigerung der Belastungsdauer respektive des gesamten workload resultierte, können auch die ST-Strecken am Ende der Belastung direkt verglichen werden. Die Summe der ST-Senkungen in den 8 registrierten Ableitungen war mit beiden Behandlungen signifikant geringer, wobei zum Zeitpunkt unmittelbar nach Belastung der Effekt mit dem Pflaster signifikant besser war als mit ISDN (Abb. 8). Zum selben Zeitpunkt ergab sich auch ein signifikant geringeres Druckfrequenzprodukt mit beiden Therapieformen, wobei das Pflaster gegenüber ISDN ebenfalls einen signifikanten Unterschied zeigte. Diese Studie belegt eine anhaltende und dem ISDN mindestens ebenbürtige Wirksamkeit des NTG-Pflasters bei 14-tägiger Dauerapplikation. Im Gegensatz dazu stehen die bereits erwähnten Studien, die zum Teil bereits Stunden nach einer Pflasterapplikation eine Abschwächung oder gar ein Verschwinden der hämodynamischen oder im Belastungstest geprüften Effekte fanden.

Toleranzentwicklung und Gegenregulationen

Es wäre weit verfehlt, die Toleranzentwicklung als inexistent abzutun. Sie kann mit großer Regelmäßigkeit tierexperimentell, allerdings unter Einsatz von Dosen, die weit über dem therapeutischen Bereich liegen, nachgewiesen werden. Beim Menschen ist das Verschwinden oder die Verminderung des Nitratkopfschmerzes wohl als Toleranzentwicklung zu deuten. Obwohl eine definitive Klärung der Toleranzprobleme noch in weiter Ferne zu sein scheint, zeichnen sich doch in letzter Zeit neue Befunde und Gesichtspunkte ab, die einen wesentlichen Schritt weiterführen können. Dazu gehört auch, daß man *Toleranzentwicklung* und *Gegenregulationen*, die klinisch-therapeutisch eine ganz unterschiedliche Bedeutung haben, auseinanderhält: Die Toleranzentwicklung — ohne auf die zugrundeliegenden Mechanismen eingehen zu wollen — beinhaltet eine teilweise oder vollständige Wirkungseinbuße, solange die Behandlung mit dem betreffenden Präparat fortgesetzt wird, während die Gegenregulationen nur zeitweise und möglicherweise in einem tageszeitlichen Rhythmus zu einer Wirkungseinbuße führen und bei fortgesetzter Behandlung immer wieder die ursprünglichen erwünschten Wirkungen, wenn oft auch abgeschwächt, nachzuweisen sind. Es besteht gar kein Zweifel, daß vieles, was als Toleranzentwicklung angesprochen wird, in Tat und Wahrheit Ausdruck einer Gegenregulation ist. Bei den Nitroglycerinpflastern spielt beim „Wirkungseinbruch" der Zeitpunkt des Systemwechsels wegen der zumindest für Nitroderm TTS zweifelsfrei nachgewiesenen Kontinuität der NTG-Plasmakonzentrationen überhaupt keine Rolle. Ein vorübergehender „Wirkungseinbruch" nach 24 Stunden ist auch mit 3-tägiger NTG-Dauerinfusion [82] und mit 5-ISMN gesehen worden [83]. Es handelt sich somit keineswegs um ein Transdermalsystem-spezifisches, sondern um ein generelles Nitrat-problem oder gar um ein krankheitsspezifisches Phänomen. Wie und unter welchen Bedingungen kommt es denn überhaupt zu Gegenregulationen?

Der menschliche Organismus läßt sich den pharmakologischen Eingriff der Vasodilation nicht ohne weiteres und nicht auf die Dauer gefallen. Er mobilisiert Gegenregulationen, die zum Ziel haben, die dilatierten Gefäßgebiete durch Vasokonstriktion wieder enger zu stellen und das zirkulierende Blutvolumen durch Ein-strömen von Gewebeflüssigkeit in das Plasma-kompartiment („interne Hämodilution") und durch renale Flüssigkeitsretention zu vermehren [84]. Von den verschiedenen Gegenregulations-mechanismen sind die sympatho-neurale und sympatho-adrenale Gegenregulation am besten bekannt und wohl auch am wichtigsten. Das Ausmaß dieser durch Vasodilatation ausgelösten Gegenregulation ist abhängig von der Höhe des zugrundeliegenden Sympathikotonus [85, 86]. Gesunde Versuchspersonen und Patienten mit niedrigem Sympathikotonus haben eine größere Gegenregulationsbreite als z. B. schwer kranke Herzpatienten mit erhöhtem Sympathikotonus. Die tageszeitlichen Schwankungen des Sympa-thikotonus bewirken natürlich auch entspre-chende Änderungen im Ausmaß der Gegen-regulationsmöglichkeit. Dies bedeutet, daß der Gesunde und der Kranke mit niedrigem Sym-pathikotonus am Morgen stärker gegenregulieren wird als am Nachmittag. Wir haben dieses Phä-nomen auch bei den Untersuchungen mit Nitro-derm® TTS an Gesunden beobachten können

[19]. Die Abbildung 6 gibt den tageszeitlichen Verlauf der Blutdrucksenkung in Orthostase im Vergleich zu Placebo nach drei Dosen (10, 20 und 40 cm^2) wieder. Bei gleichbleibenden Plasmakonzentrationen hat die Reduktion des systolischen Druckes nach 8 Stunden, das war um 16 Uhr, ein Maximum erreicht und schwächt sich danach deutlich ab. Nach 24 Stunden fand sich noch mit der höchsten Dosis ein Effekt, der jedoch statistisch nicht mehr signifikant war. Leider fehlen bis jetzt Daten, die den tageszeitlichen Verlauf der Hämodyna-mik bei gleichbleibender Nitratzufuhr über 2 oder mehr Tage zeigen.

Es ist bei konstanter Nitratzufuhr offensichtlich nicht gleichgültig, zu welcher Tageszeit die ex-perimentellen Messungen durchgeführt werden. Wenn diese in einem exakten 24 Stunden-Rhythmus, d. h. meist in den frühen Vormittags-stunden, erfolgen, ist es durchaus möglich, daß dann jeweils gerade zur Zeit der maximalen nitratinduzierten Gegenregulation gemessen wird. Erfolgen die Messungen einige Stunden später, können durchaus wieder positive Effek-te vorhanden sein, wie dies z. B. aus einer Unter-suchung von Schneider und Mitarb. [49] hervor-geht. Diese Untersucher haben den Effekt von drei Dosen eines NTG-Pflasters und von Placebo am 7. Tag einer jeweils einwöchigen Behand-lungsdauer 3 und 24 Stunden nach der letzten Pflasterapplikation gemessen (Abb. 9).

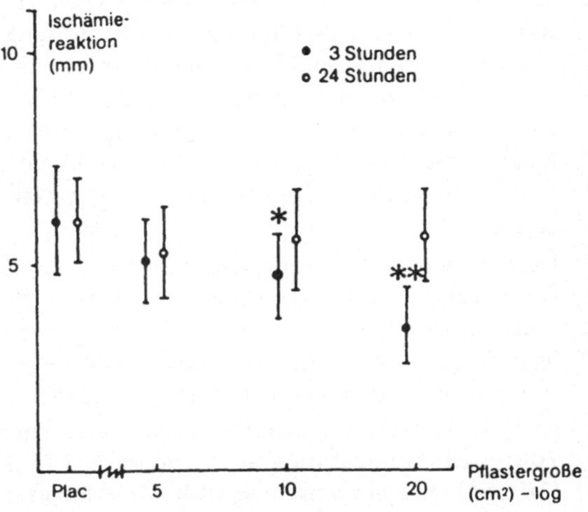

Abb. 9 Die Ischämiereaktion (Summe der ST-Senkun-gen) bei der Ergometrie 3 und 24 Stunden nach Gabe von Placebo und verschieden großen transdermalen therapeutischen Systemen bei 12 Patienten mit koro-narer Herzkrankheit; $\bar{x} \pm s_{\bar{x}}$, $*$ = p < 0.05; $**$ = p < 0.001. Aus: Schneider, W. et al. [49].

Dabei zeigte sich für die Summe der ST-Senkungen das folgende Bild: Im Vergleich zu Placebo zeigte sich beim 24-Stunden-Wert keine Wirkung, der 3-Stunden-Wert war jedoch dosisabhängig und mit den beiden höheren Dosen signifikant verbessert. Gehen wir nun von der Voraussetzung aus, daß diese Messungen nach 3 resp. 24 Stunden bei gleichen Plasmakonzentrationen von NTG erfolgten, respektive daß der Systemwechsel keine Fluktuation derselben mit sich brachte, was wir in eigenen Studien für Nitroderm® TTS beweisen konnten, so kommen wir zum Schluß, daß dieser Unterschied zwischen den Messungen 24 und 3 Stunden nach Applikation mit großer Wahrscheinlichkeit auf einem rein tageszeitlich abhängigen unterschiedlichem Ausmaß der sympathischen Gegenregulation beruht. In unserer eigenen oben beschriebenen Patientenstudie [40] wurden die Belastungstests ca. 3–4 Stunden nach dem morgendlichen Pflasterwechsel, d. h. um 10–11 Uhr morgens vorgenommen.

Ein unterschiedliches Ausmaß der Gegenregulationsmechanismen nach Nitratgabe und deren tageszeitlicher Verlauf in bezug auf die Anlage der Studien dürfte ein wesentlicher Grund für die Inkongruenz verschiedener publizierter Resultate sein. Es stellt sich nun die Frage, ob diese Gegenregulation ein klinisches Korrelat hat, indem 24 Stunden nach Appliktion der Transdermalsysteme Angina pectoris-Anfälle nicht verhindert werden können. Bis jetzt gibt es keine Anhaltspunkte, die in diese Richtung weisen. Meist sind auch nur einzelne hämodynamische oder belastungsbezogene Parameter abgeschwächt, so auch in der erwähnten Studie von Schneider [49], in der die symptomfreie Belastungszeit mit allen drei Dosen sowohl nach 3 als auch nach 24 Stunden signifikant verlängert war.

Der zweite durch die Vasodilatation induzierte Gegenregulationsmechanismus, nämlich die „interne Hämodilution", wirkt sich möglicherweise sogar positiv auf die myokardiale Perfusion aus. Wir haben kürzlich nachgewiesen [87], daß bei gesunden Versuchspersonen mit einer 10-tägigen Applikation von Nitroderm® TTS 5 (10 cm^2) eine statistisch signifikante Abnahme der Blutviskosität um ca. 10 % und des Hämatokrit um ca. 7 % zustandekommt (Abb. 10). Dies ist einer Verbesserung der Fließeigenschaften des Blutes und einer Abnahme der kardialen Nachlast gleichzusetzen. Der gleiche Effekt ist übrigens auch mit ISDN gefunden worden [88].

Interessanterweise war dieser Effekt bei den Probanden mit niedrignormaler Viskosität nur vorübergehend, hielt bei denjenigen mit hochnormaler Viskosität jedoch über die gesamte Prüfdauer von 10 Tagen an.

Toleranz und Gegenregulation werden mit hohen Nitratspiegeln und mit kontinuierlicher Nitratzufuhr, sei es mit Retardpräparaten oder NTG-Pflastern, in Beziehung gebracht. Pflaster bewirken niedrige Plasmakonzentrationen, und die bisher allerdings noch spärlich vorliegenden Ergebnisse von Langzeituntersuchungen zeigen keine Abnahme der antianginösen Wirkung über Wochen oder — wie dies bei einer Toleranzentwicklung zu erwarten wäre — ein vermindertes Ansprechen auf kurzwirkende Nitrate bei der Anfallsbehandlung. Auch die in den Feldstudien [26–31] belegte Wirksamkeit der Pflasterbehandlung in der täglichen Praxis bei einer im Unterschied zu vielen klinischen Studien nicht selektionierten Population von über 40 000 Patienten spricht eindeutig gegen eine ins Gewicht fallende Wirkungseinbuße bei Langzeitanwendung. Sowohl Gegenregulationen wie Toleranzerscheinungen lassen sich durch „nitratfreie Intervalle" aufheben, allerdings besteht noch Uneinigkeit hinsichtlich der Dauer solcher Intervalle. Außerdem muß man berücksichtigen, daß sich die Gegenregulationen beim Absetzen der Nitratbehandlung zunächst verstärken. Mehrere Arbeiten [54, 62, 65, 66] haben einen deutlichen Anstieg des systemischen oder pulmonalarteriellen Drucks über die Ausgangswerte hinaus bei Wegnahme der Pflaster vor allem beim Vorliegen einer Herzinsuffizienz gezeigt. Dieser Rebound-Effekt beruht auf der Demaskierung der sympatho-neuralen Gegenregulation. Weiter muß in Betracht gezogen werden, daß man mit einem Therapieunterbruch andere für die Behandlung der Angina pectoris nützliche Nitrateffekte wie die Abnahme der Blutviskosität [87], die Erleichterung der Sauerstoffdissoziation [89] und direkte, über das zyklische Guanosinmonophosphat gehende metabolische Effekte [90] möglicherweise ausschaltet.

3 Schlußfolgerungen

Es ist zu erwarten, daß die Diskussionen, aber auch die Forschungsarbeiten im Zusammenhang mit der Nitrattherapie und mit den NTG-Pflastern im besonderen auch in den nächsten Jahren unvermindert weitergehen werden. Weitere

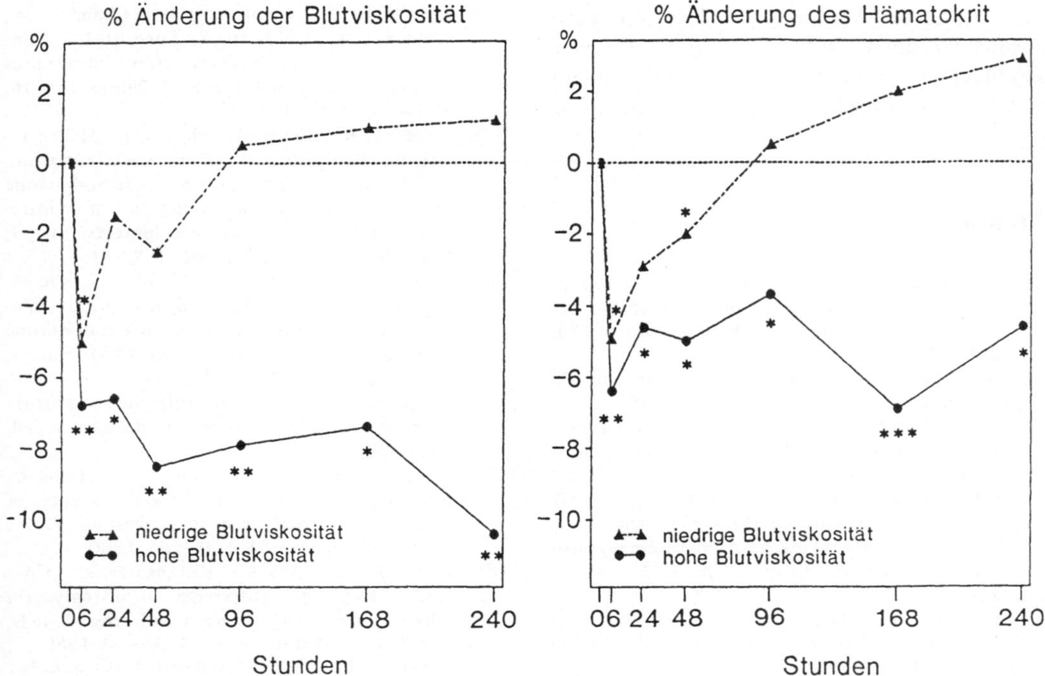

Abb. 10 Prozentuale Abnahme der Blutviskosität (shear rate 87 sec^{-1}) und des Hämatokrit bei 5 gesunden Versuchspersonen mit hoch-normaler und bei 5 Versuchspersonen mit niedrig-normaler Viskosität. Die Werte sind Placebo-korrigiert. Aus: Brügger, W. et al. [87].

wissenschaftliche Untersuchungen werden neue Aspekte dieser außerordentlich faszinierenden Präparategruppe aufdecken und zweifellos zur nochmaligen Verbesserung und Ausweitung der antianginösen Behandlung beitragen.

Der Erfolg der Nitroglycerinpflaster mag zur Zeit teilweise auf einen gewissen Modetrend zurückzuführen sein; die Transdermalsysteme stellen aber, wenn auch nicht gerade eine therapeutische Notwendigkeit, so doch mit Sicherheit eine sinnvolle therapeutische Alternative dar.

Zusammenfassung

Die Neuartigkeit und Attraktivität der Nitroglycerinpflaster und die gute Akzeptanz bei Patienten und verschreibenden Ärzten mag zum Erfolg und der raschen Ausbreitung dieser Therapie seit ihrer Einführung vor rund drei Jahren beigetragen haben. Die anhaltend große Nachfrage und das wachsende wissenschaftliche Interesse sprechen jedoch dagegen, daß es sich dabei nur um eine kurzlebige Modeströmung

handelt; die Transdermalsysteme haben bereits heute ihren festen Platz auf der Palette der Antianginosa. Die Technologie dieser Systeme erlaubt, über beliebig lange Zeit niedrige und konstante Wirkstoffmengen über die Haut dem Kreislauf zuzuführen. Nitrate weisen eine flache Dosis-Wirkungskurve auf und entfalten ihre antianginöse Wirkung über die Effekte am venösen Teil des Kreislaufs bereits bei viel niedrigeren Dosen als bislang angenommen. Die klinische Wirksamkeit der Nitroglycerinpflaster konnte in zahlreichen Studien nach Einzel- und Mehrfachapplikation der Systeme, auch über Wochen und Monate, nachgewiesen werden. Großangelegte Untersuchungen über die Wirksamkeit der Pflastertherapie an Patienten in der täglichen Praxis zeigen eine gute Akzeptanz, wenig Nebenwirkungen und eine anhaltende Wirksamkeit. In einigen wenigen Studien konnte unter Laborbedingungen keine Wirksamkeit gefunden werden oder es wird über eine Abschwächung von hämodynamischen oder bei Belastungstests gemessenen Effekten berichtet. Dieses Phänomen kann in den meisten

Fällen durch die Aktivierung von Gegenregulationsmechanismen auf die nitratinduzierte Vasodilatation erklärt werden und scheint klinisch-therapeutisch ohne größere Bedeutung zu sein.

Literatur

[1]   Blei, A. T., Gottstein, J., Fung, H.-L.: Role of the liver in the disposition of intravenous nitroglycerin in the rat. Biochem. Pharmac. **33**, 2681–2686, 1984.

[2]   Riess, W., Brechbühler, S., Fankhauser, P., Gérardin, A., Imhof, P., Moppert, J.: Pharmacokinetics of Nitroderm TTS in man. (Vortrag). Deutsche Version publiziert in: MMW Taschenbuch „Neue Horizonte in der Nitrat-Therapie". Eds. W. D. Bussmann & S. H. Taylor, MMW Medizin Verlag München 1984, p. 54–69.

[3]   Dinkel, R.: Oekonomische Analyse eines neuen Therapiekonzepts. Swiss Pharma **5**, 27–29, 1983.

[4]   Gérardin, A., Gaudry, D., Wantiez, D.: Gas chromatographic mass spectrometric determination of 1, 2, 3-propanetrioltrinitrate (nitroglycerin) in human plasma using the nitrogen-15 labelled compound as internal standard. Biomed. Mass Spectrometry **9**, 333–335, 1982.

[5]   Sioufi, A., Pommier, F.: Quantitative determination of nitroglycerin in human plasma by capillary gas chromatography with electron-capture detection. J. of Chromatography, Biomedical Applications, **339**, 117–126, 1985.

[6]   Armstrong, J. A., Slaughter, S. E., Marks, G. S., Armstrong, P. W.: Rapid disappearance of nitroglycerin following incubation with human blood. Can. J. Physiol. Pharmacol. **58**, 459–462, 1980.

[7]   Sokoloski, Th. D., Wu, C. C., Wu, L. S., Burkman, A. M.: Interaction of nitroglycerin with human blood components. J. Pharm. Sci. **72**, 335–338, 1983.

[8]   Brymer, J. F., Stetson, P. L., Walton, J. A., Lucchesi, B. R., Pitt, B.: Correlation of hemodynamic effects and plasma levels of nitroglycerin. Clin. Res. **27**, 229A, 1979.

[9]   Armstrong, P. W., Armstrong, J. A., Marks, G. S.: Plasma nitroglycerin gradient during intravenous infusion in man. Circulation **62**, III-326, 1980; Clin. Res. **28**, 662A, 1980.

[10] Hill, A. B., Bowley, C. J., Nahrwold, M. L., Knight, P. R., Kirsh, M. M., Denlinger, J. K.: Intranasal administration of nitroglycerin. Anesthesiology **54**, 346–348, 1981.

[11] Fung, H.-L., Sutton, S. C., Kamiya, A.: Blood vessel uptake and metabolism of organic nitrates in the rat. J. Pharmacol. Exp. Ther. **228**, 334–341, 1984.

[12] Needleman, P., Lang, S., Johnson, E. M.: Organic nitrates: relationship between biotransformation and rational angina pectoris therapy. J. Pharmacol. Exp. Ther. **181**, 489–497, 1972.

[13] McNiff, E. F., Yacobi, A., Young-Chang, F. M., Golden, L. H., Goldfarb, A., Fung, H.-L.: Nitroglycerin pharmacokinetics after intravenous infusion in normal subjects. J. Pharm. Sci. **70**, 1054–1058, 1981.

[14] Imhof, P. R., Sieber, A., Hodler, J., Müller, P., Ott, B., Fankhauser, P., Chu, L.-C., Gérardin, A.: Plasma concentrations and haemodynamic effects of nitroglycerin during and after intravenous infusion in healthy volunteers. Eur. J. Clin. Pharmacol. **23**, 99–106, 1982.

[15] Imhof, P. R., Vuillemin, T., Gérardin, A., Racine, A., Müller, P., Follath, F.: Studies of the bioavailability of nitroglycerin from a transdermal therapeutic system (Nitroderm TTS). Eur. J. Clin. Pharmacol. **27**, 7–12, 1984.

[16] Curry, S. H., Kwon, H.-R.: Influence of posture on plasma nitroglycerin. Br. J. Clin. Pharmac. **19**, 403–404, 1985.

[17] Armstrong, P. W., Armstrong, J. A., Marks, G. S.: Pharmacokinetic-hemodynamic studies of intravenous nitroglycerin in congestive cardiac failure. Circulation **62**, 160–166, 1980.

[18] Imhof, P. R., Ott, B., Fankhauser, P., Chu, L.-C., Hodler, J.: Difference in nitroglycerin dose-response in the venous and arterial beds. Eur. J. Clin. Pharmacol. **18**, 455–460, 1980.

[19] Müller, P., Imhof, P. R., Burkart, F., Chu, L.-C., Gérardin, A.: Human pharmacological studies of a new transdermal system containing nitroglycerin. Eur. J. Clin. Pharmacol. **22**, 473–480, 1982.

[20] Horowitz, J. D., Morris, P. M., MacDonald, P. S., Sia, S. T. B., Goble, A. J., Louis, W. J.: Stabilisation of myocardial ischemia with optimally delivered nitroglycerine: Correlation with plasma nitroglycerine concentration. Austr. N. Z. J. Med. **14**, Nr. 4, Suppl. 2, 567, 1984.

[21] Hempelmann, G., Piepenbrock, S., Seitz, W., Karliczek, G.: Changes in hemodynamic parameters, inotropic state, and myocardial oxygen consumption owing to intravenous application of nitroglycerin. J. Thorac. & Cardiovasc. Surgery **73**, 836–847, 1977.

[22] Tauchert, M., Jansen, W., Ulbrich, T., Meyer, L.: Dosisabhängige Veränderungen hämodynamischer Parameter unter Isosorbid-5-Nitrat. In: Mononitrat. 3. Workshop Kronberg, März 1984, p. 67–73. Hrsg. Prof. Dr. med. H. Hochrein et al., Universitätsdruckerei und Verlag Dr. C. Wolf und Sohn, München, 1984.

[23] Oesterspey, A., Jansen, W., Ulbrich, Th., Simon, P., Tauchert, M., Hilger, H. H.: Wirkung von Nitroglycerinpflastern auf Hämodynamik und Belastbarkeit von Patienten mit koronarer Herzkrankheit. Dtsch. med. Wschr. **109**, 714–717, 1984.

[24] Strein, K., Sponer, G., Bartsch, W., Müller-Beckmann, B., Dietmann, K.: Electrocardiographic analysis of the effects of isosorbide-5-mononitrate on regional myocardial ischemia in conscious dogs. J. Pharmacol. Exp. Ther. **229**, 787–792, 1984.

[25] Sievert, H., Rimili, W., Schneider, W., Bussmann, W.-D.: Antianginöse Wirksamkeit mini-

maler Nitroglycerindosen. Zschr. f. Kardiol. **74**, Suppl. 3, 80, 1985 (Abstract P 289).

[26] Garnier, B., Imhof, P., Spinelli, F., Jost, H.: Die Behandlung der Angina pectoris mit einem neuen transdermalen therapeutischen System von Nitroglycerin (Nitroderm ®-TTS) unter Praxisbedingungen. Schweiz. Rundschau f. Med. (Praxis) **71**, 511–516, 1982.

[27] Letzel, H., Johnson, L. C., Kusus, T.: Die Behandlung der Angina pectoris mit einem Nitroglycerinpflaster. Therapiewoche **32**, 6053–6062, 1982.

[28] Letzel, H., Johnson, L. C.: Fortschritte in der Nitrattherapie bei koronarer Herzkrankheit. Zeitschr. f. Allgemeinmed. (ZFA) **59**, 1022–1027, 1983.

[29] Letzel, H., Johnson, L. C.: Therapie der Angina pectoris mit Nitroderm TTS. Medwelt **35**, 326–332, 1984.

[30] Bridgman, K. M., Carr, M., Tattersall, A. B.: Post-marketing surveillance of the Transiderm-Nitro patch in general practice. J. Int. Med. Res. **12**, 40–45, 1984.

[31] Schrey, A., Sehnert, W., Puzic, S., Forst, H. Th.: Koronartherapie mit einem neuen transdermalen Depot-Nitrat – eine Multizenter-Studie mit Deponit®. Zeitschr. f. Allgemeinmed. (ZFA) **60**, 725–730, 1984.

[32] Reichek, N.: Long-acting nitrates: Relative utility of nitroglycerin patches. Am. J. Med. **76**, (6A) 63–66, 1984.

[33] Crean, P. A., Ribeiro, P., Crea, F., Davies, G. J., Ratcliffe, D., Maseri, A.: Failure of transdermal nitroglycerin to improve chronic stable angina: A randomized, placebo-controlled, double-blind, double crossover trial. Am. Heart J. **108**, 1494–1500, 1984.

[34] Parker, J. O., Fung, H.-L.: Transdermal nitroglycerin in angina pectoris. Am. J. Cardiol. **54**, 471–476, 1984.

[35] Reichek, N., Priest, C. J., Zimrin, D., Chandler, T., Raichlen, J. S., St. John Sutton, M. G.: Antianginal effects of nitroglycerin patches do not last twenty-four hours. Circulation **68**, III-407, 1983 (Abstract).

[36] O'Hara, M. J., Bowles, M. J., Khurmi, N. S., Subramanian, V. B., Rafferty, E. B.: A new mode of nitrates therapy for angina pectoris? In: Abstract Book. 2nd World Conference on Clinical Pharmacology and Therapeutics, Washington 1983, p. 21 (Abstract).

[37] Jackson, N. C., Silke, B., Lee, P., Hatizullah, M., Verma, S. P., Reynolds, G., Taylor, S. H.: Dose-response studies with transiderm formulation of nitroglycerin in angina pectoris. Brit. J. Clin. Pharmac. **19**, 561 P, 1985.

[38] Bennett, E. D., Davis, A. L.: A possible explanation for the absence of anti-anginal properties of transdermal nitroglycerin units: an echocardiographic study. Br. J. Clin. Pharmac. **19**, 435–440, 1985.

[39] Imhof, P.: Zur Problematik der prophylaktischen Langzeitbehandlung der Angina pectoris mit Nitraten. Therapeutische Umschau **42**, 521–527, 1985.

[40] Imhof, P. R., Müller, P., Georgopoulos, A. J., Garnier, B.: Nitroderm TTS versus oral isosorbide dinitrate: a double blind trial in patients with angina pectoris. Acta Therapeutica **11**, 155–170, 1985.

[41] Salerno, J., Previtali, M., Chimienti, M., Verdecchia, P., Panciroli, C., Marangoni, E., Klersy, C., De Servi, S., Bobba, P.: Nitroglycerin – Transdermal therapeutic system in vasospastic angina at rest. A preliminary report. IX. World Congress of Cardiology, June 20–26, 1982, Moscow, USSR, Abstract Book Vol. II, p. 300.

[42] Schleicher, V., Saborowski, F., Grötz, J.: Hämodynamische Befunde nach Anwendung von Nitroderm-TTS in Ruhe und unter Belastung bei Patienten mit koronarer Herzkrankheit. Herzmed. **6**, 1983 (Abstract No. 25).

[43] Pucci, P., Zambaldi, G., Cerisano, G., Roccanti, P.: Valutazione di un nuovo preparato di nitroglycerina percutanea nell'angina da sforza. G. Ital. Cardio. **13**, 167–171, 1983.

[44] Georgopoulos, A. J., Markis, A., Georgiadis, H.: Therapeutic studies with Nitroderm TTS. loc. cit. 2, p. 79–88.

[45] Nyberg, G.: Anti-anginal and anti-ischaemic effects (immediate and 1 and 3 h post-dose) of sublingual, buccal and transdermal nitroglycerin. loc. cit. 37, p. 559 P – 560 P.

[46] Diehm, C.: Hämodynamik und Wirkdauer von transdermal appliziertem Nitroglycerin. Depot-Nitrat. Hrsg. W.-D. Bussmann & A. Schrey. Verlag für angewandte Wiss., München, 1984, p. 77–80.

[47] Krepp, H.-P.: Wirksamkeit eines neuen Depot-Nitrates: Eine Doppelblindstudie mit Nitroglycerin-Pflaster bei Koronarkranken. loc. cit. 46, p. 110–116.

[48] Bergbauer, M., Sabin, G., Börsch, G., Plassmann, P.: Wirkung von transdermalem Depot-Nitrat bei koronarer Herzkrankheit. Einfluß der Dosis. loc. cit. 46, p. 117–124.

[49] Schneider, W., Michel, O., Kaltenbach, M., Bussmann, W. D.: Die antianginöse Wirkung von transdermal appliziertem Nitroglycerin in Abhängigkeit von der Pflastergröße. loc. cit. 46, p. 125–135.

[50] Beythien, R.-D.: Vergleich der antianginösen Wirksamkeit von oralem und transdermalem Nitroglycerin. loc. cit. 46, p. 147–154.

[51] Sehnert, W.: Die Wirksamkeit eines neuen Nitroglycerin-Pflasters bei koronarer Herzerkrankung – placebokontrollierte, randomisierte, doppelblinde Pilotstudie. loc. cit. 46, p. 155–159.

[52] Sehnert, W.: Kurz- und Langzeitwirkung zweier transdermaler Nitroglycerinsysteme. loc. cit. 46, p. 160–167.

[53] Plassmann, P., Sabin, G., Bergbauer, M.: Langzeiteffekte transdermal applizierten Nitroglycerins bei koronarer Herzkrankheit: Echokardiographische Messungen. loc. cit. 46, p. 168–174.

[54] Yaski, J., Carosella, C.: Haemodynamic response to nitroglycerin (Nitroderm TTS 10 or 20 cm^2) in patients with congestive heart

failure. Cardiovascular Pharmacotherapy International Symposium, Geneva, April 22–25, 1985 (Abstract 42).

[55] Lempereur, Ph., El Allaf, D., Carlier, J.: Haemodynamic effects of transdermal nitroglycerin (Nitroderm TTS) in patients with severe congestive heart failure. loc. cit. 54, Abstract 44.

[56] Verma, S. P., Silke, B., Reynolds, G., Jackson, N. C., Richmond, A., Taylor, S. H.: A randomized haemodynamic comparison of isosorbide dinitrate (ISDN) infusion and transdermal nitroglycerine (NTG-TTS) in left ventricular failure following acute myocardial infarction. loc. cit. 54, p. 325.

[57] Agabiti-Rosei, E., Muiesan, M. L., Romanelli, G., Pasotti, C., Fiori, G. et al. Nitroderm TTS in exercise-induced angina pectoris: a multicentre study. loc. cit. 54, Abstract 349.

[58] Scardi, S., Pivotti, F., Fonda, F., Pandullo, C., Pollavini, G.: Effect of a new transdermal therapeutic system containing nitroglycerin on exercise capacity in patients with stable angina pectoris. loc. cit. 54, Abstract 350.

[59] Strano, A., Novo, S., Indovina, A., Panno, V., Giannola, A.: Effects of transdermal application of trinitroglycerine on exercise performance and thallium stress szintigraphy in patients with effort angina. loc. cit. 54, Abstract 351.

[60] Thompson, R.: Clinical use of transdermal delivery devices with nitroglycerine. loc. cit. 54, Abstract 352.

[61] Giani, P., Alberti, D., Castelli, M. R., Ferrario, G., Giudici, V., Landolina, M., Roccaforte, R., Radice, M.: Efficacy and tolerability of Nitroderm TTS and Metroprolol slow release in patients with stable exercise-induced angina pectoris. loc. cit. 54, Abstract 538.

[62] Vogt, A., Schwarek, H., Erhard-Schmelzer, S., Trompler, A. T., Schubothe, M., Herrmann, K. H., Kreuzer, H.: Transdermales Nitroglycerin – Hämodynamische Wirkung und Wirkdauer bei Linksherzinsuffizienz. Zschr. f. Kardiol. 74, Suppl. 3, 80, 1985 (Abstract P 290).

[63] Kötter, V., Weller-Boothe, B.: Wirkungsvergleich von transdermal angewendetem Nitroglycerin mit Isosorbiddinitrattabletten. loc. cit. 62, Abstract P 291.

[64] Gohlke, Ch., Moser, W., Betz, P., Roskamm, H.: Wirkung und Wirkdauer eines transdermalen Nitrates auf die Belastungsischämie: eine Computer-Belastungs-EKG-Anlage. loc. cit. 62, Abstract P 292.

[65] Cohn, J. M., Olivari, M. T.: Use of nitrates in congestive heart failure. Cardiovasc. Rev. & Rep. 5, 323–327, 1984.

[66] Wiechmann, H. W., Schuster, P., Trieb, G.: Transdermale Nitroglycerinapplikation mittels eines neuen therapeutischen Systems: hämodynamische Effekte bei Patienten mit koronarer Herzkrankheit. Herzmedizin 7, 189–196, 1984.

[67] Packer, M., Medina, N., Yushak, M.: Rapid attenuation of haemodynamic efficacy of continuous transcutaneous nitroglycerin in severe heart failure: lack of cross-tolerance to isosorbide dinitrate. Circulation 70, II-112, 1984 (Abstract 452).

[68] Elkayam, U., Henriques, B., Weber, L., Tonnemacher, D., Rahimtoola, S. H.: Lack of haemodynamic effect of high dose transdermal nitroglycerin in severe heart failure. Circulation 70, II-114, 1984 (Abstract 454).

[69] Jordan, R. A., Henry, A., Wilen, M. M., Franciosa, J. A.: Transdermal nitroglycerin in heart failure. Circulation 70, II-114, 1984 (Abstract 455).

[70] Dickstein, K., Knutsen, H.: A double-blind multiple crossover trial evaluating a transdermal nitroglycerin system vs placebo. Europ. Heart J. 6, 50–56, 1985.

[71] Löllgen, H., Wollschläger, H., Lindel, E., Zeiher, A., Dietlein, G.: Orale oder transdermale Nitrattherapie bei koronarer Herzerkrankung. Med. Klin. 79, 273–277, 1984.

[72] Petersen, A., Frandsen, E. H., Videbaek, J.: Prophylactic treatment with transdermal nitroglycerine in severe angina pectoris. Europ. Heart J. 5, Suppl. 1, 269, 1984 (Abstract 1366).

[73] Reale, A., Motolese, M., Romeo, F.: Haemodynamic changes induced over 24 hours by two different doses of transdermal nitroglycerin: a double-blind, placebo-controlled study in coronary patients. In: Transdermal Nitroglycerin Therapy. Eds. W. D. Bussmann & A. Zanchetti, Hans Huber Publishers, Berne/ Stuttgart/Toronto, 1985, p. 24–28.

[74] Taylor, S. H., Verma, S. P., Silke, B., Reynolds, G., Jackson, N. C.: Haemodynamic effects of transdermal nitroglycerin in acute myocardial infarction. loc. cit. 73, p. 56–62.

[75] Pfister, B., Noseda, G.: Untersuchung eines Systems zur transdermalen Nitroglycerinverabreichung bei Patienten mit chronischer Herzinsuffizienz. Schweiz. med. Wschr. 112, 1633–1634, 1982 (Abstract).

[76] Sharpe, D. N., Coxon, R.: Nitroglycerin in a transdermal therapeutic system in chronic heart failure. J. Cardiovasc. Pharmacol. 6, 76–82, 1984.

[77] Nelson, G. I. C., Silke, B., Verma, S. P., Abdulali, S., Clarke, J., Taylor, S. H.: Transdermal nitroglycerine in acute LV failure following myocardial infarction. Europ. Heart J. 5, Suppl. 1, 269, 1984 (Abstract 1369).

[78] Strödter, D., Bilgin, Y.: Hämodynamische Untersuchungen zur Effektivität der transdermalen Nitrattherapie bei chronischer Herzinsuffizienz. 90. Tagung der Deutsch. Ges. f. Inn. Med., Wiesbaden, 29.4.–3.5.1984, Abstract No. 166.

[79] Ceci, V., Di Mario, F., Di Croce, G., Longo, A., Albanese, C., Milazzotto, F., Masini, V.: Studio di confronto dell'efficacia antianginosa di due preparati transdermici di nitroglicerina (TNG) e della durata d'azione del Nitrodur. Congresso Nazionale die Cardiologia, XIV dell'Associazione Nazionale Medici Cardiologi Ospedalieri, Bologna, 19–22 maggio 1983 (Abstracts Book, p. 116).

[80] Rajfer, S. I., Demma, F. J., Goldberg, L. I.: Sustained beneficial hemodynamic response to large doses of transdermal nitroglycerin in congestive heart failure and comparison with intravenous nitroglycerin. Am. J. Cardiol. **54**, 120−125, 1984.

[81] Stipe, A. A., Fink, G. B.: Prophylactic therapy of angina pectoris with organic nitrates: Relationship of drug efficacy and clinical experimental design. J. Clin. Pharmacol. **13**, 244−250, 1973.

[82] Curfman, G. D., Heinsimer, H. A., Lozner, E. C., Fung, H.-L.: Intravenous nitroglycerin in the treatment of spontaneous angina pectoris: a prospective, randomized trial. Circulation **67**, 276−282, 1982.

[83] Thadani, U., Hamilton, S., Teague, S., Brady, D., White, B.: Slow release isosorbide-5-mononitrate for the treatment of angina pectoris: plasma concentration-effect relationship. Circulation **70**, II-190, 1984.

[84] Folkow, B., Mellander, S.: Veins and venous tone. Review. Am. Heart J. **68**, 397−408, 1964.

[85] Packer, M., Meller, J., Medina, N., Yushak, M., Gorlin, R.: Determinants of drug response in severe chronic heart failure. 1. Activation of vasoconstrictor forces during vasodilator therapy. Circulation **64**, 506−514, 1981.

[86] Packer, M.: New perspectives on therapeutic application of nitrates as vasodilator agents for severe chronic heart failure. Am. J. Med. **74**, 61−72, 1983.

[87] Brügger, W., Imhof, P., Müller, P., Moser, P., Reubi, F.: Effect of nitroglycerin (Nitroderm ®TTS 5) on blood rheology in healthy subjects. Eur. J. Clin. Pharmacol. (in press, 1985).

[88] Hossmann, V., Wegener, H., Wegener, B., Sandorowski, F., Cäsar, K.: Hemorheological and hemodynamic effects of ISDN in essential hypertension and obliterative arterial disease. In: Nitrates III, Cardiovascular Effects. Edited by Lichtlen, P. R., Engel, H.-J. , Schrey, A., Swan, H. J. C., Springer-Verlag, Berlin-Heidelberg-New York 1981, pp. 263−270.

[89] Gross, G. J., Hardmann, H. P.: Alteration of oxyhaemoglobin equilibrium (P-50) and myocardial oxygen consumption (MVO_2) by nitroglycerin (GTN). J. Pharmacol. Exp. Ther. **193**, 346−355, 1975.

[90] Metsä-Ketelä, T., Vourinen, P., Laustiola, K.: Inhibition of lactate and NADH accumulation by cGMP-elevating anti-anginal drugs and 8-bromo-cGMP in rat atria. J. Mol. Cell. Cardiol. **15**, Suppl. 1, 1983 (Abstract 122).

Serumkonzentration von Glyceroltrinitrat (GTN) bei transdermaler Applikation von GTN-Pflastern unterschiedlicher Provenienz

R. Heidemann, G. Menke, H. Letzel, N. Rietbrock

Herrn Professor Dr. Helmut Kewitz zum 65. Geburtstag gewidmet

Seit einigen Jahren ergänzen transdermale Transportsysteme von Glyceroltrinitrat (GTN) die prophylaktische Therapie der Angina pectoris neben Isosorbiddinitrat und Isosorbid-5-Mononitrat. In der Bundesrepublik stehen zur Zeit vier verschiedene Pflaster zur Verfügung. Alle setzen je 5 mg oder 10 mg GTN pro 24 Stunden frei. Nitroderm[®] TTS, Nitradisc[®], Deponit[®] und Nitro-Pflaster-ratiopharm[®] — letzteres identisch mit dem Key-Pflaster — sind aber in Größe und GTN-Gehalt unterschiedlich. Nitroderm[®] TTS und Nitro-Pflaster-ratiopharm[®] haben eine Freigabefläche von 10 bzw. 20 cm^2, Deponit[®] eine von 16 bzw. 32 cm^2. Nitradisc[®] besitzt die kleinste Freigabefläche von 8 bzw. 16 cm^2. Während die Kontaktflächen von Nitroderm[®] TTS und Deponit[®] jeweils deren Freigabefläche entspricht, weist Nitradisc[®] eine Kontaktfläche von 25 bzw. 50 cm^2 und Nitro-Pflaster-ratiopharm[®] eine Kontaktfläche von ca. 70 bzw. ca. 85 cm^2 aus. Der Gehalt an GTN beträgt in der Reihenfolge Deponit[®], Nitradisc[®], Nitroderm[®] TTS und Nitro-Pflaster-ratiopharm[®] 1,0; 2,0; 2,5 und 5, 1 mg/cm^2.

Deponit[®] und Nitro-Pflaster-ratiopharm[®] lassen sich als Matrixsysteme [1, 4, 15] einstufen, Nitroderm[®] TTS als Membransystem [1, 4, 11]. Nitradisc[®] kann nicht eindeutig zugeordnet werden, da es eine Kombination beider Systeme darstellt. Deponit[®] zeigt einen mehrschichtigen Aufbau. GTN ist gelöst in einer hydrophoben Klebeharzmischung bzw. adsorbiert an Lactosepartikeln. Im Nitro-Pflaster-ratiopharm[®] ist das GTN/Lactose Gemisch in einer hydrophilen Polymermatrix eingebettet; der Wassergehalt dieser Matrix ist mit etwa 30 % sehr hoch. Die Freisetzung wird durch die relativ geringe Löslichkeit des GTN in Wasser kontrolliert. Nitroderm[®] TTS besitzt ein Reservoir, in dem GTN in einer gesättigten Siliconölphase dispergiert ist. Die Freisetzung wird durch eine mikroporöse Membran mit spezifischer Durchlässigkeit für GTN kontrolliert. Beim Microsealed-Drug-Delivery-System (MDDS) von Nitradisc[®] ist die gesättigte GTN-Lactose-Suspension in Mikrokompartimenten einer Silikonelastomermatrix eingebettet. Bei der Freisetzung wirkt ein osmotischer Effekt: Wasser tritt an der Kontaktfläche in die Mikrokompartimente ein, der Innendruck steigt und bringt diese zum Zerplatzen.

Da für alle vier Pflaster die gleiche Freisetzungsmenge GTN pro Zeit deklariert wird, die Art der Freisetzung aber unterschiedlich ist, sollte untersucht werden, ob die Bioäquivalenz der vier Präparate gewährleistet ist.

Methodik

Die Studie wurde im randomisierten cross-over Design an acht gesunden Probanden durchgeführt. Die demographischen Daten sind in Tabelle 1 zusammengefaßt. Nach einer medizinischen Voruntersuchung wurden die Versuchspersonen über den Ablauf der Studie und mögliche Nebenwirkungen aufgeklärt und das Einverständnis schriftlich eingeholt.

Präparate

GTN-Pflaster: Deponit[®] 10 (Pharma Schwarz; Ch.-B. 04456),
Nitradisc[®] 10 (Searle; Ch.-B. 4C060),

Tabelle 1: Demographische Daten der Versuchsperson

Proband	Alter Jahre	Gewicht kg	Größe m	Körperoberfläche[1] m^2
PA weiblich	22	52	1,60	1,53
PB weiblich	42	73	1,60	1,81
PC weiblich	33	62	1,74	1,74
PD weiblich	23	45	1,54	1,39
PE männlich	25	71	1,77	1,87
PF männlich	28	78	1,83	2,00
PG männlich	24	68	1,80	1,85
PI männlich	30	65	1,73	1,77
Mittelwert	28,4	64,3	1,70	1,75
Maximum	42	78	1,83	2,00
Median	26.5	66,5	1,74	1,79
Minimum	22	45	1,54	1,39

[1] Formel nach Du Bois

®Nitroderm TTS 10 (Ciba Pharma; Ch.-B. 262860),
Nitro-Pflaster-ratiopharm® 10 (Ch.-B. 59441).
Alle Pflaster geben lt. Deklaration 10 mg/24 h GTN durch die Freigabefläche frei.

Dosierung und Blutentnahme

Vor jeder Anwendung wurde eine Auswaschphase von 7 Tagen eingehalten. Die Pflaster wurden auf die Brust über den musculus pectoralis major geklebt und dort für 24 Stunden belassen. Aus einer Kubitalvene wurde vor der Applikation, 2, 4, 6, 8, 12, 15, und 24 Stunden danach über eine Braunüle (Venflon, Viggo AB, Helsingborg, Schweden) Blut entnommen, sofort in ein Zentrifugenglas überführt und im Eisbad gekühlt, um die weitere Denitrierung zu vermeiden [12]. Die Frischseren wurden nach 10-minütiger Zentrifugation bei 1500 g und 2 °C abpipettiert, eingefroren und bei −20 °C bis zur Extraktion im abgeschlossenen Glasgefäß aufbewahrt.

Extraktion

Alle verwendeten Glasgefäße wie Zentrifugenröhrchen und Pasteurpipetten wurden in einem Bad aus 5 % Dichlordimethylsilan (Fluka) silanisiert und anschließend mit Toluol, dann Methanol gespült und getrocknet.

2 ml Leerserum oder Probandenserum mit 2000 pg ISDN als internem Standard wurden 3 mal mit 2 ml n-Hexan (Merck, Darmstadt) bei 2 °C (275 K) extrahiert, die vereinigten organischen Phasen mit 0,5 ml Essigsäureethylester (Merck, Darmstadt) versetzt und im getrocknetem Luftstrom auf 0,1 ml eingeengt. Beide Lösungsmittel wurden zuvor mit einer Destillation unter dem Kochpunkt [13] gereinigt.

Gaschromatographie

Die gaschromatographischen Trennungen eines Aliquots der Extrakte erfolgen auf „fused silica"-Kapillarsäulen mit chemisch gebundener Phase SE-54 (DB-5, 0,32 ID, $d_f = 0,25$ um, 25−30 m Länge; J + W Scientific, Rancho Cordova, USA) mit Wasserstoff als Trägergas (0,55 bar Vordruck oder ein Fluß von 2,7 ml/min). 0,5 µl der Essigsäureethylesterlösung wird „cold on column" (60 °C) injiziert, die Temperatur des Fraktovap 4160 (Carlo Erba, Milano) ballistisch auf 120 °C erhöht und ein linearer Temperaturgradient von 5 °C/min bis 200 °C angeschlossen und bei dieser Temperatur 30 min ausgeheizt. Die Detektion erfolgt bei 225 °C mit einem 10 mCi-^{63}Ni-Elektroneneinfangdetektor (Carlo Erba, HT 25) mit 50 ml/min Argon/Methan (90 : 10) als „scavenger"-Gas.

Kalibrierung und interne Qualitätskontrolle

Im Meßbereich 30 pg/ml bis 600 pg/ml GTN
wird die Methode linear kalibriert, indem GTN
als auch ISDN als Reinsubstanzen zu Leerseren
gegeben sowie extrahiert werden und in den
Chromatogrammen das Flächenverhältnis von
GTN zu ISDN bestimmt wird.

Die Präzision, Wiederfindung und Richtigkeit ist
in Tabelle 2 dokumentiert. Als externer Standard wird IMDN 1 000 pg/ml verwendet.

Statistik

Als Zielvariable für die inferenzstatistische Auswertung wurde die Fläche unter den intraindividuellen Konzentrationszeitkurven über
24 Stunden definiert und zwischen den vier
Systemen mittels Rangvarianzanalyse nach
Friedman verglichen. Als Irrtumswahrscheinlichkeit für den statistischen Fehler erster Art
wurden 5 % festgelegt.

Bei signifikantem Testergebnis sollten a-posteriori-Vergleiche nach Student-Newman-Keul
zwischen dem System mit der höchsten Bioverfügbarkeit und den anderen drei Systemen gerechnet werden. Als Irrtumswahrscheinlichkcit
für den statistischen Fehler erster Art wurde
1 % gewählt, so daß die Gesamtirrtumswahrscheinlichkeit nach Bonferroni-Korrektur 3 %
beträgt.

Für die deskriptive Darstellung der Testergebnisse wurden Box-Plots nach Tukey [14] neben
einer Darstellung der Einzelwerte und Mittelwerte verwendet (Abb. 1).

Ergebnisse

Die Konzentrationszeitkurven für GTN nach
Applikation der Pflaster sind in Abbildung 2
dargestellt. Erwartungsgemäß treten durch den
first-pass-Effekt große inter- und intraindividuelle Schwankungen auf, die in den Mediankurven gedämpft werden. An den Mediankurven
ist eine Abstufung in den mittleren GTN-Konzentrationen erkennbar. Zwischen 2 und
24 Stunden nach Applikation eines Pflasters
werden für Nitroderm® TTS 10 zwischen 0,17
und 0,23 ng/ml (0,73–1.03 nmol/l), für Nitradisc® 10 zwischen 0,13 und 0,21 ng/ml (0,61–
0,93 nmol/l), für Deponit® 10 zwischen 0,08
und 0,13 ng/ml (0,33–0,58 nmol/l und für

Tabelle 2: Analytische Daten – Präzision,
Wiederfindung und Richtigkeit der Methode

Präzision in Serie:				
Substanz	Konzentration		VK	n
	Sollwert	Istwert		
	(pg/ml)	x̄ ± SD, (pg/ml)	%	
GTN	300	280 ± 11	3,8	11

Präzision und Richtigkeit von Tag zu Tag:				
Substanz	Konzentration		VK	n
	Sollwert	Istwert		
	(pg/ml)	x̄ ± SD, (pg/ml)	%	
GTN	100	101 ± 5	5,0	5
GTN	150	148 ± 6	3,9	4
GTN	200	201 ± 13	6,5	13
GTN	500	481 ± 40	8,3	10

Wiederfindung:				
Substanz	Konzentration		VK	n
	(pg/ml)			
	vor	nach		
	Extraktion	Extraktion	%	
GTN	100 ± 4	45 ± 4	8,4	10

Externer Standard IMDN
Bestimmungsgrenze
30 ± 3 pg/ml (VK = 10 %, n = 10)

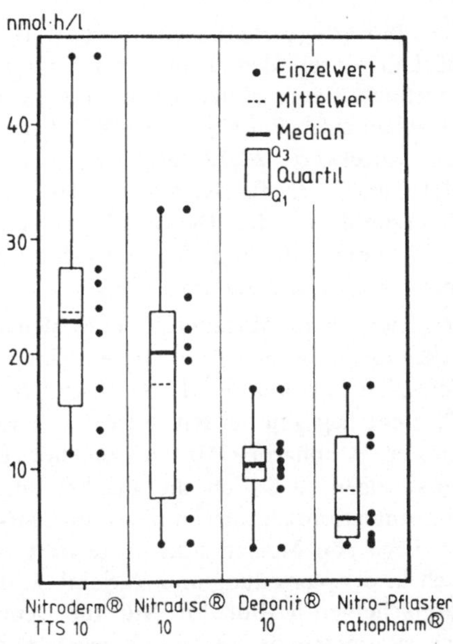

Abb. 1 Box-Plots und arithmetisches Mittel bzw. Median der Flächen unter den Konzentrationszeitkurven

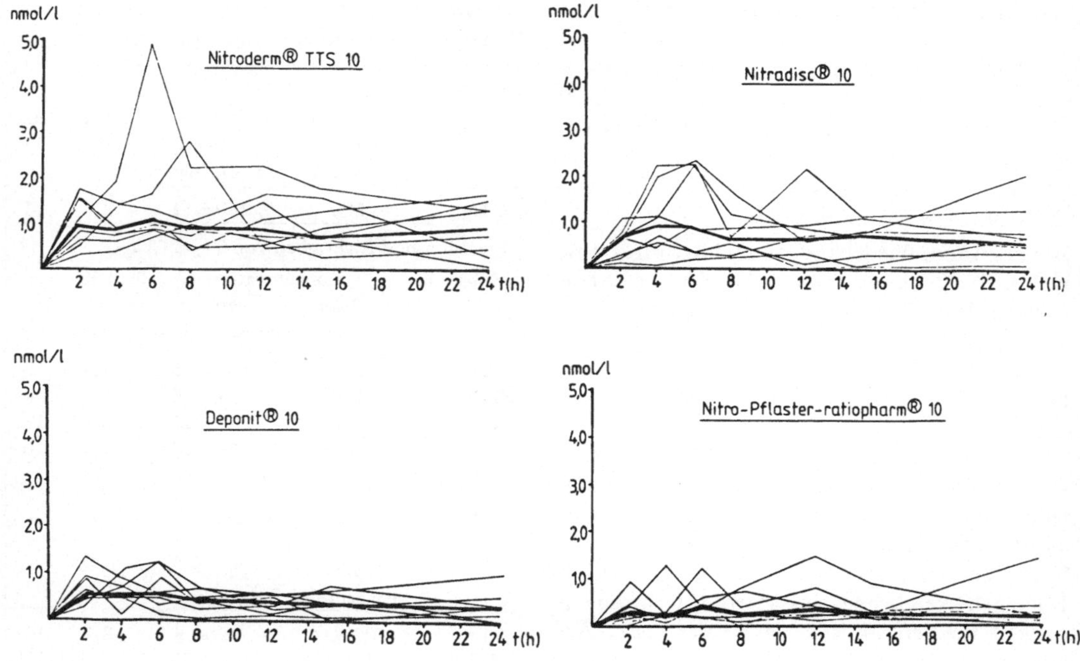

Abb. 2 Konzentrationszeitkurven nach Applikation von vier Nitropflastern an acht Probanden
————— Konzentrationsverläufe bei den einzelnen Versuchspersonen
━━━━━ Median

Nitro-Pflaster-ratiopharm® 10 zwischen 0,04 und 0,09 ng/ml (0,15—0,39 nmol/l) bestimmt.

Die Bioverfügbarkeit wurde mit Hilfe der Flächen unter den Konzentrationszeitkurven errechnet, deren Einzelwerte in Tabelle 3 beschrieben sind. Für Nitroderm® TTS 10 beträgt der Mittelwert 23,72 nmol · h/l, der Median 23,15 nmol · h/l, für Nitradisc® 10 17,40 und 20,32 nmol · h/l, für Deponit® 10 10,25 und 10,39 nmol · h/l und für Nitro-Pflaster-ratiopharm® 8,11 und 5,7 nmol · h/l.

Vergleicht man Mittelwerte und Mediane der AUC, so ergibt sich eine Übereinstimmung der Werte bei Nitroderm® TTS 10 und Deponit® 10, nicht dagegen bei Nitradisc® 10 und Nitro-Pflaster-ratiopharm® 10. Die zugehörigen Box-Plots zeigen, daß sich die Flächen unter den Konzentrationszeitkurven nicht nur hinsichtlich der Lage von Median und Mittelwert, sondern auch in der Verteilung und Variabilität deutlich unterscheiden (Abb. 1). Nur für Deponit ist eine symmetrische Verteilung gegeben, bei den anderen drei Pflastern sind die Einzelwerte asymmetrisch um den Mittelwert gruppiert. Aus

diesem Grund, aber auch wegen erheblicher Varianzunterschiede zwischen den vier Behandlungen, sind parametrische Testverfahren auf Signifikanz, die auf der Gauss'schen Normalverteilung beruhen, nicht zulässig.

Die Rangvarianzanalyse nach Friedman für die Flächen unter den Konzentrationszeitkurven ist auf dem vorher festgelegten 5 %-Niveau signifikant. Die Irrtumswahrscheinlichkeit beträgt sogar unter 1 % ($\chi^2 = 12$, FG = 3). Damit sind mindestens zwei Pflaster als voneinander verschieden zu betrachten. Im Wilcoxon Test mit Bonferroni Alpha-Adjustierung sind bei einer Gesamtirrtumswahrscheinlichkeit von 3 %, Nitroderm® TTS 10 und Nitradisc® 10 nicht signifikant verschieden, jedoch der Unterschied zwischen Nitroderm® TTS 10 und Deponit® 10 bzw. Nitro-Pflaster-ratiopharm® 10 signifikant. Für das Ergebnis ist der absolute Wert der Bestimmungsgrenze irrelevant, weil Rangsummentests nicht auf Null-Werte reagieren. Auch kommt die Angabe ‚nicht detektierbar' bei Nitradisc® 10 genau so häufig vor wie bei Nitro-Pflaster-ratiopharm® 10.

Tabelle 3: AUC-Werte in nmol · h/l

| Flächen unter den Konzentrations-Zeitkurven (nmol · h/l) Freigabe: 10 mg/24 h nach Angaben der Hersteller | | | | |
Proband	Nitroderm® TTS 10	Nitradisc® 10	Deponit® 10	Nitro-Pflaster-ratiopharm® 10
PA	24,25	3,51	11,41	5,50
PB	26,51	33,14	8,10	17,33
PC	17,20	20,94	16,98	12,97
PD	46,73	19,69	10,15	12,07
PE	13,59	25,21	10,63	3,80
PF	11,68	8,54	3,07	3,71
PG	27,76	22,43	12,15	3,62
PI	22,04	5,77	9,50	5,90
Mittelwert	23,72	17,40	10,25	8,11
s	11,00	10,41	3,91	5,27
Maximum	46,73	33,14	16,98	17,33
Q_3	27,14	23,82	11,78	12,52
Median	23,15	20,32	10,39	5,70
Q_1	15,40	7,16	8,80	3,76
Minimum	11,68	3,51	3,07	3,62

Als Nebenwirkung stand der Nitratkopfschmerz im Vordergrund. Die Stärke des Kopfschmerzes wurde subjektiv unterschiedlich angegeben. Nach Applikation von Nitroderm® TTS 10 klagten alle Probanden über Kopfschmerzen, wobei fünf sie als stark und drei als leicht angaben. Nach Applikation von Nitro-Pflaster-ratiopharm® 10 wurde er größtenteils als leicht eingestuft.

Diskussion

Vergleicht man die Steady state-Konzentrationen von ca. 1 nmol/l GTN nach transdermaler Applikation von Nitroderm®TTS 10 mit anderen Darreichungsformen von GTN, so wird nach Gabe von 0,8 mg GTN sublingual eine etwa gleiche Konzentration von 1−1,5 nmol/l im peripher-venösem Plasma nachgewiesen (11). Nach intravenöser Infusion von 4,8 µg/min steigen die Konzentrationen auf ein Plateau von etwa 2,2 nmol/l GTN an (5).

Zwischen der mittleren GTN-Konzentration im Serum und dem Abstand zwischen Applikations- und Entnahmeort des Blutes besteht ein enger Zusammenhang [6]. Klebt man das Pflaster auf die Haut über dem linken Handgelenk, wird im venösen Blut des ipsilateralen Armes eine Konzentration von etwa 4 ng/ml (17,6 nmol/l) gemessen, während im Blut des kontralateralen Armes Nitroglycerin nicht mehr nachweisbar ist. Relativ hohe Serumkonzentrationen finden auch Colfer et al. bei einem geringen Abstand zwischen Applikationsort und Kubitalvene [2]. Bei einer Klebestelle an der inneren Seite des linken Unterarms und Blutentnahme aus der Kubitalvene am selben Arm wurden mittlere Serumkonzentrationen von 1,8 ng/ml (7,9 nmol/l) bestimmt.

Dagegen wurde bei Applikation von Nitradisc® 10 auf die Haut über dem musculus pectoralis major niedrigere Serumkonzentrationen von 0,3 ng/ml (1,3 nmol/l) gemessen [6]. Bei gleichem Applikationsmodus fanden Parker und Fung [9] nach Nitro-Dur® 20 cm², von Key-Pharmaceuticals und identisch mit Nitro-Pflaster-ratiopharm® 10, keine meßbaren GTN-Konzentrationen. Erst nach einem 30 cm² Pflaster (15 mg/24 h) waren mittlere Konzentrationen von 0,1−0,4 ng/ml (0,44−1,76 nmol/l) meßbar. Die Ursache dürfte in der deutlich geringeren Bioverfügbarkeit des verwendeten Key-Pflasters zu suchen sein.

Eine solche Diskrepanz der Ergebnisse ist für Nitroderm®TTS nicht gegeben. In vier Studien wurden bei insgesamt 151 gesunden Versuchspersonen Serumkonzentrationsbestimmungen durchgeführt. Applikationsort von Nitroderm®TTS war die Haut des lateralen Thoraxbereiches (3, 8, 10, 11). Die mittleren Konzentrationen lagen einheitlich zwischen 0,21 und 0,25 ng/ml (0,92—1,1 nmol/l). Diese Befunde stimmen mit den vorliegenden Ergebnissen, 1 nmol/l als arithmetisches Mittel und einem Median von 0,89 nmol/l, gut überein.

Im Gegensatz zu den Angaben der Hersteller sind die Bioverfügbarkeiten der einzelnen Pflaster statistisch signifikant unterschiedlich. Bei Deponit® 10 läßt die Verteilung der Einzelwerte um Mittelwert und Median vermuten, daß es sich hier um ein gleichmäßig funktionierendes Freisetzungssystem handeln könnte, während bei Nitro-Pflaster-ratiopharm® 10 möglicherweise ein ineffizientes Kontrollsystem vorliegt. Die relative Bioverfügbarkeit beträgt weniger als die Hälfte der Bioverfügbarkeit von Nitroderm® TTS 10 und Nitradisc® 10. Bei Deponit® 10 könnte durch Erhöhung des GTN-Gehaltes oder Vergrößerung des Pflasters die Effektivität verbessert werden, während Nitro-Pflaster-ratiopharm® 10 mit seinem sehr hohen GTN-Gehalt von 104 mg bei gleichem Aufbau einer grundlegenden Änderung des Kontrollsystems bedarf.

Zusammenfassung

In einer randomisierten cross-over Studie an acht gesunden Probanden wurde die Serumkonzentration nach transdermaler Applikation von vier verschiedenen GTN-Pflastern bestimmt. Untersucht wurden Deponit®10, Nitradisc® 10, Nitroderm® TTS 10 und Nitro-Pflaster-ratiopharm® 10. Dabei ergab sich eine Abstufung der Mediane von Nitroderm® TTS 10 (0,17—0,23 ng/ml) über Nitradisc®10 (0,13—0,21ng/ml) und Deponit® 10 (0,08—0.13 ng/ml) zu Nitro-Pflaster-ratiopharm® 10 (0,04—0,09 ng/ml). Die entsprechenden Flächen unter den Konzentrationszeitkurven ergaben eine AUC_{0-24} für Nitroderm® TTS 10 von 23,15 nmol · h/l, für Nitradisc® 10 von 20,32, für Deponit® 10 von 10,39 und für Nitro-Pflaster-ratiopharm® 10 von 5,7 nmol · h/l.

Literatur

[1] Arzneibrief 1985 No. 1, 1.

[2] Colfer, H., P. Stetson, B. R. Lucchesi, J. Wagner, B. Pitt: The Nitroglycerin Polymer Gel Matrix System: A New Method for Administering Nitroglycerin Evaluated with Plasma Nitroglycerin Levels. J. Cardiovasc. Pharmacol. 4 (1982), 521.

[3] Curry, S. H., H.-R. Kwon, J. H. Perrin, J. R. Culp, C. J. Pepine, W. Yu: Nitroglycerin Levels After Administration Via Transdermal Therapeutic System Or Nitroglycerin Ointment. Lancet (1984), 1297.

[4] Heilmann, K., In: Therapeutische Systeme, Ferdinand Enke Verlag Stuttgart (1984), 64.

[5] Imhof, P. R., T. Vuillemin, A. Gerardin, A. Racine, P. Müller, F. Follath: Studies of the Bioavailability of Nitroglycerin from a Transdermal Therapeutic System (Nitroderm TTS). Eur. J. Clin. Phamacol. 27 (1984), 7.

[6] Karim, A.: Transdermal Absorption of Nitroglycerin from Microseal Drug Delivery (MDD) System. Angiology 34 (1983), 11.

[7] McNiff, E. F., A. Yacobi, F. M. Young-Chang, L. H. Golden, A. Goldfarb, H.-L. Fung: Nitroglycerin pharmacokinetic after intravenous infusion in normal subjects. J. Pharm. Sci. 70 (1981), 1054.

[8] Müller, P., P. R. Imhof, F. Burkart: Human Pharmacological Studies of a New Transdermal System Containing Nitroglycerin. Eur. J. Clin. Pharmacol. 22 (1982), 473.

[9] Parker, J., H.-L. Fung: Transdermal Nitroglycerin in Agina Pectoris. Am. J. Cardiol. 54 (1984), 471.

[10] Place, V. A.: Transdermal Therapeutic System for Nitroglycerin: Biovailability, Hemodynamic and Clinical Data. In: Proceeding from a seminar: „Transdermal Therapeutic System: A Major Advance in Angina Prophylaxis", presented in conjunction with the 16th Annual ASHP Midyear Clinical Meeting, New Orleans, December 6, 1981.

[11] Riess, W., S. Brechbühler, P. Fankhauser, A. Gerardin, P. Imhof, J. Moppert: Pharmakokinetik des Nitroglycerins aus GTN-Membranpflastern beim Menschen. In Bussmann, W.-D., S. H. Taylor (Hrsg.): Neue Horizonte in der Nitrattherapie; (MMV Medizin Verlag: München 1984) 54.

[12] Sokoloski, T. D., C. C. Wu, L. S. Wu, A. M. Burkman: Interaktion of Nitroglycerin With Human Blood Components. J. Pharm. Sci. 72 (1983), 335.

[13] Tschöpel, P., L. Kotz, W. Schulz, M. Veber, G. Tölg: Zur Ursache und Vermeidung systematischer Fehler bei Elementbestimmung in wäßrigen Lösungen im ng/ml- und pg/ml-Bereich. Fresenius Z. Anal. Chem. 302 (1980), 1.

[14] Tukey, J. W. In: Exploratory Data Analysis, Wesley Publishing Company (Reading, Massachusetts Addison, 1977).

[15] Wolff, M., G. Cordes, V. Luckow: In Vitro and In Vivo-Release of Nitroglycerin From a New Transdermal Therapeutic System. Pharm. Res. 1985 No. 1, 25.

Diskussion

Jäger (LAB)
Sie haben uns freundlicherweise Redezeit eingeräumt, um unsere Ergebnisse darzustellen. Wäre es vielleicht möglich, daß man die Diskussion erst anschließend macht?

Rietbrock
Einverstanden.

Jäger
Aktueller Anlaß für die hier beschriebene Untersuchung war die in der März-Ausgabe (1985) des Arznei-Telegramms referierte vergleichende Bioverfügbarkeitsstudie, von der wir gerade gehört haben. Da die dort gemachten Angaben im deutlichen Widerspruch zu eigenen Daten stehen, erschien ihre Überprüfung geboten. Die zunächst folgenden Daten dieser Vorstudie gelten noch als vertraulich, weil die Publikation gerade im Druck ist, wir aber diese Abbildung mit freundlicher Genehmigung von Searl Clinical Pharmacology Unit in Großbritannien zeigen können.

Geprüft wurden vier Darreichungsformen, eine Salbe und drei Pflaster: Nitradisc®, Nitroderm TTS und Nitrodur®, identisch mit Nitro-Pflaster-ratiopharm. Die Salbe war Nitrobit Ointment, das aus Praktikabilitätsgründen höher dosiert war. Die Salbe (2 %) wurde aufgetragen mit einer Dosis von 15 mg, einmalig appliziert.

Die Studie wurde etwa vor anderthalb Jahren an 24 Probanden bei uns durchgeführt. Über 24 Stunden ergab sich eine relative Bioverfügbarkeit von Nitradisc® gegen Nitroderm TTS von 82,2 % und gegenüber Nitrodur® von 110,1 %. Beim Vergleich zu der mitgeprüften Salbe ergab sich für Nitradisc® eine Bioverfügbarkeit von 91 %. Die Bioverfügbarkeit von Nitrodur® lag verglichen mit der Salbe bei 82,7 % und von Nitroderm TTS bei 110,7 %. Die jetzige Studie wurde in einem dem Prüfarzt offenen, für den Analytiker jedoch verblindeten vierfachen cross-over-Design im lateinischen Quadrat durchgeführt. Prüfpräparate waren Nitro-Pflaster-ratiopharm 10 und Deponit 10. Referenzpräparate waren Nitroderm TTS 10 und Nitrolingual-Ampullen. Die verwendeten Pflaster wurden nach der Abnahme zur späteren Bestimmung der freigesetzten Menge tiefgefroren aufbewahrt — eine Problematik, auf die ich noch später eingehen werde. Die Applikation der Präparate erfolgte im fünftägigen Abstand. Das Versuchskonzept hatte einer ganzen Reihe von Faktoren Rechnung zu tragen. 1. Es mußten streng kontrollierte Versuchsbedingungen, d.h. stationärer Aufenthalt der Probanden bis zur Abnahme der Pflaster und weitestgehende Vereinheitlichung der körperlichen Aktivität, eingehalten werden. Die Notwendigkeit hierzu ergibt sich aus der Tatsache, daß die Pharmakokinetik von transdermal appliziertem NGL auf Änderungen der Durchblutung von Leber und Haut sensibel reagiert. Darüber hinaus mußte damit gerechnet werden, daß unter ambulanten Bedingungen ein Proband das Pflaster vorübergehend abnehmen kann, dies um so mehr, wenn Nebenwirkungen wie Nitratkopfschmerz auftreten. 2. Wegen der zu erwartenden relativ hohen inter- und intra-individuel-

len Streuungen der GTN-Plasmakonzentrationen mußte eine relativ große Anzahl von Probanden in die Studie einbezogen werden. Langjährige Erfahrungen, die wir in Studien mit etwa 20 GTN-Handelsformen — ich traue mich es kaum noch zu sagen — bei 12 000 Plasmakonzentrationsbestimmungen gewonnen haben, lassen den Schluß zu, daß zum Erzielen statistisch abgesicherter Aussagen etwa 20 bis 24 abgeschlossene Fallberichte vorliegen müssen. Nach obligatorischer Prüfung wurde unser Versuchskonzept durch eine unabhängige Ethik-Kommission, mit nachfolgender Genehmigung des Designs, genehmigt. Der Prüfplan sah daher die Einbeziehung von 24 Probanden vor, von denen dann noch 20 übrig blieben. 3. Aufgrund der hohen Flüchtigkeit von GTN müssen besondere Vorkehrungen getroffen werden, um die Kontamination der Proben über die Atmosphäre zu vermeiden. Eine klare Trennung der Räume zur Applikation der Medikamente, zur Probennahme und zur Aufarbeitung wurde von uns nach entsprechend bitteren Erfahrungen als absolut notwendig erkannt. Analog zur räumlichen ist eine personelle Trennung erforderlich. So darf z.B. Personal, das bei der Medikamenten-Applikation anwesend war, nicht zur Probenaufbereitung eingesetzt werden. Die Probenaufarbeitung wiederum muß unmittelbar im Anschluß an die Blutentnahme erfolgen, damit möglichst rasch stabile Pentan-Extrakte gewonnen werden. Dies macht den gleichzeitigen Einsatz mehrerer qualifizierter Kräfte erforderlich.

Wir haben unsere Probanden in vier Gruppen aufgeteilt. Jede dieser Gruppen erhielt die Präparate im Abstand von 15 Minuten zum gleichen Zeitpunkt; dann kamen jeweils die Probanden einer Gruppe, fünf bis sechs, in einen Raum zur Blutentnahme, mußten sich 10 Minuten vorher hinlegen, und dann wurde auf Kommando 5, 4, 3, 2, 1 das Blut abgenommen und die Entnahme nach genau 30 Sekunden beendet. Nach Beendigung der Blutentnahme kamen die Proben ins Eisbad, und innerhalb von zwei Minuten nach Beendigung der Blutentnahme waren die Proben in der Zentrifuge. Diese Bedingungen erzwingen einen räumlichen und personellen Aufwand, der eine durchschnittliche Bioverfügbarkeitsstudie um ein Vielfaches übersteigt und u.E. nur in größeren pharmakologischen Forschungseinrichtungen realisierbar ist. Das für dieses Projekt eingesetzte Team bestand aus vier Ärzten, acht Versuchsbetreuern mit krankenpflegerischer Ausbildung, drei Chemikern, sechs Laboranten, einem Biostatistiker und einer medizinischen Dokumentarin. 4. Die u.E. bei der vorliegenden Fragestellung erforderliche, verhältnismäßig gleichmäßige Verteilung der Blutabnahmezeiten auch über die Nachtstunden — Abnahmezeiten waren festgelegt: 0, 1, 2, 4, 8, 12, 16, 20, 23 und 24 Stunden — erforderte zusätzlichen organisatorischen und personellen Aufwand. 5. Um den statistischen Fehler möglichst klein zu halten, war streng darauf zu achten, daß der zeitliche Ablauf für alle Probanden gleich war. Insbesondere war sicherzustellen, daß bei jedem Durchgang allen Probanden am gleichen Kalendertag mit möglichst geringer zeitlicher Versetzung die Präparate appliziert wurden. 6. Durch die eingangs umrissene Vorgeschichte ist die Thematik durch eine Publizität belastet, die eine sorgfältige und emotionsfreie wissenschaftliche Diskussion erschwert. Aus diesem und aus juristischen Gründen erschien es uns sinnvoll, zusätzlichen Aufwand zu betreiben, der über die wissenschaftlichen Erfordernisse hinausgeht. Die Studie wurde daher notariell überwacht, d.h. ein Notar hat die Pflaster in der Apotheke eingekauft und hat die Applikationen überwacht. Darüber hinaus wurde der klinische Ablauf von einem renomierten und unabhängigen europäischen Kliniker, Herrn Prof. Dr. Dettli, überprüft, und die Analytik wurde von einem — ich kann das Wort kaum sagen — unabhängigen Gegenprobensachverständigen überprüft, Herrn Prof. Dr. Hamacher, der Proben gespikt hat und diese Proben unserem Analytiker verblindet zur Analyse gegeben hat. Last not least wurde natürlich ein Monitoring durch die Ethik-Kommission und Vertreter der Sponsoren durchgeführt, und last not least war natürlich die hauseigene Qualitätssicherungs-Abteilung mit Inspektion sämtlicher Phasen der Prüfung beschäftigt. 7. Wie leicht nachvollziehbar ist, mußten Planung der Studie, Diskussion mit den externen Experten und den Sponsoren, klinische Durchführung, Analytik und Auswertung unter erheblichem Zeitdruck durchgeführt werden, um eine Darstellung der Ergebnisse in diesem Kreise zu ermöglichen. So mußte die Untersuchung der absoluten Bioverfügbarkeit der geprüften Pflaster im Vergleich zur GTN-Dauerinfusion Gegenstand einer späteren Veröffentlichung sein, da vom i.v.-Teil noch nicht alle Plasmaproben gemessen sind, es fehlen hier noch 6 Probanden. Aus diesem Grund bitten wir um Verständnis, wenn die nachfolgenden Ergebnisse als vorläufig zu betrachten sind und Interpretationen von Einzelbefunden wegen der Kürze der Zeit nicht möglich waren.

Analytik. Die verwendete analytische Methode — ich mache das kurz, das haben wir ja heute mittag schon ziemlich diskutiert — zur Bestimmung von GTN im Plasma wurde von uns 1983 publiziert. Sie besteht im wesentlichen aus sofortiger Extraktion des Wirkstoffes aus 1 ml Plasma in 5 ml Penthan mit nachfolgender massenspektrometrischer Analyse durch negative ion and chemical ionisation. Dabei ist gerade bei der Extraktion auf höchste Zeitkonstanz zu achten, weil GTN bei Zimmertemperatur im Plasma instabil ist. So muß z.B. die Blutabnahme innerhalb von 30 ± 5 s erfolgen und die Zentrifugation innerhalb von 120 ± 20 s nach der Blutentnahme beginnen. Die gewonnenen Pentan-Extrakte sind dann über mindestens vier Wochen bei $-20\,^{\circ}\mathrm{C}$ stabil. Wesentliches Kennzeichen der Methode ist eine hohe Sensitivität. Die Empfindlichkeit der Methode liegt etwa 10- bis 30mal höher als die entsprechende GC/ECD-Methode. Die absolute Nachweisempfindlichkeit aus methanolischer reiner Lösung, definiert als das mind. 3fache Signal-Rausch-Verhältnis, liegt bei 2 Femtogramm, das sind 10^{-15} g. Die Nachweisgrenze aus Plasma liegt bei 3 pg/ml, validiert sind jedoch erst 6 pg/ml. Als Bestimmungsgrenze für diese Studie wurde durchgehend 6 pg/ml eingehalten. Weiteres Kennzeichen der Methode ist die hohe Selektivität. Bei dieser Methode wird im Gegensatz zur Analyse mit GC/ECD nur das Nitrat-Ion bestimmt. Die Eichkurve ist im Bereich von 6 bis 6000 pg/ml linear. Bezüglich Richtigkeit und Genauigkeit wurde unsere Methode im aktuellen Fall durch den unabhängigen Gegenprobensachverständigen überprüft. Es wurden insgesamt 24 Proben mit Konzentrationen von 24 bis 1500 pg/ml untersucht. 24 deswegen, weil die zu erwartenden Konzentratio-

nen in keinem Fall unter 24 pg/ml erwartet wurden, wir somit den kompletten Bereich dieser Methode abdecken. 22 Proben mit 24 bis 1500 pg/ml fanden wir innerhalb der Gruppen mit einem Variationskoeffizienten im geometrischen Mittel von 6,3 %, im arithmetischen Mittel von 8 %. Das entspricht der Präzision. Bei fünf Gruppen fand sich eine Abweichung vom nominalen Wert von 3,2 %. Man muß dazu sagen, auch hier geht nicht immer alles klar, drei Werte sind noch nicht ganz klar. Hier finden wir exakt die Hälfte von dem, was darin sein sollte, was eigentlich schon dafür spricht, daß hier von unserer Seite eine Probenverwechselung stattgefunden hat, denn es ist, wie gesagt, exakt die Hälfte von dem, was darin sein sollte.

Vier Probanden, welche aufgrund von Nebenwirkungen bzw. Nichteinhaltung der Prüfbedingungen vorzeitig aus der Studie ausschieden, sind in der Auswertung nicht enthalten. Bezüglich der Verträglichkeit konnten keine Unterschiede zwischen den Präparaten festgestellt werden.

Erstaunlich ist die Zeitdauer bis zum Erreichen eines steady state-Plateaus bei Infusion von GTN. Bei Berechnung der relativen Bioverfügbarkeit fand sich für Nitro-Pflaster ratiopharm® ein Wert von 68 % (55 bis 182 %), für Deponit® ein Wert von 66 %. Die Unterschiede zum Referenzpräparat in einer Vorauswertung auf dem 95 %-Niveau waren signifikant. Wichtig ist jeoch noch zu bemerken, daß die Korrektur des Signifikanz-Niveaus für multiples Testen nach Bonferoni noch nicht durchgeführt werden konnte, da wegen fehlender Daten noch nicht alle vorgesehenen Tests möglich waren. Zweiter Punkt ist, daß die aus den Präparaten in vivo freigesetzten Wirkstoffmengen im Mittel um mehr als 10 % vom deklarierten Wert abweichen können. Aus diesem Grund muß nach exakter Bestimmung der freigesetzten Wirkstoffmengen eine Dosiskorrektur vorgenommen werden. Dies war aus zeitlichen Gründen bisher noch nicht möglich. Nach Dosiskorrektur ist ein signifikanter Unterschied nicht mehr zu erwarten.

Vorläufige Ergebnisse zur absoluten Bioverfügbarkeit zeigen für Nitroderm TTS® 10 einen Wert um 55 %, für Deponit® 10 und Nitro-Pflaster-ratiopharm einen Wert um 35 %.

Zusammenfassung: In einer an 20 Probanden durchgeführten Bioverfügbarkeits-Studie wurden die Nitroglyzerin-Pflaster, Nitro-Pflaster-ratiopharm 10 und Deponit 10, gegen Nitroderm TTS 10 und einer Infusion von 10 mg über 24 Stunden geprüft. Hierbei ergaben sich relative Bioverfügbarkeiten der Prüfpräparate von 68 bzw. 66 %, die demnach untereinander keinen Unterschied aufwiesen. Die Ergebnisse früherer eigener Studien konnten somit reproduziert werden. Da die Resultate der Untersuchung zur Wirkstoff-Freisetzung noch nicht vorliegen, ist eine abschließende Bewertung dieser Daten zur Zeit noch nicht möglich. Eine Erklärung für die Diskrepanzen zu der anderen hier vorgetragenen Studie dürfte am ehesten in wesentlichen Unterschieden in der klinischen und analytischen Methodik zwischen den beiden Untersuchungen liegen. Da eine zuverlässige Messung von Nitroglyzerin-Plasmakonzentrationen erst seit verhältnismäßig kurzer Zeit möglich ist, liegen ausreichende Erfahrungen, die eine klinische Bewertung der gefundenen Daten zulassen, noch nicht vor. Nach über einem Jahrhundert Nitro-Therapie hat erst die Entwicklung geeigneter Analysenmethoden neue vielversprechende Ansätze in der Nitratforschung ermöglicht.

Rietbrock
Vielen Dank, Herr Jäger.

Ich möchte auf Studien zu Nitrodur®, identisch mit Nitropflaster ratiopharm®, verweisen. Die Probandenzahlen sind z.T. sehr viel geringer als die von unserer Studie, nämlich 10, 4, 6, 6, 9 und 6. Auf zwei dieser Studien verweisen Sie in Ihrem Prospekt, nämlich auf die Studien von Colfer und von Blandford. Wenn man sich die Serumkonzentrationen anschaut, so sind diese sehr unterschiedlich. Colfer findet extrem hohe Werte von 1,8 ng/ml, einen Wert, den ich noch in keiner Studie gesehen habe. Die Ursache liegt in der nicht korrekten Blutabnahmetechnik. Man hat hier das Pflaster auf den Arm geklebt und dann unmittelbar hinter der Klebstelle das Blut entnommen. Da wundert es mich nicht, daß so hohe Konzentrationen gemessen wurden. In einer anderen Studie wurde das Pflaster auf die Innenfläche der Hand geklebt, am selben Arm Blut abgenommen und Konzentrationen von sogar 4 ng/ml gefunden. In einer weiteren Studie, auf die Sie ohne Abbildung in Ihrem Prospekt verweisen (Blandford), vermitteln Sie dem Arzt den Eindruck, daß die Konzentrationen von Nitro-Pflaster-ratiopharm mit einem Referenzpräparat übereinstimmen. Das Referenzpräparat ist das Transderm Nitro (= Nitroderm TTS). Hier liegen die Konzentrationen in Bereichen, wie sie auch von anderen Autoren gefunden werden.

Jäger
Entschuldigen Sie, welchen Prospekt meinen Sie?

Heidemann
Das ist ein Sales-Folder von Ratiopharm, der bei den Ärzten verteilt wird.

Rußmann (Vorsitzender des wissenschaftlichen Beirats von Ratiopharm)
Das ist eine Aussendung von Ratiopharm, die ich kenne. Ich bin autorisiert, für die Ratiopharm zu sprechen.

Heidemann
Darf ich vielleicht noch schnell meine Ausführungen beenden? Auch bei den verschiedensten Studien zu Nitroderm TTS ist die Probandenzahl relativ gering, bis auf eine Studie mit 120 Versuchspersonen. In allen Studien liegen die Serumkonzentrationen in dem zu erwartenden Bereich von 0,2−0,4 ng/ml. In diesen Bereich fallen auch unsere gemessenen Konzentrationen.

Rußmann
Die von Ihnen erwähnten Studien waren Bestandteil des Zulassungs-Dossiers, mit dem ein internationaler Konzern beim BGA die Zulassung erhalten hat und Ratiopharm diese dann übernahm. Ratiopharm hat nach Prüfung dieser Unterlagen, bevor die Diskussion mit dem Arzneimittel-Telegramm losging, die Studie bei der LAB ohne Notar, aber in diesem Design in Auftrag gegeben, um selbst nach ihrem eigenen Stan-

dard Werte zu erhalten. Ich stimme mit Ihnen überein, daß wir die älteren Studien heute nicht als Beurteilung des Ist-Zustandes benutzen sollten. Für mich ist im Moment einzig und allein die absolut „wasserfeste" LAB-Studie ein Maßstab für die Bewertung. Mit der vorliegenden Studie ist ein guter Schritt nach vorne getan, weil wir Ausgangswerte haben, mit denen wir weiterarbeiten können.

Meinertz
Ich finde die Studien von Frau Heidemann und von Herrn Jäger nicht so verschieden. So widersprechend waren die Ergebnisse im Prinzip nicht. Ich glaube nur, daß die Erklärung von Herrn Jäger etwas anders lauten müßte. Wir haben doch daraus mitgenommen, daß die absolute Bioverfügbarkeit in dem von ihm beschriebenen Bereich liegt, unter Berücksichtigung der i.v.-Daten. Offensichtlich ist demnach die Bioverfügbarkeit für das Nitroderm TTS-System am besten. Dieses wurde bestätigt; daran wird auch die weitere Statistik kaum etwas ändern. Was unerklärbar bleibt, ist, warum in der Studie von Frau Heidemann das Ratiopharm-Pflaster so viel schlechter abgeschnitten hat. Sie haben dafür eine unterschiedliche Analytik angeführt. Das leuchtet mir allerdings als Kliniker nicht ein. Wäre nämlich die Analytik Schuld, dann würde man andere Werte erwarten, mehr streuende Werte, aber nicht systematisch niedrigere Werte. Ich würde daraus schließen, daß beispielsweise das verwendete Ratiopharm-Pflaster nicht in Ordnung war im Vergleich zu dem in der anderen Studie, da man hier beispielsweise eine höhere Bioverfügbarkeit findet. Aber die Analytik per se kann doch nicht Ursache dafür sein, daß systematisch die Plasmakonzentrationen mit einem Pflaster niedriger liegen als mit dem anderen.

Luchow
Ich bin wie Herr Rußmann autorisiert für die Firma zu sprechen.
Frau Heidemann, Sie haben die mittleren Plasmaspiegel für das Ratiopharm-Pflaster angegeben mit 0,3 bis 0,4 nmol/l. Ich habe mir das in pg/ml umgerechnet. Das wären 70 bis 90 pg/ml Nitroglyzerin. Auf einem anderen Dia haben Sie den Variationskoeffizienten der Bioverfügbarkeit mit 64 % angegeben. Das würde bedeuten: 16 % der Meßwerte liegen unterhalb von 30 pg/ml, und ich schätze etwa 40 % der Meßwerte unterhalb von 50 pg/ml. Und das war die Nachweisgrenze, die heute morgen Herr Kollege Menke konsolidiert hat.

Heidemann
Wir haben die Nachweisgrenze bei 30 pg/ml angegeben. Ihr Einwand ändert überhaupt nichts an der relativen Bioverfügbarkeit.

Luchow
Die Statistik besagt, daß Werte unterhalb der Nachweisgrenze als Null zu setzen sind. Wenn Sie einen Satz von Daten haben, bei denen sehr viele Werte unterhalb der Nachweisgrenze liegen und diese gleich Null setzen, dann werden diese in ungleicher Weise nach unter verschoben. Wenn Sie jetzt im Vergleich dazu ein Präparat haben, welches weniger Werte unter der Nachweisgrenze aufweist, dann wird es in ungleicher Weise nach oben verschoben. Insofern beeinflußt auch die Nachweisgrenze die relative Bioverfügbarkeit eines Präparats.

Rietbrock
Ich würde vorschlagen, daß wir jetzt den Vortrag von Herrn Müller diskutieren.

N. N.
Sie haben die Befunde aus der klinischen Sicht dargestellt. Eins ist mir aufgefallen: ich habe die Literatur sicherlich nicht so gründlich verfolgt wie Sie. Die Übersichtsarbeiten sind eigentlich doch alle sehr negativ gehalten. Es sind doch renomierte Leute, die eigentlich auch die positiven Arbeiten zitiert haben sollten. In diesem Zusammenhang haben Sie eine Arbeit mit positiv bewertet, von der ich zufälligerweise gehört habe, daß diese aus Italien stammt. Sie wurde jetzt in Genf vorgestellt. Ihr haben Sie ein Plus gegeben. Die Hälfte der Patienten hat praktisch keine Wirkung mehr gezeigt nach chronischer Gabe, und die andere Hälfte hat noch eine Wirkung gezeigt. Sie gehört m.E. in die Plus/Minus-Kategorie.

Müller
Ich habe mir bei dieser Zusammenstellung sehr viel Mühe gegeben, bei den positiven Studien nur wirklich solche Studien aufzuführen, die statistisch signifikante Effekte gezeigt haben. Ich habe sie allerdings nicht nach der Dosierung aufgeschlüsselt. Es hat bei den positiven Studien durchaus solche gegeben, die z.B. mit dem 5- oder dem 10-mg-Pflaster noch keine Wirkung zeigten, aber z.B. mit 20 mg. Die Dosis ist also nicht berücksichtigt worden. Die Studie aus Italien war eine Zwei-Wochen-Studie. Nach dem, was mir von dieser Studie vorliegt, muß ich sie als positive Studie beurteilen.

Abshagen
In Ihrem Vortrag hat mir sehr gefallen, was Sie über Gegenregulationsmechanismen gesagt haben. Etwas hat mir nicht so gefallen, daß die Laborspezialisten unter artifiziellen Bedingungen des kontrollierten klinischen Versuchs negative Resultate gefunden haben, denen man unter den Bedingungen der Praxis nicht so viel Bedeutung beimessen soll. Im Falle der Angina pectoris ist das eine sehr, sehr schwierige Angelegenheit, weil wir bekanntermaßen einen relativ hohen Placebo-Effekt haben. Das ist Ihnen bekannt. Die Pflaster sind per se zumindest geeignet, den hohen Placebo-Effekt, der ohnedies bei der Behandlung dieser Erkrankung hoch ist, noch mehr zu akzentuieren. Ich möchte nicht sagen, daß das schlecht ist, keinesfalls. Jeder gute Arzt sollte sich dieses Effekts bedienen. Nur, irgendwo müssen wir uns also schon auf vereinbarte Kriterien des Wirksamkeitsnachweises verständigen können.

Müller
Also, dann will ich mich mal für diesen Ausdruck entschuldigen. Ich arbeite selbst auch nur im Labor. Zur Problematik möchte ich folgendes sagen: Es ist mir durchaus bewußt, daß es gerade aus der Sicht des klinischen Pharmakologen äußerst unbefriedigend und frustrierend ist, daß wir den Placebo-Effekt an sich nicht erklären können. Gut, wir können schon sagen, es ist ein hoher Placebo-Effekt, aber ich glaube, der Placebo-Effekt würde niemals ausreichen, um die Wirkung in der Praxis bei der täglichen Anwendung zu erklären. Auf der anderen Seite stehen viele, aber nicht sämtliche Untersuchungen unter Laborbedingungen, die diese Wirkung vom Ansatz her nicht zeigen können. Diese Diskrepanz wollte ich unterstreichen.

Schnieders
Obwohl die Ergebnisse so kontrovers diskutiert werden, begrüße ich insgesamt die Entwicklung der Kontrolluntersuchungen auf dem Markt befindlicher gleicher Präparate. Herr Rietbrock hat vorher ja schon erwähnt, daß dieses jetzt in einer „Welle" anzurollen scheint. Denken Sie an Nifedipin, an Glibenclamid, erwähnt wurde ferner Indomethacin und noch einige mehr. Das heißt, das Bewußtsein in der Bundesrepublik für die Bioäquivalenz ist gesteigert. Dieses begrüße ich im Rahmen der Arzneimittelsicherheit sehr und hoffe, daß noch mehr derartige Studien gemacht werden, um wirklich die pharmazeutische Qualität zu sichern. Wir selbst vom BGA werden dieser Bioäquivalenz gesteigerte Aufmerksamkeit in Zukunft widmen. Wir werden auch aus diesen Erfahrungen Konsequenzen ziehen oder zumindest die Untersuchungen dahingehend zu bewerten haben, ob aufgrund neuerer Erkenntnisse eine neue Risiko-Nutzen-Bewertung erforderlich ist. Wir wollen natürlich den Nutzen für den Patienten, den aber möglichst risikoarm. Insofern haben wir Zulassungen unter Bezugnahme auf bereits bestehende oder ausgesprochene Zulassungen ermöglicht. Der pharmazeutische Hersteller kann sich im sog. Anhängeverfahren bezüglich der Daten zur Wirksamkeit und Unbedenklichkeit an bereits ausgesprochene Zulassungen anhängen, dieses aber nur, wenn die Bioäquivalenz gewährleistet ist. Der Bioäquivalenz — dieses möchte ich hier noch einmal ganz deutlich aussprechen — werden wir in Zukunft gesteigerte Aufmerksamkeit widmen. In diesem Sinne hoffe ich, daß diese Veranstaltung das Bewußtsein um die Notwendigkeit von Bioverfügbarkeitsstudien erhöht hat. Kriterien der Arzneimittelsicherheit sind Wirksamkeit, Unbedenklichkeit und pharmazeutische Qualität.

III. Aktuelle Probleme der Therapie mit organischen Nitraten

Relaxation of Vascular Smooth Muscle by Organic Nitrates: Ideas and Hypotheses on a Still Unsolved Problem[1]

G. S. Marks, B. M. Bennett, J. F. Brien, K. Nakatsu and B. E. McLaughlin

Summary

Several hypotheses on the mechanism of relaxation of vascular smooth muscle by organic nitrates have been considered. On the basis of the evidence available it was concluded that the vasorelaxant effects of organic nitrates are not mediated by prostaglandins. Nor did the evidence available support the notion of a "key sulfhydryl" group in an "organic nitrate receptor." The biotransformation of GTN to GDN has been shown to occur concurrently with relaxation. It appears that nitric oxide, released from organic nitrates or organic nitrites, interacts with a heme moiety associated with guanylate cyclase, resulting in activation of the enzyme. The idea that S-nitrosothiols are the proximate moieties which activate guanylate cyclase is controversial. The evidence suggests that increased levels of cGMP, resulting from guanylate cyclase activation, enhances the activity of a cGMP-dependent protein kinase and that this is followed by dephosphorylation of myosin light chain and relaxation of vascular smooth muscle.

1 This work was supported by the Ontario Heart Foundation
2 The abbreviations used are: GTN, glyceryl trinitrate; PG, prostaglandin; PGI_2, prostacyclin; EDRF, endothelium-derived relaxing factor; ACh, acetylcholine; AA, arachidonic acid; ATP, adenosine triphosphate; SH, sulfhydryl; cGMP, cyclic guanosine monophosphate; GDN, glyceryl dinitrate; NO-Hb, Nitric oxide-hemoglobin; Mb, myoglobin; MetHb, methemoglobin; 1,2-GDN, glyceryl-1,2-dinitrate; 1,3-GDN, glyceryl-1,3-dinitrate; PCMB, p-chloromercuribenzoate; DTNB, 5,5'-dithiobis(2-nitrobenzoic acid); MetMb, metmyoglobin.

Introduction

Amyl nitrite was introduced into medicine for the treatment of angina pectoris by the British physician, Lauder Brunton in 1867. Because of its short duration of action a longer-acting agent was sought. This led to the introduction of GTN[2] by William Murrell in 1879. The organic nitrates remain important in the management of angina pectoris and a variety of new preparations have been introduced in recent years. The mechanism of action of these drugs remains to be elucidated. Chamberlain in an editorial note [1] has expressed the current status of these drugs as follows: "Many questions remain to be answered: nitrates will claim the attention of investigators well into their second century."

Although progress during the last decade has been spectacular in elucidating the mechanism of many drug-receptor interactions the mechanism by which organic nitrates relax vascular smooth muscle remains to be clarified. During the last two years the prospects of clarifying the mechanism of action of these agents have improved.

The following hypotheses have been put forward to explain, at least in part, the action of the organic nitrates:

A. Stimulation of the synthesis of vasorelaxant prostaglandins
B. Interaction with an organic nitrate receptor
C. Biotransformation, yielding nitric oxide, which activates guanylate cyclase
   — via S-nitrosothiol formation
   — via interaction with heme

D. Effects on Ca^{2+} movement

The above hypotheses will be considered in turn.

A. Stimulation of the Synthesis of Vasorelaxant Prostaglandins

A summary of the pathway of biosynthesis of prostaglandins is shown in Figure 1. Thus, the unsaturated fatty acid, arachidonic acid, which is derived from cell membrane phospholipid by hydrolysis, is a substrate for both cyclooxygenase and lipoxygenase. Cyclooxygenase transforms arachidonic acid into PG-endoperoxides, the precursor of thromboxane A_2, PGE_2, PGD_2 and PGI_2. PGI_2, the major PG synthesized in blood vessels, is a potent vasodilator and it has been suggested that GTN acts by inducing the synthesis and release of PGI_2. GTN has been reported to increase PGI_2 levels when added in nanomolar concentrations to human endothelial cell cultures [2] and to isolated bovine coronary arteries [3]. We have investigated the role of PGs in GTN-induced vasodilation using rabbit celiac and mesenteric arteries as an isolated blood vessel model [4, 5]. These blood vessels were selected because they have been used for the bioassay of PGI_2-like activity and are capable of synthesizing PGs in response to an appropriate stimulus. Bradykinin is a peptide known to induce vasodilation in rabbit mesenteric and celiac arteries, primarily by stimulation of PG synthesis. To determine the effectiveness of our model in assessing the role of PGs in GTN-induced vasodilation, the effects of bradykinin were studied in indomethacin-treated and untreated control arteries. Indomethacin is an inhibitor of cyclooxygenase. The relaxation of celiac and mesenteric arteries by bradykinin was found to be almost completely inhibited by indomethacin. The experiment confirmed PG-involvement in bradykinin-induced vasodilation in these arteries and demonstrated that our model was capable of detecting PG involvement in GTN-induced vasodilation if it occurred. The effect of indomethacin-pretreatment on GTN-induced relaxation in rabbit mesenteric and celiac arteries was then investigated utilizing the same protocol developed for bradykinin; no significant difference was noted in GTN-induced relaxation in indomethacin-pretreated and untreated (control) tissues [4]. It was concluded that GTN-induced relaxation is not mediated via enhanced PG synthesis in isolated rabbit celiac and mesenteric arteries.

Further support for the view that GTN-induced vasodilation is not mediated via PGs is derived from studies on the role of the vascular endothelium in vascular smooth muscle relaxation. The vasodilator actions of ACh, calcium ionophore A23187, ATP, AA, histamine and a variety of other agents is mediated by the release of endothelium-derived relaxing factor (EDRF) which exerts its relaxant effects by stimulation of the activity of the guanylate cyclase of smooth muscle cells [6, 7]. EDRF is believed to be a product of AA metabolism via the lipoxygenase pathway. Since the vascular endothelium is a major source of AA metabolism to PGs and

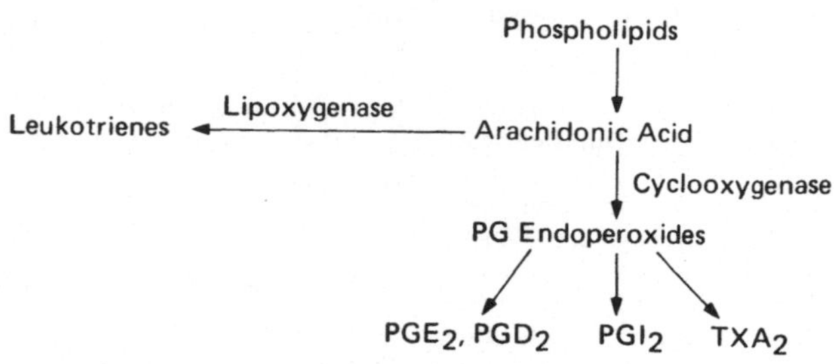

Fig. 1 Pathway for the biosynthesis of prostaglandins.

other products in blood vessels the fact that GTN-induced vasodilation is not affected by removal of the endothelium supports the view that PGs are not involved in GTN-induced vasodilation.

B. Interaction with an Organic Nitrate Receptor

The cross tolerance between organic nitrates without cross tolerance to other vasodilators suggests a common site of action, specific for organic nitrates. However a specific organic nitrate receptor has not been identified nor have specific antagonists to organic nitrates been prepared. On the basis of extensive experimentation Needleman and Johnson [8] proposed the existence of an organic nitrate receptor containing a key SH group at the active site with which the organic nitrate reacted (Fig. 2). It was postulated that as a consequence of this reaction, relaxation ensued, accompanied by denitration of the organic nitrate and oxidation of the SH group. Tolerance was explained by the assumption that when the key SH group was in the disulfide form, the receptor had a lower affinity for GTN.

To examine the above hypothesis the effect of PCMB and DTNB, was investigated on GTN-induced vasodilation using canine saphenous veins and dorsal pedal arteries [9]. Since PCMB reacts with SH groups to form a stable mercaptide and DTNB reacts with SH groups to form a mixed disulfide it was anticipated that these reagents would reduce the sensitivity of vascular smooth muscle to GTN. Since neither PCMB nor DTNB affected the GTN response no support could be derived for the importance of SH groups in a nitrate receptor. This conclusion must be considered with the reservation that the result might be due to inadequate access of these reagents to

the biophase of the nitrate receptor (i. e., the nitrate receptor is intracellular).

In view of the popularity of radioligand binding studies it is surprising that such studies have not been attempted in order to determine whether specific receptor sites exist for organic nitrates. Several criteria must be satisfied in order to demonstrate that binding measurements reflect interaction of a ligand with relevant receptors. It should be possible to adapt at least some of these criteria to the study of putative receptors. One of the difficulties in this field is that optically active organic nitrates have not been synthesized and the stereospecificity of the organic nitrate response has not been demonstrated. Moreover no selective antagonist for organic nitrates has been available. Recent studies [6, 7, 13] indicate that methylene blue and related vital biological stains (brilliant cresyl blue) may possibly serve as selective antagonists for radioligand binding studies.

C. Biotransformation, Yielding Nitric Oxide, which Activates Guanylate Cyclase

via S-nitrosothiol formation

Ignarro et al. [10] have advanced the following hypothesis (Fig. 3) to explain the action of organic nitrates. It is suggested that organic nitrates enter the smooth muscle cell where they undergo either enzymatic or non-enzymatic denitration, yielding nitrite ion and the corresponding alcohol. The nitrite ion is converted via HONO to nitric oxide. The nitric oxide is suggested to combine with SH-containing comounds to form S-nitrosothiols. The S-nitrosothiols are presumed to activate guanylate cyclase

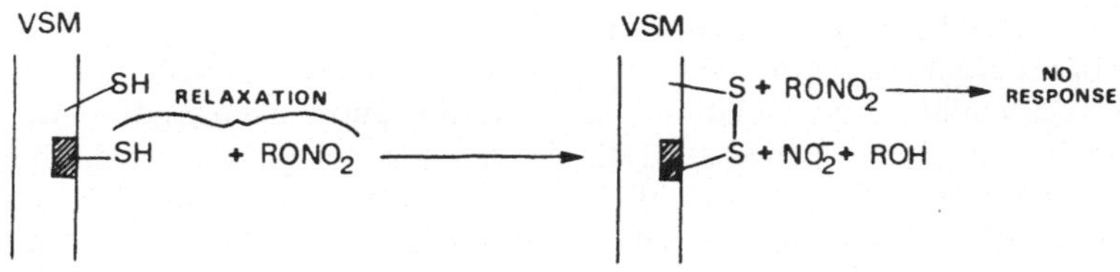

Fig 2 Schematic diagram of the reaction of organic nitrates (RONO$_2$) with sulfhydryl groups (SH) in the vascular smooth muscle receptor as hypothesized by Needleman and Johnson (8). VSM = vascular smooth muscle; ROH = denitrated metabolite.

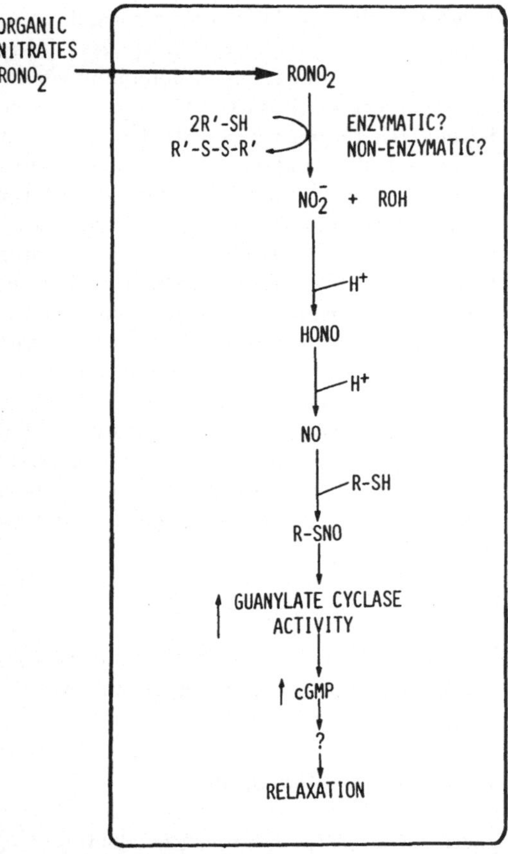

Fig. 3 Mechanism of GTN-induced vasodilation as proposed by Ignarro et al.[10] $RONO_2$ = organic nitrate; ROH = denitrated metabolite, R-SNO = S-nitrosothiol; RSH = high or low molecular weight thiol; R'-SH, thiol that is distinct from R-SH.

which raises cGMP levels resulting in vasodilation.

One of the key criteria for establishing that a biological event involves a mediator (e. g., a cyclic nucleotide) is the demonstration that the concentration of the mediator increases prior to the occurrence of the event. This criterion should also apply to GTN-induced vasodilation via formation of S-nitrosothiols and increased cGMP content. If the hypothesis of Ignarro et al. is valid [10] then prior to GTN-induced vasodilation, the following events should occur in sequence: (1) intracellular accumulation of denitrated GTN metabolites; (2) formation of S-nitrosothiols; (3) increased cGMP levels.

In our laboratory we have attempted to determine whether denitrated metabolites of GTN are formed prior to or concurrently with vasodilation. In our initial studies [11] no GTN metabolites were detected in the incubation medium during GTN-induced relaxation of isolated canine saphenous veins and dorsal pedal arteries. In this investigation a gas-liquid chromatographic procedure was used to measure GTN and GDN and intracellular levels of GDN and GTN were not investigated. In a recent study [12] we have reinvestigated the question of GTN conversion to GDN in vascular smooth muscle. Intracellular levels of GTN and GDN were determined by a more sensitive technique (^{14}C-GTN and thin-layer chromatography). In addition a larger quantity of vascular smooth muscle (rabbit aortic strips) was employed. With this modified experimental technique we were able to demonstrate that the magnitude of GTN biotransformation to GDN by rabbit aortic strips was time-dependent and correlated with the extent of rabbit aortic strip relaxation. These data are consistent with the idea [10] that GTN undergoes biotransformation concurrently with vascular smooth muscle relaxation. Whether the biotransformation is enzymatic or non-enzymatic and whether SH containing compounds are required remains to be determined. Resolution of the details of the biotransformation of GTN to GDN should be very useful in clarifying the mechanism of GTN-induced relaxation of vascular smooth muscle.

The role of S-nitrosothiols as intermediates in GTN-mediated relaxation is controversial. S-nitrosocysteine, the most potent S-nitrosothiol studied, has a similar order of vasorelaxant potency as GTN. Ignarro and Kadowitz [13] have reviewed the evidence which led to their suggestion of S-nitrosothiols as active intermediates. Craven and DeRubertis [14] provide several experimental observations indicating that S-nitrosothiols are not the proximate moieties responsible for guanylate cyclase activation. Thus, a completely decomposed solution of S-nitrosocysteine retained the ability to activate partially purified lung guanylate cyclase which contained endogenous heme. The partially purified enzyme was activated by nitric oxide alone. Moreover S-nitrosocysteine did not activate heme-deficient hepatic guanylate cyclase. Finally the complex of nitric oxide and hemoglobin (NO-Hb) activated guanylate cyclase, purified to apparent homogeneity, in the absence of thiol reducing agents. Thus, the status of S-nitrosothiols as proximate intermediates appears to be the least convincing step of the detailed hypothesis put forward by Ignarro et al. [10].

In contrast to the unsatisfactory situation with S-nitrosothiols the evidence that cGMP is involved in organic nitrate-induced vasodilation is strong. Thus, increased levels of cGMP, but not cAMP, have been observed in isolated canine femoral arteries [15] and in canine coronary arteries [16] after organic nitrate administration. In these and other studies [13] the increase in cGMP concentration preceded GTN-induced vasodilation. Other evidence in favor of the role of cGMP is the following [13]: (1) activators of soluble guanylate cyclase cause both cGMP accumulation in and relaxation of vascular smooth muscle while inhibitors of the enzyme cause inhibition of both cGMP accumulation and relaxation; (2) inhibition of cGMP phosphodiesterase potentiates cGMP accumulation and relaxation induced by organic nitrates; (3) vascular smooth muscle relaxes in response to cGMP and some of its analogues.

Via interaction with heme

Several workers have considered the possibility that nitric oxide, liberated from organic nitrates, might combine directly with a heme moiety of guanylate cyclase and result in its activation [7, 14, 17, 18]. There are two forms of guanylate cyclase, a soluble (presumably cytoplasmic) form and a particulate form [17]. It is not known whether it is the soluble or particulate enzyme, or both, which mediate relaxation. Soluble guanylate cyclase contains one heme group per enzyme molecule [18, 19]. If endogenous heme is removed sensitivity to vasodilators is lost, but can be restored by addition of heme [14]. It is thought that soluble guanylate cyclase is stimulated when nitric oxide binds to the heme moiety associated with guanylate cyclase to form a nitrosyl heme complex [7, 13, 14]. Craven and DeRubertis [14] have shown that NO-Hb activated guanylate cyclase. Recently it has been shown by Horowitz et al. [20] that activation of the enzyme involves exchange of NO-heme between hemoproteins and heme-deficient soluble guanylate cyclase.

Studies of the biotransformation of alkyl nitrites by hemoglobin can illuminate the possible mechanism of action of these compounds as vascular smooth muscle relaxants. The studies of Doyle et al. [21] indicate that alkyl nitrites interact with deoxyhemoglobin by the following series of reactions:

(1) A complex is formed between the ferrous iron of Hb and the nitrogen atom of the alkyl nitrite as follows:

$$O = N-O-R \qquad\qquad O = N-O-R$$
$$\rightleftharpoons \qquad\qquad |$$
$$N-Fe^{2+}-N-Heme \qquad N-Fe^{2+}-N-Heme$$

(2) This is followed by electron transfer from Fe^{2+} to the bound alkyl nitrite resulting in the formation of methemoglobin and the alkyl nitrite radical anion

$$O = N-O-R \qquad\qquad [RONO]^{-}$$
$$| \qquad\qquad \rightarrow$$
$$N-Fe^{2+}-N-Heme \qquad N-Fe^{3+}-N-Heme$$

(3) Protonation of the radical anion of the alkyl nitrite results in the formation of the alcohol and of nitric oxide

$$[RONO]^{-} + H^{+} \rightarrow ROH + NO$$

Finally a portion of the nitric oxide combines with deoxyhemoglobin to form NO-Hb as shown

$$NO + N-Fe^{2+}-N-HemeGlobin \rightarrow$$
$$NO$$
$$|$$
$$N-Fe^{2+}-N-HemeGlobin$$

The above series of reactions suggests two possible mechanisms by which an organic nitrite, such as amyl nitrite, might act as a vascular smooth muscle relaxant. Thus, the alkyl nitrite might react with myoglobin or some other hemoprotein in a smooth muscle cell to liberate nitric oxide. The nitric oxide could then combine with the heme moiety of guanylate cyclase resulting in activation of the enzyme. Alternatively, the alkyl nitrite could interact directly with the heme moiety of guanylate cyclase resulting in nitric oxide liberation and combination of the nitric oxide with the heme of guanylate cyclase.

Similarly the biotransformation of organic nitrates by deoxyhemoglobin can help to illuminate the possible mechanism of action of these agents as vascular smooth relaxants. Recent studies [22–24] have shown that unliganded, reduced Hb or Mb interacts with GTN, resulting in the formation of GDN and MetHb or MetMb. Thus, GTN may react with myoglobin or some other hemoprotein in the smooth muscle cell to liberate nitrite ion which is converted to nitric oxide with the consequent activation of guanylate cyclase. Alternatively GTN might interact directly with the heme moiety of guanylate cyclase leading through a series of steps, analogous to those seen with organic nitrites to form a nitrosyl complex with the heme moiety of the enzyme.

When GTN undergoes biotransformation at least two metabolites are formed viz., 1,2-GDN and 1,3-GDN. A possible method of illuminating the nature of the interaction which GTN undergoes in the smooth muscle cell would be to measure the ratio of the 1,2-GDN and 1,3-GDN metabolites formed by thin layer chromatography. Thus, if GTN undergoes biotransformation by an enzymic process the ratio of 1,2-GDN to 1,3-GDN should be approximately 1 : 1 [25, 26]. On the other hand if biotransformation occurs by interaction with hemoprotein the ratio of 1,2-GDN to 1,3-GDN should be considerably greater [27].

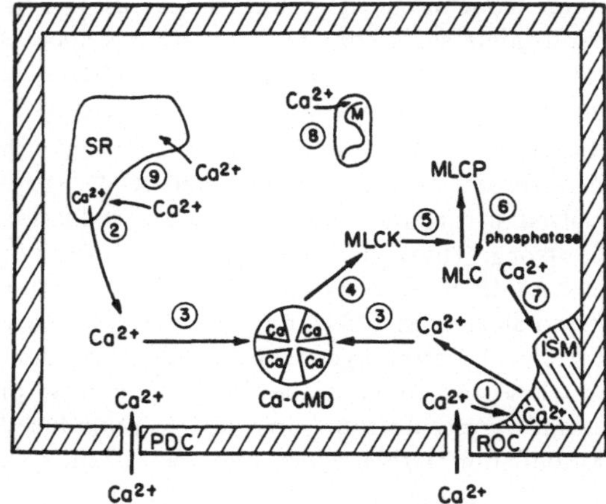

Fig. 4 Role of calcium in contraction and relaxation of vascular smooth muscle. Abbreviations: PDC, potential dependent calcium channel; ROC, receptor operated calcium channel; ISM, inner sarcolemmal membrane; SR, sarcoplasmic reticulum; Ca-CMD, calcium calmodulin complex; MLCK, myosin light-chain kinase; MLC, myosin light chain; MLCP, myosin light-chain phosphate; M, mitochondrion.

D. Effect on Ca^{2+} Movements

A short review of the role of calcium in vascular smooth muscle contraction and relaxation is required [28] in order to appreciate possible effects of GTN on Ca^{2+} movements. Vascular smooth muscle contraction may begin (Fig. 4) after activation of potential dependent calcium channels (PDC) or by activation of receptor operated calcium channels (ROC). Ca^{2+}, passing through ROC, can cause release of Ca^{2+} from storage sites in the inner sarcolemmal membrane (ISM,(1)) or sarcoplasmic reticulum (SR,(2)). The calcium released in this manner combines with the protein, calmodulin ((3)), to form a calcium-calmodulin complex (Ca-CMD) which activates myosin light-chain kinase (MLCK,(4)), MLCK catalyzes the phosphorylation of one of the light chains of myosin (MLC,(5)) to form myosin light-chain phosphate (MLCP). Formation of MLCP allows actin and myosin to interact and contraction to ensue. The event with which we are principally concerned in this paper, viz., relaxation, takes place when dephosphorylation of MLCP, brought about by a phosphatase ((6)), predominates over the MLCK catalyzed phosphorylation reaction ((5)). MLCK activity decreases when the complex between calcium, calmodulin and this enzyme dissociates due to

uptake of calcium into intracellular storage sites in sarcolemma ((7)), mitochondria ((8)), and sarcoplasmic reticulum ((9)). Since the degree of contraction in smooth muscle is ultimately dependent upon the concentration of intracellular activator Ca^{2+}, relaxation must ensue when this pool is decreased. This decrease may occur by decreased mobilization from or increased sequestration into intracellular storage sites. Kreye and Schlicker [29] showed that GTN had no effect on Ca^{2+} uptake into microsomes of human umbilical artery thus providing no support for this possibility. Alternatively a decrease in the Ca^{2+} pool may result from increased efflux or decreased influx of Ca^{2+} across the cell membrane. Ginsburg et al. [30] have demonstrated enhanced Ca^{2+} efflux from human coronary arteries after treatment with GTN.

Rapoport and co-workers [31−33] have obtained evidence for the following events induced by nitrovasodilators: elevated guanylate cyclase activity, elevated cGMP levels, elevated cGMP-dependent protein kinase, enhanced protein phosphorylation and myosin light chain dephosphorylation. These authors point out [33] that a cause-effect relationship remains to be established between cGMP, cGMP-dependent protein kinase, protein phosphorylation and relaxation. However, myosin light chain was dephosphorylated by all endothelium-dependent and independent relaxants used in their studies. Whether myosin light chain is dephosphorylated through alterations in MLCK ((4), Fig. 4) or phosphatase ((6), Fig. 4) is not known [33].

A variation of this hypothesis has been put forward by Ignarro and Kadowitz [13]. These investigators suggest that cGMP-dependent protein kinase results in the phosphorylation of a protein and that the phosphorylated form of the protein rapidly binds intracellular Ca^{2+}, leading to smooth muscle relaxation. A similar hypothesis has been put forward by Johnson & Lincoln [34]. Popescu et al. [35] have recently obtained evidence for the following sequence of events: activation of cGMP-dependent protein kinase by cGMP is followed by activation of the sarcolemmal Ca^{2+} extrusion ATPase of coronary smooth muscle cells. A decrease in the intracellular free-Ca^{2+} concentration results in relaxation. This hypothesis received support by the demonstration that monospecific antibodies against cGMP-dependent protein kinase prevented pump activation by cGMP. The above hypotheses are in fact strongly related. Thus, a decreased level of intracellular Ca^{2+}, consequent on extrusion or binding by a phosphorylated protein would result in diminished activity of MLCK, enhanced levels of the dephosphorylated form of MLC (Fig. 4), and relaxation.

References

[1] Chamberlain, D. A. Int. J. Cardiol. 7: 157 (1985).

[2] Levin, R. I., Jaffe, E. A., Weksler, B. B. and Tack-Goldman, K. J. Clin. Invest. 67: 762–769 (1981).

[3] Schrör, K., Grodzinska, L. and Darius, H. Thromb. Res. 23: 59–67 (1981).

[4] Bennett, B. M., Moffat, J. A., Armstrong, P. W. and Marks, G. S. Can. J. Physiol. Pharmacol. 61: 554–560 (1983).

[5] Bennett, B. M. and Marks, G. S. Trends in Pharmacol. Sci. 5: 329–332 (1984).

[6] Furchgott, R. F. Ann. Rev. Pharmacol. Toxicol. 24: 175–197 (1984).

[7] Martin, W. M., Villani, G. M., Jothianadan, D. and Furchgott, R. F. J. Pharmacol. Exp. Ther. 232: 708–716 (1985).

[8] Needleman, P. and Johnson, E. M. Jr. J. Pharmacol. Exp. Ther. 184: 709–715 (1973).

[9] Moffat, J. A., Armstrong, P. W. and Marks, G. S. Can. J. Physiol. Pharmacol. 60: 1261–1266 (1982).

[10] Ignarro, L. J., Lippton, H., Edwards, J. C., Baricos, W. H., Hyman, A. L., Kadowitz, P. J. and Gruetter, C. A. J. Pharmacol. Exp. Ther. 218: 739–749 (1981).

[11] Armstrong, J. A., Marks, G. S. and Armstrong, P. W. Mol. Pharmacol. 18: 112–116 (1980).

[12] Brien, J. F., McLaughlin, B. E., Breedon, T. H., Bennett, B. M., Nakatsu, K. and Marks, G. S. Abstract. Proc. Can. Fed. Biol. Soc. 28: 172 (1985).

[13] Ignarro, L. J. and Kadowitz, P. J. Ann. Rev. Pharmacol. Toxicol. 25: 171–191 (1985).

[14] Craven, P. A. and DeRubertis, F. R. Biochim. Biophys. Acta, 745: 310–321 (1983).

[15] Diamond, J. and Blisard, K. S. Mol. Pharmacol. 12: 688–692 (1975).

[16] Kobayashi, A., Suzuki, Y., Kamikawa, T., Hayashi, H. and Yamazaki, N. Life Sci. 27: 1679–1685 (1980).

[17] Waldman, S. A., Sinacore, MS., Lewicki, J. A., Chang, L. Y. and Murad, F. J. Biol. Chem. 259: 4038–4042 (1984).

[18] Gerzer, R., Hofmann, F., and Schultz, G. Eur. J. Biochem. 116: 479–486 (1981).

[19] Gerzer, R., Böhme, E., Hofmann, F. and Schultz, G. FEBS Lett. 132: 71–74 (1981).

[20] Horowitz, P. M., Adams, J. B., Wood, K. S. and Ignarro, L. J. Abstract. Fed. Proc. 44: 1816 (1985).

[21] Doyle, M. P., Pickering, R. A., da Conceição, J. J. Biol. Chem. 259: 80–87 (1984).

[22] Bennett, B. M., Nakatsu, K., Brien, J. F. and Marks, G. S. Can. J. Physiol. Pharmacol. 62: 704–706 (1984).

[23] Bennett, B. M., Brien, J. F., Nakatsu, K. and Marks, G. S. J. Pharmacol. Exp. Ther. 234: 228–232 (1985).

[24] Bennett, B. M., Brien, J. F., Nakatsu, K., Kobus, S. and Marks, G. S. Abstract. Proc. Can. Fed. Biol. Soc. 28: 57 (1985).

[25] Needleman, P. and Hunter, Jr., F. E. Mol. Pharmacol. 1: 77–86 (1965).

[26] Needleman, P. and Harkey, A. B. Biochem. Pharmacol. 20: 1867–1876 (1971).

[27] Bennett, B. M., Brien, J. F., Nakatsu, K., McLaughlin, B. E., Kobus, S. and Marks, G. S. (unpublished observations).

[28] Zelis, R. and Flaim, S. F. Ann. Int. Med. 94: 124 (1981).

[29] Kreye, V. A. W. and Schlicker, E. in Vascular Neuroeffector Mechanisms (Bevan, J. A., ed) pp 4–6, Raven Press, New York (1980).

[30] Ginsburg, R., Bristow, M. R., Gordon, J., van Breemen, C., Stinson, E. B. and Harrison, D. C., Abstract, Circulation 64, Suppl. IV, IV–122 (1981).

[31] Rapoport, R. M., Draznin, M. B. and Murad, F. Nature (Lond.) 306: 174–176 (1983).

[32] Rapoport, R. M., Draznin, M. B. and Murad, F. Trans. Assoc. Am. Physicians 96: 19–30 (1983).

[33] Rapoport, R. M., Draznin, M. B. and Murad, F. Circ. Res. 55: 468–479 (1984).

[34] Johnson, R. M. and Lincoln, T. M. Mol. Pharmacol. 27: 333–342 (1985).

[35] Popescu, L. M., Pănoiu, C., Hinescu, M. and Nutu, O. Eur. J. Pharmacol. 107: 393–394 (1985).

Diskussion

Strein
Some years ago we incubated red blood cells with nitroglycerin and found the same results as you. We then incubated isosorbide-5-mononitrate with red blood cells using a very high concentration and could not detect methemoglobin and nitrite ion formation.

Marks
We found with hemoglobin it wouldn't react, but isosorbide dinitrate certainly was broken down by red blood cell supernatant. We were working with the dinitrate. The dinitrate goes to the mononitrate.

Strein
We took the mononitrate directly and it doesn't get broken down by hemoglobin and, therefore, I suppose that it is not necessarily a direct reaction with the heme molecule.

Marks
I am not saying that there is a difference between isosorbide dinitrate and nitroglycerin, but it's possible that isosorbide dinitrate, even your metabolite, liberates some nitric oxide inside the cell. There is probably a mechanism that liberates nitric oxide and that it then acts with the heme of guanylate cyclase. One has to look at several mechanisms. Nitroglycerin might react both with the heme by another mechanism to liberate nitriteion, whereas the mononitrate may have nitric oxide split off either by some other haemoprotein or maybe even by a sulfhydryl compound and then it reacts. But I think the key is that it acts with the heme of guanylate cyclase to activate it.

Strein
But the direct interaction?

Marks
I agree with you. This is why I put the two mechanisms. With GTN you can see both mechanisms. With ISDN it's unlikely in view of its interaction with the heme that it could react directly.

Strein
I want to say something on your irreversible blockers of the sulfhydryl groups. They are polar molecules, and I am almost sure that they don't go into cells.

Marks
I agree with you with PCMB. I think DTNB is not so polar. It is a lipophilic molecule. It's fairly small and could get in.

Abshagen
Dr. Marks, first I want to congratulate you on the fascinating paper you have presented. I also want to raise the last point of Dr. Strein and yourself. I was very pleased to get your very recent data about the intracellular breakdown of GTN. After having read your first paper in 1980 with Armstrong it was clear to me that if we have some sort of receptor, this receptor should or could be intracellular. You obviously have not covered the intracellulary generated metabolites, and the same may apply to your inhibitor studies. Before putting forward a strong hypothesis one should first be certain that the inhibitors really reach the inside of a cell. I have another comment regarding the direct interaction with the heme of, be it, hemoglobin, myoglobin or guanylate cyclase itself. We have seen a phenomenon where we can create, in pharmacological studies, a cross tolerance between the different nitrates, for example GTN or ISDN, without cross tolerance to amyl nitrite or sodium nitroprusside, which can spontaneously release nitric ions. This may point at the originally proposed sequence of events. I think at present at least both ways are open and we cannot give evidence for one or the other.

Liefern Konzentrationsbestimmungen von Nitraten im Serum Informationen für ihren therapeutischen Einsatz?

E. Jähnchen, T. Meinertz

Für Pharmaka mit reversibler Wirkung läßt sich der pharmakologische Effekt mit Hilfe von Konzentrations-Wirkungsbeziehungen beschreiben. Häufig gelingt es einen sogenannten therapeutischen Konzentrationsbereich, innerhalb dessen Grenzen die therapeutische Wirkung mit hoher Wahrscheinlichkeit erreicht wird, zu definieren.

Für organische Nitrate bestehen bisher Schwierigkeiten, einen solchen therapeutischen Konzentrationsbereich zu ermitteln, da verschiedene komplizierende Faktoren, die sowohl pharmakokinetischer als auch pharmakodynamischer Natur sind, eine klare Konzentrations-Wirkungsbeziehung verschleiern können.

Auf einige dieser Besonderheiten soll im folgenden eingegangen werden.

Eine Voraussetzung für die Erstellung von Konzentrations-Wirkungsbeziehungen im intakten Organismus besteht darin, daß ein direkter Effekt und nicht indirekt vermittelte Wirkungen zugrundegelegt werden. So stellt die primär interessierende antianginöse Wirkung der organischen Nitrate einen Summationseffekt aus verschiedenen Gefäßwirkungen (venöse, arterielle, coronare Wirkungen) dar, die bei einzelnen Patienten zu einem unterschiedlichen Ausmaß an der antianginösen Wirkung beteiligt sind und die auch unterschiedliche Konzentrations-Wirkungsbeziehungen aufweisen. So konnten Imhof et al. [1] unterschiedliche Konzentrations-Wirkungsbeziehungen von sublingual und transdermal appliziertem Glyceryltrinitrat (GTN) für die arteriellen (gemessen mit Hilfe der Fingerplethysmographie) und venösen Effekte (gemessen mit Hilfe der Impedanzplethysmographie) aufzeigen.

Konzentrations-Wirkungsbeziehungen für die koronardilatierende Wirkung der Nitrate existieren bisher nicht. Grund hierfür sind die technischen Schwierigkeiten bei der Quantifizierung der koronaren Wirksamkeit von Nitraten. In Untersuchungen an Hunden konnte

aber gezeigt werden, daß epikardiale und intramyokardiale Koronargefäße unterschiedliche empfindlich auf Glyceryltrinitrat reagieren [2].

Pharmakokinetische Faktoren, die bei der Interpretation von Plasmakonzentrations-Wirkungsbeziehungen zu berücksichtigen sind, bestehen im Falle von Glyceryltrinitrat in der Eigentümlichkeit des Metabolismus. So wird Glyceryltrinitrat nicht allein in der Leber, sondern zum überwiegenden Teil auch in extrahepatischen Geweben, einschließlich der Gefäßwand [3] metabolisiert. Es scheint, daß der Metabolismus in der Gefäßwand im engen Zusammenhang mit der vasodilatierenden Wirkung steht [4].

Aus der Extraktion von Glyceryltrinitrat durch die peripheren Gewebe mit subsequenter Metabolisierung resultiert eine erhebliche arteriovenöse Konzentrationsdifferenz. So fanden Armstrong et al. [5] etwa 3—4fach höhere Konzentrationen im arteriellen als im venösen Plasma. Im Mittel errechneten diese Autoren für GTN eine arterio-venöse Extraktion von 60 %. Hierbei fanden sich allerdings große interindividuelle Unterschiede, die im Bereich zwischen 0 und 100 % lagen. Selbst im venösen System konnten für GTN erhebliche Konzentrationsdifferenzen nachgewiesen werden. So scheint z.B. nach transdermaler Applikation von GTN die Plasmakonzentration mit der Entfernung vom Applikationsort abzunehmen [6]. Nach intravenöser Injektion konnte eine first-pass Aufnahme in die Gefäßwand nachgewiesen werden (Fung et al., 1983), so daß mit zunehmender Entfernung vom Injektionsort das Gefäßwand-/Plasma-Konzentrationsverhältnis von GTN abnahm. Diese „first-pass" Aufnahme von GTN in die Gefäßwand könnte letztlich auch der Grund für die unrealistisch hohe Clearance — im Falle von GTN übertrifft diese das Herzzeitvolumen — sein.

Der hohe Konzentrationsgradient von GTN zwischen Gefäßwand und Plasma kann zu spontanen Umverteilungen zwischen beiden benachbarten Kompartimenten führen, die sporadische Fluktuationen der GTN-Plasmakonzentrationen nach sich ziehen [7]. Weiterhin scheint das Verhältnis von GTN zwischen Gefäßwand und Plasma nicht konstant zu sein, sondern mit der Expositionszeit zuzunehmen [4]. Auch verläuft die Elimination von GTN aus der Gefäßwand langsamer als die Elimination aus dem Plasma. Hiermit steht im Einklang, daß die hämodynamische Wirkung langsamer abklingt als entsprechend der schnellen Elimination von GTN aus dem Plasma zu erwarten wäre [8]. Große interindividuelle Unterschiede existieren in der Ansprechbarkeit des Gefäßsystems gegenüber GTN. So konnte Armstrong et al. [9] zeigen, daß bei Patienten mit Herzinsuffizienz Plasmakonzentrationen zwischen 1,2 ng/ml und 420 ng/ml notwendig waren, um etwa die gleiche hämodynamische Wirkung (Senkung des pulmonalkapillären Verschlußdruckes um ca. 25 %) zu erzielen.

Untersuchungen an gesunden Probanden ergaben, daß die Höhe der Plasmakonzentration nach transdermaler Applikation in keiner engen Korrelation zu den fingerplethysmographisch gemessenen Parametern steht [10].

Für das weniger lipidlösliche Isosorbiddinitrat (ISDN) ist bei der Interpretation von Konzentrations-Wirkungsbeziehungen zu berücksichtigen, daß die antianginöse Wirkung nicht nur durch die Ausgangssubstanz selbst sondern auch durch aktive Metabolite mitgetragen wird. Da die Muttersubstanz schnell und vollständig zu Isosorbid-2-mononitrat und Isosorbid-5-mononitrat metabolisiert wird und diese Metabolite langsamer eliminiert werden als die Muttersubstanz, dürfte die Langzeitwirkung in erster Linie auf diesen Metaboliten beruhen. Andererseits liegen Hinweise dafür vor, daß die Metabolite selbst mit der Verteilung und/oder dem Metabolismus von ISDN interferieren, so daß hepatische Extraktion [11] und Clearance [12] mit zunehmender Metabolitkonzentration abnehmen. Das hat eine überproportionale Zunahme der Plasmakonzentration mit steigenden Dosen zur Folge.

Das pharmakokinetische Verhalten von Isosorbid-5-mononitrat (5-ISMN) ist in dieser Hinsicht weniger kompliziert, da es vollständig resorbiert wird und eine dosislineare Pharmakokinetik besitzt [13]. Die interindividuellen Unterschiede in der Pharmakokinetik sind geringer als die nach Verabreichung von ISDN.

Für 5-ISMN konnte gezeigt werden, daß nach akuter Verabreichung eine lineare Korrelation zwischen der Plasmakonzentration und verschiedenen hämodynamischen Parametern besteht [14, 15]. Wirksame Plasmakonzentrationen zwischen 100—500 ng/ml werden mit täglich zwei bis drei Dosen von 20 mg 5-ISMN erreicht [16]. Bei dieser Dosierung tritt keine Wirkungsabschwächung auf. Diese ist nachweisbar, wenn Dosen von 50 mg verabreicht werden [16].

Eine weitere Einschränkung, die eine Vorhersage der Wirksamkeit anhand von Plasmakonzentrationen für alle Nitrate schwierig gestaltet, besteht in der Entwicklung einer Toleranz gegenüber diesen Pharmaka. Diese Toleranzentwicklung erscheint um so ausgeprägter, je höher die erreichten Plasmakonzentrationen sind und je länger diese aufrechterhalten werden. Die Einführung eines nitratfreien Intervalles in das Dosierungsschema stellt die Ansprechbarkeit schnell wieder her [17]. Es ist bisher nicht klar, ob diese Toleranzentwicklung für alle Gefäßwirkungen der Nitrate gleichermaßen ausgeprägt ist. Eigene Untersuchungen ergaben, daß mit steigenden Dosen von ISDN zwar eine Toleranzentwicklung hinsichtlich der arteriellen Wirksamkeit festzustellen ist, die venöse Wirksamkeit (gemessen mit der Venenverschlußplethysmographie am Unterschenkel) aber linear mit der Plasmakonzentration zunimmt (Jähnchen und Meinertz, unveröffentlichte Ergebnisse).

Zu dem gleichen Ergebnis kamen Trompler et al. [18], die als Maß für den venösen Rückfluß die mittels Doppler-Echokardiographie ermittelte rechtsventrikuläre Einflußgeschwindigkeit heranzogen. Insofern ist es nicht zwingend, daß eine Toleranz gegenüber den Wirkungen von Nitraten auf das arterielle Gefäßsystem auch notwendigerweise mit einer gleich starken Abschwächung der antianginösen Wirkung einhergeht. So fanden Schneider et al. [19] nach chronischer Therapie mit hohen Dosen von ISDN (240 mg täglich) zwar eine Verminderung der blutdrucksenkenden Wirkung aber keine Reduktion der antianginösen Wirkung.

Ein weiterer Faktor, der das Ausmaß der Wirksamkeit von Nitraten zu bestimmen scheint, ist die Anflutungsgeschwindigkeit des Pharmakons. So konnten Thadani et al. [20] zeigen, daß in der Resorptionsphase von ISDN, die mit einem raschen Anstieg der Plasmakonzentrationen einhergeht, bereits Konzentrationen antianginös wirksam sind, die unter steady-state Bedingungen keine Wirksamkeit erkennen lassen. Hiermit steht auch im Einklang, daß selbst im Stadium der Toleranz die antianginöse Wirkung von sublingual verabreichtem GTN zwar abgeschwächt aber dennoch deutlich nachweisbar ist [17].

Aufgrund der geschilderten pharmakodynamischen und pharmakokinetischen Besonderheiten der organischen Nitrate stößt die Definition eines therapeutischen Konzentrationsbereiches zumindest für GTN und ISDN auf große Schwierigkeiten. Hinzu kommt, daß die Wirksamkeit wesentlich von der hämodynamischen Ausgangssituation abhängt und große interindividuelle Unterschiede in der Ansprechbarkeit gegenüber diesen Substanzen bestehen. Insofern ist die Kontrolle der Effizienz einer antianginösen Therapie mit Hilfe von Plasmakonzentrationsbestimmungen nur sehr bedingt möglich. Im Falle des weniger lipophilen 5-ISMN existiert demgegenüber nach akuter Verabreichung eine engere Korrelation zwischen Plasmaspiegel und hämodynamischer Wirksamkeit. Aber auch hier kann unter chronischer Therapie diese Beziehung durch Toleranzentwicklung und gegenregulatorische Mechanismen beeinflußt werden. Andererseits ist die therapeutische Breite der Nitrate groß und die Wirksamkeit anhand klinischer Parameter zuverlässiger abschätzbar, so daß die Bestimmung der Plasmakonzentration für die Kontrolle der Therapie entbehrlich ist.

Messungen der Plasmakonzentration sind jedoch hilfreich bzw. unentbehrlich zur Beurteilung der pharmazeutischen Qualität einer bestimmten Darreichungsform, zur Überprüfung der Compliance der Patienten (z.B. im Rahmen von Studien zur Beurteilung der Wirksamkeit einer Therapie) und letztlich auch für die Abschätzung des Ausmaßes einer Toleranzentwicklung unter der Therapie mit Nitraten.

Literatur

[1] Imhof, P. R., Ott, B., Frankhauser, P., Chu, L.-C., Hodler, J.: Difference in nitroglycerin dose-response in the venous and arterial beds. Eur. J. Clin. Pharmacol. 18, 455–460 (1980)

[2] Bassenge, E., Holtz, J., Kinadeter, H., Kolin, A.: Threshold dosages of nitroglycerin for coronary artery dilatation, afterload reduction, and venous pooling in conscious dogs. In: Nitrates III (Hrsg. Lichtlen, Engel, Schrey und Swan), Springer-Verlag Berlin, Heidelberg, New York 1981, pp. 238–350

[3] Fung, H.-L., Sutton, C. S., Kamiya, A.: Blood vessel uptake and metabolism of organic nitrates in the rat. J. Pharmacol. Exp. Ther. 228, 334–341 (1984)

[4] Fung, H.-L.: Pharmacokinetic determinants of nitrate action. Amer. J. Med. 76 (6A), 22–26 (1984)

[5] Armstrong, P. W., Moffat, J. A., Marks, G. S.: Arterial-venous nitroglycerin gradient during intravenous infusion in man. Curculation 66, 1273–1276 (1982)

[6] Karim, A.: Transdermal absorption of nitroglycerin from microseal drug delivery (MMD) system. Angiology 34, 11–22 (1983)

[7] McNiff, E. F., Yacobi, A., Young-Chang, F. M., Golden, L. H., Goldfarb, A., Fung, H.-L.: Nitroglycerin pharmacokinetics after intravenous infusion in normal subjects. J. Pharm. Sci. 70, 1054–1058 (1981)

[8] Imhof, P. R., Vuillemin, Th., Gérardin, A., Racine, A., Müller, P., Follath, F.: Studies of the bioavailability of nitroglycerin from a transdermal therapeutic system (Nitroderm TTS). Eur. J. Clin. Pharmacol. 27, 7–12 (1984)

[9] Armstrong, P. W., Armstrong, J. A., Marks, G. S.: Pharmacokinetic-hemodynamic studies of intravenous nitroglycerin in congestive cardiac failure. Circulation 62, 160–166 (1980)

[10] Jähnchen, E., Meinertz, T., Hirrle, M., Trenk, D.: Pharmakokinetik und hämodynamische Wirkungen von Depot-Nitrat. In: Depot-Nitrat (Hrsg. Bussmann und Schrey), Verlag für angewandte Wissenschaften, München 1984, pp. 65–72

[11] Morrison, R. A., Wiegand, U.-W., Jähnchen, E., Höhmann, D., Kasper, W., Meinertz, T., Fung, H.-L.: Hepatic extraction of isosorbide dinitrate in cardiac patients. Clin. Pharmacol. Ther. 34, 724–731 (1983)

[12] Sutton, S. C., Fung, H.-L.: Metabolites decrease the plasma clearance of isosorbide dinitrate in rats. Biopharm. Drug Disp. 5, 85–89 (1984)

[13] Abshagen, U., Betzien, G., Endele, R., Kaufmann, B.: Pharmacokinetics of intravenous and oral isosorbide-5-mononitrate. Eur. J. Clin. Pharmacol. 20, 269–275 (1981)

[14] Bödigheimer, K., Nowak, F. G., Delius, W.: Vergleichende invasive Untersuchung über die Wirkung von Isosorbid-5-Mononitrat und Isosorbiddinitrat bei chronischer Herzinsuffizienz. Med. Welt 14a, 2–4 (1981)

[15] Reifart, N., Bussmann, W.-D., Schirmer, M., Kaltenbach, M.: Hämodynamische Wirksamkeit, Wirkdauer und Pharmakokinetik von 80 mg Isosorbid-5-Mononitrat beim frischen Herzinfarkt. Med. Welt 14a/81 (1981)

[16] Tauchert, M., Jansen, W., Osterspey, A., Fuchs, M., Hombach, V., Hilger, H. H.: Dose-dependence of tolerance during treatment with mononitrates. Z. Kardiol. 72, Suppl. 3, 218–228 (1983)

[17] Rudolph, W., Blasini, R., Reiniger, G., Brügmann, U.: Tolerance development during isosorbide dinitrate treatment: can it be circumvented? Z. Kardiol. 72, Suppl. 3, 195–198 (1983)

[18] Trompler, A. T., Sold, G., Kaiser, H., Wiegand, V., Kreuzer, H.: Development of tolerance during nitrate therapy: dissociation of arterial and venous effects. A doppler echocardiographic study. Z. Kardiol. 72, Suppl. 3, 191–194 (1983)

[19] Schneider, W., Wietschoreck, A., Bussmann, W.-D., Kaltenbach, M.: Sustained antianginal efficacy of oral high-dose isosorbide dinitrate in patients with coronary heart disease. Z. Kardiol. 72, Suppl. 3, 259–267 (1983)

[20] Thadani, U., Fung, H.-L., Darke, A. C., Parker, J. O.: Oral isosorbide dinitrate in angina pectoris. Comparison of duration of action and dose-response relationship during acute and sustained therapy. Am. J. Cardiol. 49, 411–419 (1981)

Diskussion

Kaltenbach
Ich hätte zwei Fragen: Wie wurde die venöse Kapazität gemessen und ist die therapeutische Breite von Nitraten größer als bei anderen Medikamenten?

Jähnchen
Wir haben die venöse Kapazität mit der Impedanz-Plethysmographie gemessen. Die Patienten kamen zwei Stunden nach der Aufnahme in den Versuch. Die Elektroden wurden angelegt; mit 45 Grad erhobenen Beinen wurde über 45 Minuten vor der Messung equilibriert. Diese Zeit ist wichtig, um möglichst andere Einflüsse auszuschalten. Dann wurde die Blutdruckmanschette auf 80 mmHg aufgepumpt und die Zunahme des Delta-Z-Wertes gemessen. In der behandelten Gruppe liegt nicht nur das Plateau höher, sondern es wird auch später erreicht. Die Unterschiede zur Kontrollgruppe sind reproduzierbar. Möglicherweise verhalten sich die Venen des Unterschenkels anders als andere venöse Gefäße. Man weiß noch ziemlich wenig, wie einzelne venöse Gebiete funktionell reagieren.

Zu Ihrer 2. Frage: Ich glaube schon, daß die Dosis-Wirkungs-Kurve der Nitrate über einen großen Konzentrationsbereich relativ flach verläuft und für verschiedene Gefäße unterschiedlich ist. Insgesamt ist die therapeutische Breite von Nitraten groß.

Abshagen
Herr Jähnchen, Sie haben gezeigt, daß unter ISDN eine Zunahme eintritt, aber unter Nitroglyzerin nicht.

Jähnchen
Bei Nitroglyzerin waren die Effekte relativ gering ausgeprägt.

Abshagen
Das ist ja erstaunlich. Wir haben doch keinen Grund zu der Annahme, daß das Nitroglyzerin sich prinzipiell anders als das ISDN bezüglich der venösen Dilatation verhält.

Jähnchen
Die Messung erfolgte über einen längeren Zeitraum. Wir haben wiederholt festgestellt, daß die Effekte von Nitroglyzerin nach der gewählten Dosis schwächer als bei ISDN sind, wo über längere Zeit ein konstanter Plasmaspiegel herrscht.

Strein
Sie haben versucht, eine Korrelation zwischen der Plasmakonzentration und der Wirkung zu finden. Man müßte ja eigentlich erwarten, daß zwischen dem Logarithmus der Konzentration und der Wirkung eine solche besteht. Sie haben aber einen linearen Maßstab gewählt. Wie würde sich das darstellen im logarithmischen Maßstab? Wenn Sie neben ISDN die Metaboliten miteinbeziehen, sähe das dann wahrscheinlich auch wieder anders aus?

Jähnchen
Ja, wir haben das ausprobiert. Für das 5-MN gibt es keine Korrelation, mit dem 2-MN ist sie schwach. Es gibt Arbeiten, nach denen eine Dosis-Wirkungs-Beziehung besteht, es gibt andere, die keine Dosis-Wirkungs-Beziehung finden.

Strein
Eine Dosis-Wirkungs-Beziehung sollte man fordern. Ist die Dosis Null, so ist der Effekt Null, und eine Konzentration hat einen bestimmten Effekt.

Marks
Do yo ever take into consideration the activity of the 1,2-dinitrates of nitroglycerin? I notice that after giving oral nitroglycerin sometimes only the metabolites may be found although the drug is very active in the patient. In retrospect, I think when you are investigating the action of nitroglycerin you should measure the metabolites which are also accumulating and take this into consideration.

Jähnchen
Yes, that's true, especially after oral administration. We know that metabolites of nitroglycerin are also but this depend on active, the concentration of these metabolites.

Nitrattherapie und Toleranz: Pharmakologische oder iatrogene Ursachen?

Michael Tauchert, Wolfgang Jansen

Toleranz gegenüber den Wirkungen eines Arzneimittels besteht dann, wenn ansteigende Dosen oder kürzere Einnahmeintervalle erforderlich sind, um die ursprüngliche therapeutische Wirkung aufrecht zu erhalten bzw. wenn bei konstanter Dosis ein zunehmender Verlust an Arzneimittel-Wirksamkeit eintritt. Einer Toleranzentwicklung liegen Veränderungen zugrunde, die sowohl die Pharmakokinetik als auch die Pharmakodynamik betreffen können. Adaptationsmechanismen hinsichtlich der Medikamentenwirkung sind nicht mit Toleranz gleichzusetzen, können die Toleranzentwicklung aber verstärkend oder dämpfend modifizieren.

Zur Überprüfung der eventuellen Entwicklung einer Toleranz gegenüber koronarwirksamen Pharmaka sind folgende Methoden üblich:

1. Verlaufskontrolle

   Die Pharmakotherapie der koronaren Herzkrankheit ist vorwiegend auf eine Verminderung oder Beseitigung der Symptome der koronaren Herzkrankheit ausgerichtet. Die Wirksamkeit der Therapie kann daher anhand einer Beobachtung des Hauptsymptoms Angina pectoris beurteilt werden; hierfür wird die Häufigkeit und Schwere der Angina pectoris bzw. der Verbrauch an kurzwirksamen Nitraten registriert. Wichtigste Ursache für die Unschärfe dieser Kontrollmethode ist es, daß die Intensivierung der Patient-Arzt-Beziehung einen therapeutischen Eigenwert hat: Je intensiver die ärztliche Betreuung ist, desto eher überlagern sich pharmakologische und psychotherapeutische Effekte. Die hieraus resultierende Unschärfe der Methode kann nur durch Bewertung großer Patientenkollektive vermindert werden.

2. Belastungs-Elektrokardiogramm

   Das Belastungs-Elektrokardiogramm wird in der Vorfelddiagnostik der koronaren Herzkrankheit und dementsprechend auch in der Therapiekontrolle am häufigsten eingesetzt. Die Treffsicherheit liegt je nach Belastungs- und Auswertungsverfahren zwischen 70 und 90 Prozent (d. h., daß 70 bis 90 Prozent tatsächlich koronarkranker Patienten durch ein pathologisches Belastungs-Elektrokardiogramm korrekt erfaßt werden.) Es ist jedoch nicht erlaubt, eine unter der Belastung auftretende oder zunehmende ST-Strecken-Senkung mit einer Ischämie des Myokards gleichzusetzen, da einerseits eine Reihe von Störfaktoren bekannt ist (Kaliummangel, Glykosidtherapie) und andererseits eine nicht unbeträchtliche Zahl der Patienten trotz klinisch und koronarangiographisch eindeutiger Diagnose einer koronaren Herzkrankheit im Belastungs-Elektrokardiogramm keine adäquate ST-Strecken-Senkung zeigt. Unter dieser Einschränkung leiden auch die Bestrebungen, vom Ausmaß der ST-Strecken-Senkung auf die Schwere der koronaren Herzkrankheit zu schließen und umgekehrt die Verminderung der ST-Strecken-Senkung mit dem Ausmaß der Wirkung der antianginösen Therapie gleichzusetzen.

3. Arbeitskapazität

   Als Arbeitskapazität wird der Parameter „Belastungsstufe x Belastungsdauer" bezeichnet; er wird weitgehend durch die Belastungsdauer bis zum Auftreten von Angina pectoris-Äquivalenten bestimmt. Es hat sich nachweisen lassen, daß die Reproduzierbarkeit dieses Parameters sehr gut ist [5]. Dementsprechend ist es sinnvoll, ihn zur Beurteilung des Ausmaßes antianginöser Effekte koronarwirksamer Pharmaka einzusetzen.

4. Haemodynamik

   Die für die Beurteilung koronarwirksamer Medikamente wichtigen Meßgrößen myokardialer Sauerstoffverbrauch, Koronarwiderstand und Koronardurchblutung sind wegen des sehr hohen Aufwandes für ihre Gewinnung für Therapiestudien nur beschränkt und für individuelle Verlaufskontrollen überhaupt nicht geeignet. Da die Mehrzahl der antianginös wirksamen Pharmaka eine vorwiegende oder partielle Beeinflussung des kapazitiven Gefäßsystems zeigt, sind haemodynamische Messungen im Lungenkreislauf mittels Einschwemmkatheter (in Ruhe und unter Belastung) in vielen Studien angewendet worden. Methodische Überprüfungen haben ergeben, daß die Reproduzierbarkeit der Druckwerte im Lungenkreislauf unter den verschiedensten Bedingungen außerordentlich gut ist [2, 5].

Die eigenen Untersuchungen stützten sich überwiegend auf die beiden letztgenannten Meßgrößen.

Methodische Untersuchungen

Über die Untersuchungen zur Reproduzierbarkeit und Placebo-Anfälligkeit von Belastungsuntersuchungen mittels Einschwemmkatheter wurde bereits an anderer Stelle berichtet [5]. Die Ergebnisse seien nachfolgend kurz zusammengefaßt (vergleiche Abbildung 1 + 2): Bei

29 Patienten mit klinisch und angiographisch nachgewiesener koronarer Herzkrankheit wurde die Akutwirkung von Placebo und von 20 mg Isosorbid-5-Mononitrat auf die Ruhe- und Belastungshaemodynamik zweimal innerhalb einer Woche anhand der Parameter Pulmonalarteriendruck, Arbeitskapazität und Belastungsdauer geprüft. Placebo hatte weder in Ruhe noch unter Belastung einen Einfluß auf die Prüfparameter. Im Gegensatz dazu wurden diese Parameter bei der Erstuntersuchung unter Einwirkung von 20 mg Isosorbid-5-Mononitrat im bekannten Ausmaß therapeutisch beeinflußt. Diese therapeutischen Veränderungen wurden bei der Wiederholungsuntersuchung nach einer Woche sehr exakt reproduziert. Die Studie zeigte, daß die Parameter pulmonalarterieller Druck in Ruhe und unter Belastung, Arbeitskapazität und Belastungsdauer sehr gut reproduzierbar und damit für die Durchführung von wiederholten Untersuchungen gut geeignet sind.

Therapeutische Studien

Die Langzeit-Therapiestudien wurden an 48 Patienten (52 ± 5 Jahre alt) mit angiographisch

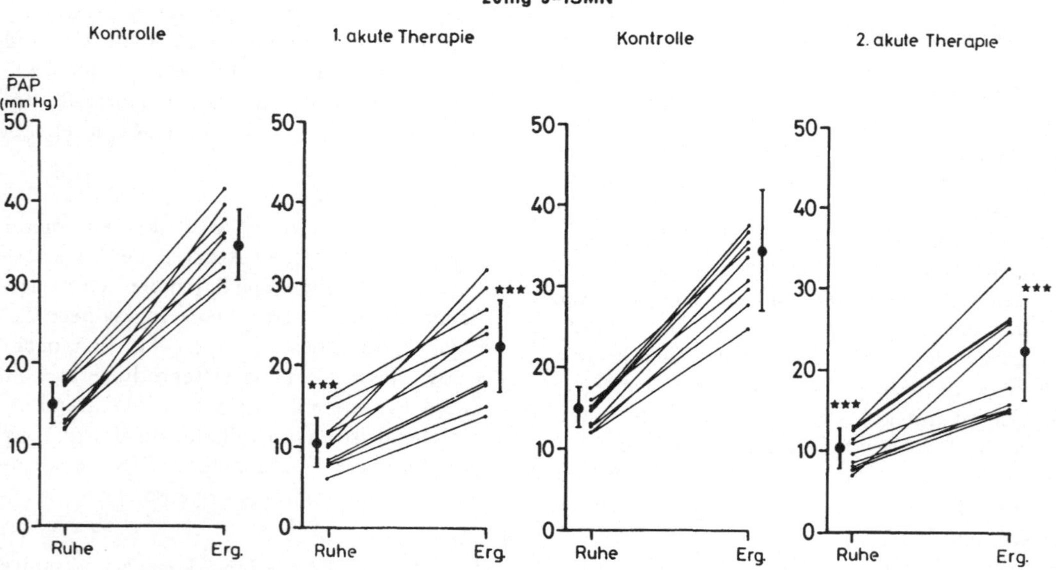

Abb. 1 Überprüfung der Reproduzierbarkeit des Pulmonalarteriendruckes in Ruhe und unter Ergometerbelastung (50 Watt, 3 Minuten) vor und nach Gabe von 20 mg Isosorbid-5-Mononitrat. Die Wiederholungsuntersuchung (rechte Bildhälfte) wurde eine Woche nach der Eingangsuntersuchung durchgeführt. Es zeigt sich eine sehr gute Reproduzierbarkeit aller gemessenen Werte.

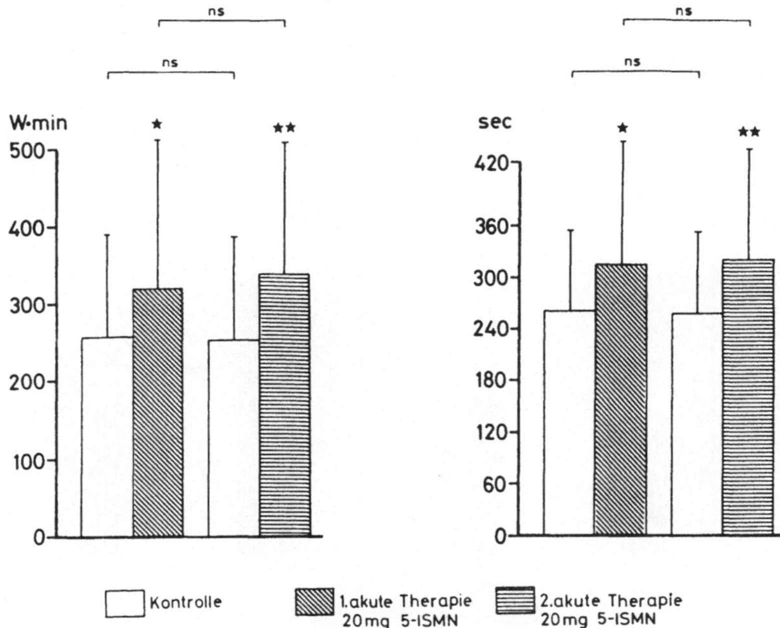

Abb. 2 Gleiche Untersuchung wie in Abb. 1. Prüfparameter: „Arbeitskapazität" (Belastungsstufe in Watt mal Belastungsdauer in Minuten) und Belastungsdauer in Sekunden, Beendigung der Belastung jeweils bei Eintreten typischer Abbruchkritierien. Beide Parameter zeigen eine sehr gute Reproduzierbarkeit sowohl der Kontrollwerte als auch der Werte unter Einfluß von 20 mg Isosorbid-5-Mononitrat.

gesicherter koronarer Herzkrankheit durchgeführt. Einschlußkriterien waren Angina pectoris-Beschwerden unter Belastung und ein Anstieg des Pulmonalarterien-Mitteldruckes auf mindestens 30 mm Hg unter einer Belastung von 50 Watt über 3 Minuten. Ausgeschlossen von der Untersuchung waren Patienten mit manifester Herzinsuffizienz, Herzrhythmusstörungen, arterieller oder primär-pulmonaler Hypertonie bzw. instabiler Angina pectoris.

Die Messungen erfolgten im Liegen in Ruhe und unter einer Ergometerbelastung mit 50 Watt über 3 Minuten. Die Belastung wurde dann alle 3 Minuten um 25 Watt gesteigert bis zur symptomlimitierten Beendigung. Prüfparameter waren der phasische und der mittlere pulmonalarterielle Druck (über Einschwemmkatheter gemessen), die Arbeitskapazität (Belastungsstufe in Watt x Belastungsdauer) und die Belastungszeit in Sekunden. Nach der ersten Ergometrie folgte eine Erholungsphase von 15 Minuten.

Dann erhielten 12 Patienten 20 mg nicht - retardiertes Isosorbiddinitrat, 12 Patienten 60 mg nicht retardiertes Isosorbiddinitrat, 14 Patienten 20 mg Isosorbid-5-Mononitrat und 10 Patienten 50 mg Isosorbid-5-Mononitrat. Die Prüfparameter wurden 45 Minuten nach Einnahme des jeweiligen Pharmakons erneut gemessen; danach erfolgte eine neue Ergometerbelastung in der oben dargestellten Weise.

An die Eingangsuntersuchung schloß sich eine Therapiephase von 4 Wochen an, in der die eingangs akut geprüfte Medikation 3 x täglich in annähernd 8-stündigem Intervall gegeben wurde. Es wurde strikt darauf geachtet, daß eine Monotherapie möglich war; Patienten, die eine zusätzliche Therapie brauchten, wurden von der Studie ausgeschlossen. Freigestellt war lediglich der Gebrauch von Kurzzeitnitraten.

Nach der vierwöchigen Behandlungsphase wurde die Eingangsuntersuchung vollständig wiederholt.

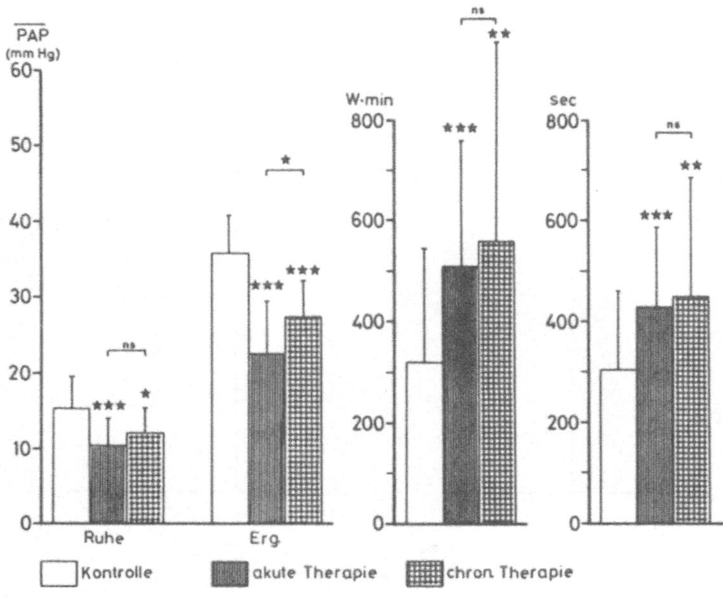

Abb. 3 Pulmonalarterien-Mitteldruck in Ruhe und unter Ergometer-belastung (50 Watt, 3 Minuten) unter akuter und chronischer Therapie mit 20 mg ISDN-nicht retardiert (siehe Text).

20 mg ISDN

Der systolische Pulmonalarteriendruck sank akut von 24,3 ± 5,0 auf 17,0 ± 6,0 mm Hg und chronisch auf 18,6 ± 2,6 mm Hg, der diastolische Druck in der Arteria pulmonalis von 9,3 ± 2,8 auf 6,8 ± 1,9 bzw. 7,0 ± 1,7 mm Hg. Der Mittel-druck in der Arteria pulmonalis sank in Ruhe von 15,4 ± 4,1 auf 10,2 ± 3,6 bzw. 11,8 ± 2,2 mm Hg.

Unter Belastung betrug der systolische pulmo-nale Arteriendruck (akut ohne Medikament/ akut mit Medikament/chronisch mit Medika-ment) 47,0 ± 6,5/34,5 ± 7,8/39,6 ± 5,5 mm Hg, der diastolische pulmonale Arteriendruck 26,7 ± 5,0/15,3 ± 5,7/18,6 ± 3,3 mm Hg, der pulmonale Arterien-Mitteldruck 35,7 ± 4,8/ 22,5 ± 6,9/27,3 ± 4,5 mm Hg. Die Arbeitska-pazität lag ohne Medikation bei 318 ± 225 Watt mal Minute, nach akuter Gabe von 20 mg ISDN bei 510 ± 252 und nach chronischer Einnahme des ISDN bei 558 ± 393 Watt mal Minute. Die Belastungsdauer betrug 305 ± 157/428 ± 156/447 ± 236 Sekunden.

60 mg ISDN

Der Pulmonalarteriendruck zeigte in Ruhe fol-gende Veränderungen (vor Medikation/nach akuter Gabe von 60 mg ISDN nicht retardiert/ nach 4-wöchiger Gabe von 3 x 60 mg ISDN nicht retardiert): systolisch 22,0 ± 4,5/17,8 ± 3,6/18,3 ± 3,3 mm Hg, diastolisch 8,3 ± 2,8/ 6,2 ± 2,3/7,6 ± 2,4 mm Hg, Mitteldruck 14,8 ± 3,8/10,1 ± 2,4/11,7 ± 2,0 mm Hg. Unter Be-lastung ergaben sich folgende pulmonal-arte-rielle Druckwerte: Systolisch 57,2 ± 11,5/ 40,6 ± 15,6/50,1 ± 13,4 mm Hg, diastolisch 30,1 ± 7,0/18,5 ± 9,1/24,4 ± 8,0 mm Hg, Mitteldruck 41,3 ± 8,6/25,0 ± 9,1/34,6 ± 10,0 mm Hg.

Die Arbeitskapazität wurde durch die akute Einnahme von 60 mg ISDN von 172 ± 24 auf 301 ± 111 Watt mal Minute gesteigert; unter chronischer Medikation betrug sie 238 ± 98 Watt mal Minute. Die zugehörigen Werte für die Belastungsdauer lagen bei 197 ± 21/298 ± 84/ 254 ± 84 sec.

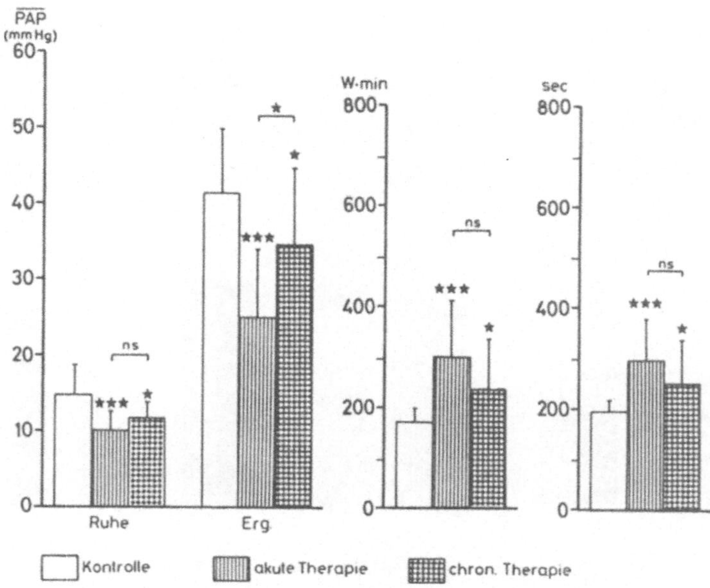

Abb. 4 Pulmonalarterien-Mitteldruck in Ruhe und unter Ergometerbelastung (50 Watt, 3 Minuten) unter akuter und chronischer Therapie mit 60 mg ISDN nicht retardiert (siehe Text).

Insgesamt war damit hinsichtlich der Prüfparameter ein deutlicher Wirkverlust unter der chronischen Medikation festzustellen.

20 mg IS-5-MN

In Ruhe zeigte der Pulmonalarteriendruck in dieser Gruppe folgende Werte: (Akut ohne Medikation/akut mit Medikation/unter chronischer Medikation): Systolisch 24,9 ± 4,1/19,7 ± 4,1/19,7 ± 7,2 mm Hg, diastolisch 9,7 ± 2,3/8,1 ± 2,2/8,1 ± 2,7 mm Hg, Mitteldruck 15,9 ± 2,7/12,6 ± 2,5/13,0 ± 3,3 mm Hg.

Unter Belastung ergaben sich für den Pulmonalisdruck folgende Werte: Systolisch 55,8 ± 13,7/41,4 ± 9,6/44,4 ± 14,3 mm Hg, diastolisch 26,1 ± 5,9/18,7 ± 7,0/21,8 ± 7,6 mm Hg, Mitteldruck 40,1 ± 10,4/28,0 ± 10,3/31,2 ± 11,0 mm Hg.

Ohne Medikation betrug die Arbeitskapazität 268 ± 270 Watt mal Minute. Unter Akutgabe von 20 mg IS-5-MN nicht retardiert stieg sie auf 432 ± 170 Watt mal Minute an und war nach chronischer Einnahme von 3 x 20 mg des Präparates unverändert hoch (441 ± 236 Watt mal Minute). Die entsprechenden Werte der Belastungsdauer lagen bei 267 ± 120/384 ± 171/392 ± 163 sec.

Eine Verminderung der Medikamentenwirkung war nur tendenziell bei den Pulmonalarteriendrucken festzustellen; die Verbesserung der Arbeitskapazität blieb unter der Dauermedikation mit 3 x 20 mg IS-5-MN unverändert.

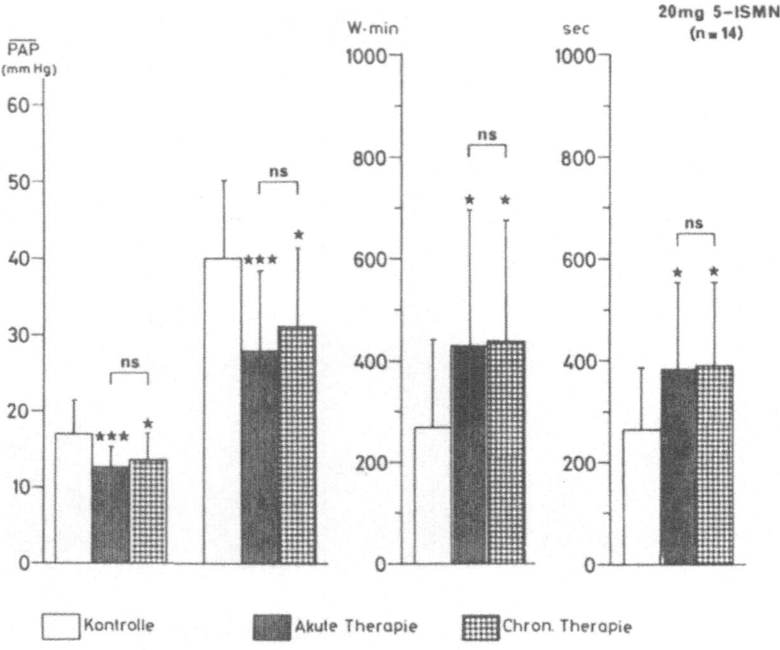

Abb. 5 Pulmonalarterien-Mitteldruck in Ruhe und unter Ergometerbelastung (50 Watt, 3 Minuten) unter akuter und chronischer Therapie mit 20 mg IS-5-MN nicht retardiert (siehe Text).

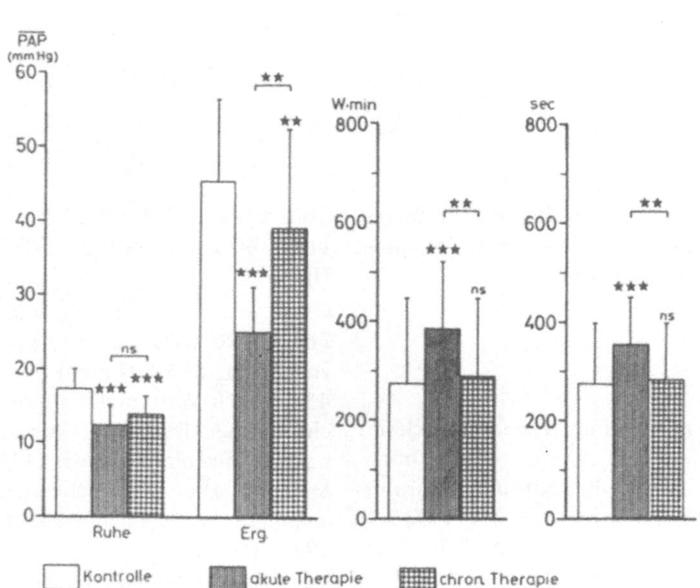

Abb. 6 Pulmonalarterien-Mitteldruck in Ruhe und unter Ergometerbelastung (50 Watt, 3 Minuten) unter akuter und chronischer Therapie mit 50 mg IS-5-MN nicht retardiert (siehe Text).

50 mg IS-5-MN

Werte des Pulmonalisdruckes (ohne Medikation/
unter Akutmedikation mit 50 mg IS-5-MN un-
retardiert/unter chronischer Medikation mit
3 x 50 mg IS-5-MN unretardiert): Systolisch
26,4 ± 3,6/21,0 ± 4,6/21,7 ± 4,7 mm Hg, diastolisch 11,1 ± 2,6/9,4 ± 2,3/9,2 ± 2,2 mm Hg,
Mitteldruck 17,4 ± 2,6/12,3 ± 2,5/13,2 ± 2,5
mm Hg. Pulmonalisdruckwerte unter Belastung:
Systolisch 63,9 ± 16,3/37,5 ± 7,3/52,5 ± 7,3
mm Hg, diastolisch 28,4 ± 8,1/17,6 ± 6,3/
25,3 ± 9,1 mm Hg, Mitteldruck 45,3 ± 11,3/
25,0 ± 6,0/38,8 ± 13,4 mm Hg.

Die 50 mg-Dosis des IS-5-MN steigerte die Arbeitskapazität von 272 ± 169 Watt mal Minute
auf 385 ± 136 Watt mal Minute. Unter der
chronischen Medikation lag sie nur noch bei
290 ± 160 Watt mal Minute. Die Belastungsdauer betrug 272 ± 120/357 ± 90/284 ± 113
sec.

Die Dauermedikation mit der hohen Dosis von
3 x 50 IS-5-MN nicht retardiert führt demnach
zu einem fast völligen Verschwinden der therapeutischen Effekte.

Nitroglycerin-Pflaster

Zum Vergleich der Wirksamkeit von oraler und
transdermaler Nitratmedikation führten wie
eine Akutstudie durch, bei der jeweils 8 Patienten folgende Pflaster appliziert erhielten: Place-
bo-Pflaster, ein Pflaster mit einer Tagesfrei-

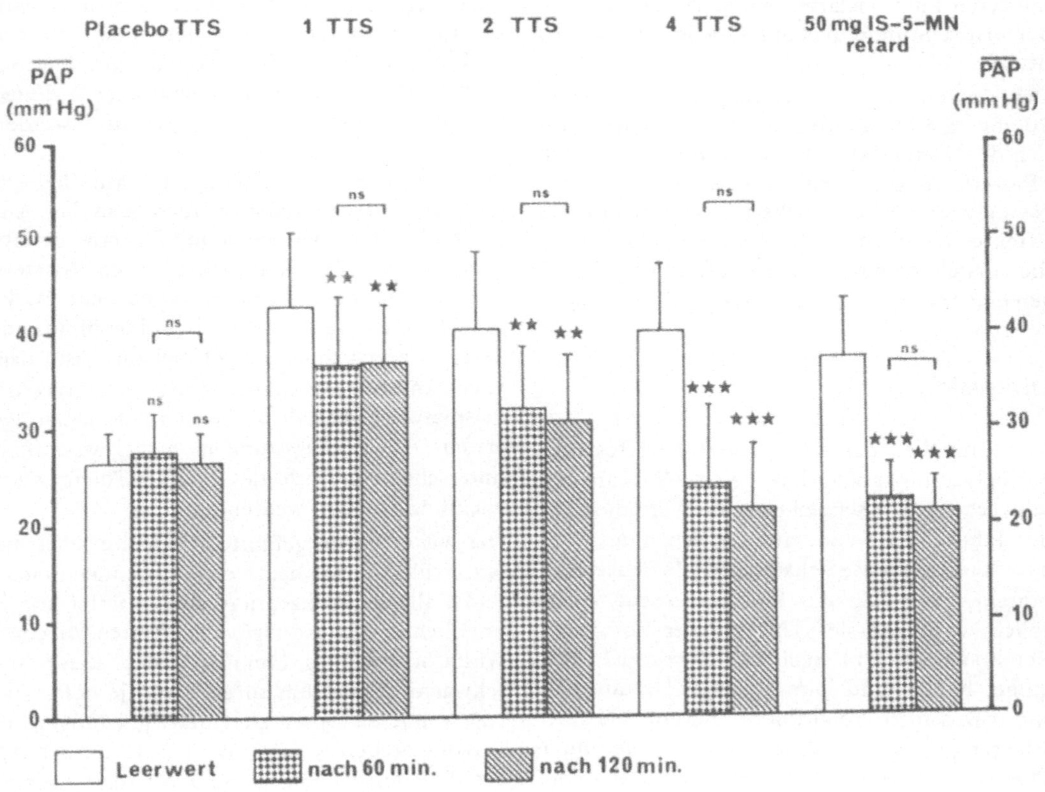

Abb. 7 Dosis-Wirkung-Beziehung für Nitrolgycerin-Pflaster.
Untersuchung ohne Medikation sowie 60 und 120 Minuten nach Aufbringen der Pflaster. Prüfparameter ist der
Pulmonalarterien-Mitteldruck unter Ergometer-Belastung (50 Watt, 3 Minuten). Verwendet sind Pflaster mit
einer Tages-Freisetzung von 5 mg Nitroglycerin. Es ergibt sich eine gute Dosis-Wirkung-Beziehung. Erst die
Maximaldosis von 4 simultan aufgeklebten Pflastern à 5 mg Tages-Freisetzung induziert eine Wirkung, die der
einer retardierten 50 mg IS-5-MN-Dosierung gleichzusetzen ist.

133

setzung von 5 mg Nitroglycerin, zwei Pflaster mit einer Freisetzung von jeweils 5 mg Nitroglycerin pro Tag und vier dieser Pflaster (= 20 mg Tages-Freisetzungs-Dosis). Geprüft wurde der Pulmonalarterien-Mitteldruck unter Ergometerbelastung (3 Minuten, 50 Watt). Zum Vergleich wurde der Einfluß eines retardierten 50 mg-IS-5-MN-Präparates auf den Pulmonalarterienmitteldruck geprüft (vergleiche Abbildung 7).

In der Placebo-Gruppe wurde der Pulmonalarterien-Mitteldruck unter Belastung nicht verändert. Ein 5-mg-Pflaster reduzierte den Belastungs-Pulmonalarterien-Mitteldruck innerhalb der ersten und zweiten Stunde um jeweils 13 %. 2 der 5-mg-Pflaster induzierten eine Verminderung des entsprechenden Druckwertes um 21 % in der ersten Stunde und um 23 % in der zweiten Stunde. Das simultane Aufkleben von vier Pflastern führte zu einer Reduktion des mittleren Pulmonalarteriendruckes um 39 % in der ersten Stunde und um 45 % in der zweiten Stunde.

Der Vergleich mit der Wirkung des retardierten 50 mg IS-5-MN-Präparates zeigt, daß hinsichtlich der Haemodynamik nur unter einer aus den Pflastern freigesetzten Tagesdosis von 20 mg Nitroglycerin eine annähernde Äquivalenz des Effektes zu sehen ist. Im übrigen ergibt sich für die vorstehend beschriebenen Pflaster-Dosierungen eine recht gute Dosis-Wirkungs-Beziehung.

Diskussion

Die Tatsache, daß sich unter hochdosierter Nitroglycerin-Applikation eine Wirkungsabschwächung sehr schnell einstellt, war schon vor der Jahrhundertwende aus der Behandlung der hypertensiven Krise bekannt [10]. In den letzten Jahren stellte sich das Problem erneut, da es üblich wurde, in der Therapie der koronaren Herzkrankheit und auch der Herzinsuffizienz immer höhere und immer „länger" retardierte Nitrat-Dosen zu verabfolgen. Blasini und Mitarbeiter [1] wiesen als erste nach, daß unter Therapie mit retardiertem Isosorbiddinitrat eine Wirkungsabschwächung zu beobachten ist. Diese Beobachtung blieb nicht unwidersprochen: So fanden Schneider und Mitarbeiter [8], daß bei einer Dosissteigerung von 30 auf schließlich 480 mg ISDN pro Tag die Dosis-Wirkungs-Beziehung hinsichtlich der Verminderung der

ST-Streckensenkung unter Belastung weitgehend erhalten bleibt. Franciosa [3] und auch Leier [6] sahen bei der Behandlung der chronischen Herzinsuffizienz mit durchschnittlichen ISDN-Dosen ebenfalls keine Wirkungsabschwächung. Eigene Untersuchungen mit hochdosierten Nitroglycerin-Infusionen führten zu dem Ergebnis, daß unter fortlaufender Infusion von 6 mg Nitroglycerin pro Stunde innerhalb von 24 Stunden eine vollständige Toleranz selbst gegenüber extremen Nitroglycerin-Dosen auftritt [9].

Die hier vorgelegten eigenen Daten zeigen, daß hinsichtlich der Prüfparameter Pulmonalarterien-Mitteldruck und Arbeitskapazität 20 mg ISDN bzw. IS-5-MN (nicht retardiert) bei dreimaliger Gabe pro Tag in etwa 8-stündigem Abstand nicht zu einer therapeutisch relevanten Abschwächung der Wirkung innerhalb einer vierwöchigen Monotherapie führen. Im Gegensatz dazu zeigt sich bei dreimaliger Einnahme von 60 mg ISDN nicht retardiert bzw. 50 mg IS-5-MN nicht retardiert dreimal pro Tag ein eindeutiger Verlust an therapeutischer Wirkung, der als Toleranzentwicklung gedeutet werden muß.

Inzwischen ist von Parker und Mitarbeitern [7] auch nachgewiesen worden, daß bei Anwendung von Nitroglycerin-Pflastern bereits während der Applikation des ersten Pflasters nach 24 Stunden keine therapeutische Wirksamkeit mehr festzustellen ist, obwohl aus anderen Untersuchungen [4] bekannt ist, daß nach 24 Stunden immer noch Nitroglycerin-Plasmaspiegel bestehen, die sich von denen der ersten Anwendungsstunden nicht wesentlich unterscheiden. Auch dies muß als Toleranzentwicklung gedeutet werden.

Die weiterhin fortgeführte Diskussion über die Nitrattoleranz hat heute etwa folgenden Stand: Es ist allgemein akzeptiert, daß es unter kontinuierlicher Anwendung von Nitraten zu einer Wirkabschwächung kommen kann. Diese Abschwächung tritt um so eher auf, je höher die angewendeten Dosen sind bzw. je häufiger die Dosen gegeben werden. Bei der Untersuchung des Toleranzphänomens sind offenbar haemodynamische Messungen empfindlicher als EKG-Untersuchungen unter Belastung bzw. auch als die Erfassung der Häufigkeit von Angina pectoris-Anfällen unter der Therapie. Es ist wahrscheinlich, daß zur Vermeidung einer Toleranzentwicklung häufige Intervalle mit niedrigen

Nitrat-Plasmaspiegeln eintreten müssen (mindestens ein Mal pro Tag). Hohe Nitrat-Dosen sind offenbar vor allem deswegen toleranzverdächtig, weil sie das Absinken der Plasmaspiegel in die erforderlichen niedrigen Bereiche verhindern. Als „niedrig" in diesem Sinn sind nach bisher vorliegenden Daten Plasmaspiegel zu bezeichnen, die deutlich unter 200 ng/ml liegen.

Aus der Diskussion über die Nitrattoleranz ergibt sich eine Reihe von Fragen, die erst durch weitere Untersuchungen zu beantworten sind:

1. Die für eine Wirkung mindestens erforderlichen Plasmaspiegel der verschiedenen Nitrate sind gut bekannt. Es bleibt jedoch noch herauszufinden, ob diese Wirkschwellen der verschiedenen Substanzen gleichzeitig auch die Toleranzschwellen sind.

2. Die bisher vorliegenden Untersuchungen sind fast ausschließlich in der Anflutungs- oder Gleichgewichtsphase der verschiedenen Nitrate durchgeführt. Systematische Untersuchungen über die Korrelation zwischen Plasmaspiegel und antianginöser Wirkung im abfallenden Schenkel der Plasmaspiegel-Kurven fehlen noch.

3. Die zur Prüfung der Nitratwirkungen und der Toleranzentwicklung benutzten Parameter haben jeweils Vor- und Nachteile und ergeben bei paralleler Auswertung oft keine gleichsinnigen Ergebnisse. Der Streit um die Prüfmethoden ist damit noch nicht beendet.

4. Die überwiegende Mehrzahl der Untersuchungen ist unter Belastungsbedingungen durchgeführt. Es ist keineswegs sicher, daß die Ergebnisse dieser Belastungsuntersuchungen auch besagen, daß das spontane Entstehen pectanginöser Beschwerden im gleichen Sinne beeinflußt wird. Dies gilt auch für die Ergebnisse hinsichtlich der Wirkschwellen der verschiedenen Substanzen. Eine für die breite Anwendung brauchbare Methode zur Untersuchung der spontanen Angina pectoris existiert bisher nicht; die zur Zeit bekannten Untersuchungen mittels Holter-Monitoring sind noch mit methodischen Fragezeichen versehen. Dementsprechend kann zur Zeit die Frage, ob die Toleranzentwicklung unter Therapie mit Nitraten vor allem pharmakologische oder auch iatrogene Ursachen hat, zur Zeit nicht abschließend beantwortet werden.

Literatur

[1] R. Blasini, U. Brügmann, A. Mannes, K. L. Froer, D. Hall, W. Rudolph, Wirksamkeit von Isosorbiddinitrat in retardierter Form bei Langzeitbehandlung. Herz 5, 298 (1980)

[2] F. Burkart, S. Barold, E. Sowton: Hemodynamic effects of repeated exercise. Am. J. Cardiol. 20, 509 (1967)

[3] J. A. Franciosa, J. Y. Cohn: Sustained hemodynamic effect without tolerance during long-term isosorbide dinitrate treatment of chronic left ventricular failure. Am. J. Cardiol. 45, 648 (1980)

[4] A. Gerardin, D. Gaudry, J. Moppert, W. Theobald, P. Fankhauser: Glycerol trinitrate (nitroglycerin) plasma concentrations achieved after application of transdermal therapeutic systems to healthy volunteers. Arzneim.-Forsch. 35, 530 (1985)

[5] W. Jansen, M. Behnke, A. Osterspey, M. Tauchert: Reproduzierbarkeit und Placeboanfälligkeit von Belastungsuntersuchungen mittels Einschwemmkatheter. Herz/Kreislauf 17, 529 (1985)

[6] C. V. Leier, P. Huss, R. D. Magorien, D. V. Unverferth: Improved exercise capacity and differing arterial and venous tolerance during chronic isosorbide dinitrate therapy for congestive heart failure. Circulation 67, 817 (1983)

[7] J. O. Parker, H. L. Fung: Transdermal nitroglycerin in angina pectoris. Am. J. Cardiol. 54, 471 (1984)

[8] W. Schneider, B. Stahl, M. Kaltenbach, W. D. Bussmann: Dosis-Wirkungs-Beziehung bei der Behandlung der Angina pectoris mit Isosorbiddinitrat. Dtsch. Med. Wsch. 107, 771 (1982)

[9] V. Schulz, W. Jansen, E. Pöhler, M. Tauchert: Toleranz gegen Nitroglycerin bei mehrtägiger intravenöser Infusion. Verh. dtsch. Ges. inn. Med., 88, 669 (1982)

[10] D. D. Stewart: Tolerance to nitroglycerine, Jama 44, 1678 (1905)

Diskussion

Rietbrock
In der Studie von Parker wurden die Konzentrationen bis zur vierten Stunde gemessen und dann noch einmal 24 Stunden nach Applikation des Pflasters. Es fehlen die Werte für 8 Stunden, 10 Stunden und 12 Stunden. Da man bei vielen Patienten ein Maximum erst nach drei bis vier Stunden findet, fehlen Messungen zur Wirksamkeit und zur Konzentration von der vierten bis zur 24. Stunde. Für Studien zur Wirksamkeit sind begleitende Konzentrationsbestimmungen zu fordern.

Fortbestehen der antianginösen Wirksamkeit unter chronischer Nitrattherapie trotz Aufhebung hämodynamischer Teileffekte

M. Kaltenbach, W. Schneider

Die Aufhebung oder Abschwächung hämodynamischer Nitratwirkungen unter Langzeittherapie wurde schon vor mehr als 100 Jahren beobachtet. Diese Beobachtung betraf besonders die Abschwächung des antihypertensiven Effektes von Nitroglycerin [21]. Die anhaltende antianginöse Wirksamkeit von Nitroglycerin wurde andererseits auch schon damals festgestellt und über vier Ärzte-Generationen immer wieder bestätigt [1, 4, 6, 8, 11, 13, 16]. In jüngster Zeit sind jedoch Zweifel an der anhaltenden antianginösen Nitratwirkung aufgetreten [12, 15, 21, 23, 24]. Häufig wurde ein Nachlassen hämodynamischer Effekte mit einer Aufhebung oder Abschwächung der antianginösen Wirkung gleichgesetzt [23]. Im folgenden soll gezeigt werden, daß unter chronischer Nitratbehandlung eine volle antianginöse Wirkung, trotz Aufhebung hämodynamischer Teileffekte, erhalten bleiben kann.

Methode

In einer randomisierten, placebokontrollierten Cross-over-Studie über 4 Wochen wurde unter Gabe von 6 mal 40 mg Isosorbiddinitrat (in nicht retardierter Form)[1] die antianginöse Wirkung an 10 Patienten mit stabiler belastungsinduzierbarer Angina pectoris untersucht (Abb. 1).

Als Parameter diente die ST-Streckensenkung unter ergometrischer Belastung.

Die Ergometrien erfolgten an der Kletterstufe in aufrechter Körperhaltung. Das EKG vor, während und nach Belastung wurde mit 6 Ableitungen in jeder Minute registriert. Das Ausmaß der ST-Senkung wurde in der am stärksten betroffenen Ableitung (V_5) ausgemessen und

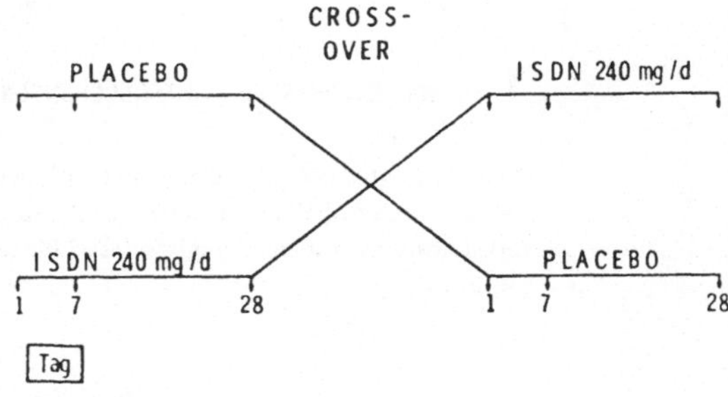

Abb. 1 *Protokoll:* Randomisierte placebokontrollierte doppelblinde Cross-over-Studie: 10 Patienten mit KHK erhielten in 2 Therapiephasen zu je 28 Tagen 6 × 40 mg Isosorbiddinitrat (nicht retardiert) täglich bzw. Placebo. Untersuchungen an den Tagen 1, 7 und 28.

als Summe der ST-Senkung über die Belastungs- und Erholungszeit angegeben [9, 14]. Sämtliche Auswertungen erfolgten unter Doppelblind-Bedingungen.

Leistung und Belastungsdauer wurden vor Eintritt in die Studie individuell festgelegt und während der gesamten Studie bei jedem Individuum nicht mehr verändert. Dieses Vorgehen hat gegenüber der symptomlimitierten Belastung den großen Vorteil, daß wesentlich mehr Meßwerte für die Quantifizierung der ST-Senkung zur Verfügung stehen. Es können sowohl die ST-Senkungen *während* Belastung (6 Minuten) als auch in der Erholungsphase *nach* Belastung (5 Minuten) für die Auswertung herangezogen werden. Bei der symptomlimitierten Belastung stehen nur die Werte bis zum frühesten Abbruch (u. U. nur 3 Minuten, davon nur 1 Minute mit ST-Senkung) zur Verfügung.

Als hämodynamische Parameter der Nitratwirkung wurde der Einfluß auf Blutdruck und

---

[1] Isoket® 40, Pharma Schwarz, Monheim

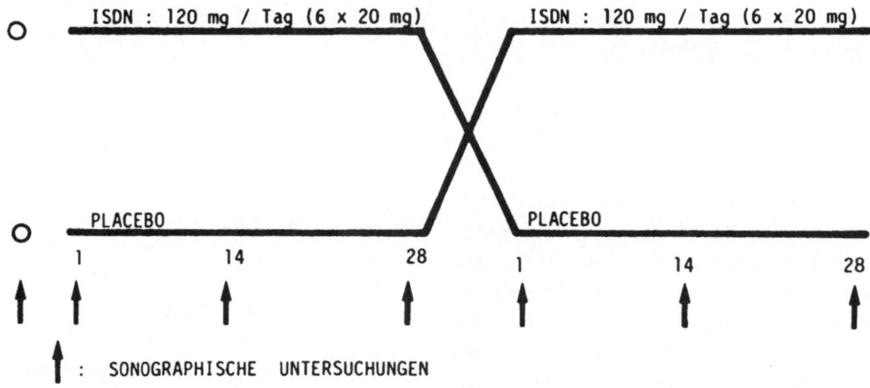

Abb. 2 *Protokoll:* Randomisierte placebokontrollierte doppelblinde Cross-over-Studie: 14 Patienten mit KHK erhielten in 2 Therapiephasen zu je 28 Tagen 6 × 20 mg Isosorbidnitrat (nicht retardiert) täglich bzw. Placebo. Sonographische Messungen an den Tagen 1, 14 und 28.

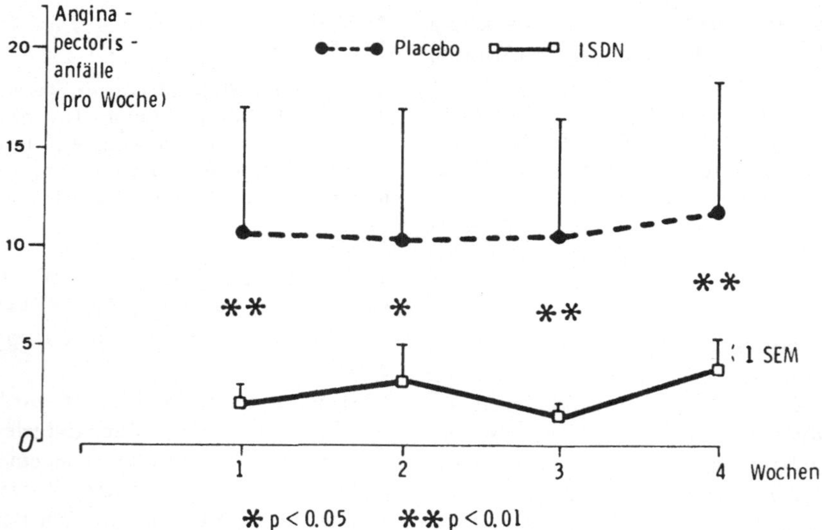

Abb. 3 Angina pectoris-Häufigkeit während der 4 Behandlungswochen unter 6 × 40 mg ISDN täglich im Vergleich zu Placebo.

Herzfrequenz im Kipptisch-Versuch herangezogen. In Voruntersuchungen hatte es sich gezeigt, daß Kipptisch-Versuche besonders gut geeignet sind, um hämodynamische Nitratwirkungen zu erfassen [7]. Auch dieser Teil der Studie erfolgte unter Doppelblind-Bedingungen, randomisiert und im Cross-over-Verfahren.

In einer zweiten doppelblinden, placebo-kontrollierten Cross-over-Studie wurde die Weite abdomineller Gefäße (A. mesenterica superior, A. hepatica, V. mesenterica superior, V. portae) nach 20 mg Isosorbiddinitrat (nicht retardiert)[2]

2 Isoket® 20, Pharma Schwarz, Monheim

bzw. Placebo bei 12 Patienten im Akutversuch sowie nach 14- und 28-tätiger Therapie mit 6 × 20 mg Isosorbiddinitrat bzw. Placebo sonographisch untersucht (Abb. 2).

Die Messungen erfolgten in arterieller Diastole am liegenden Patienten 2 Stunden nach Medikamenteneinnahme. Eine weitere Messung erfolgte 10 Minuten nach sublingualer Gabe von 1,6 mg Nitroglycerin (einfachblind).

Ergebnisse

Über einen Zeitraum von 4 Wochen zeigte sich unter 6 × 40 mg Isosorbiddinitrat ein Erhaltenbleiben der antianginösen Wirkung gemessen am Parameter der belastungsinduzierten ST-Streckensenkung (Abb. 3; Tab. 1). Auch die Häufigkeit der Angina pectoris-Anfälle blieb über den gesamten Zeitraum vermindert (Abb. 4).

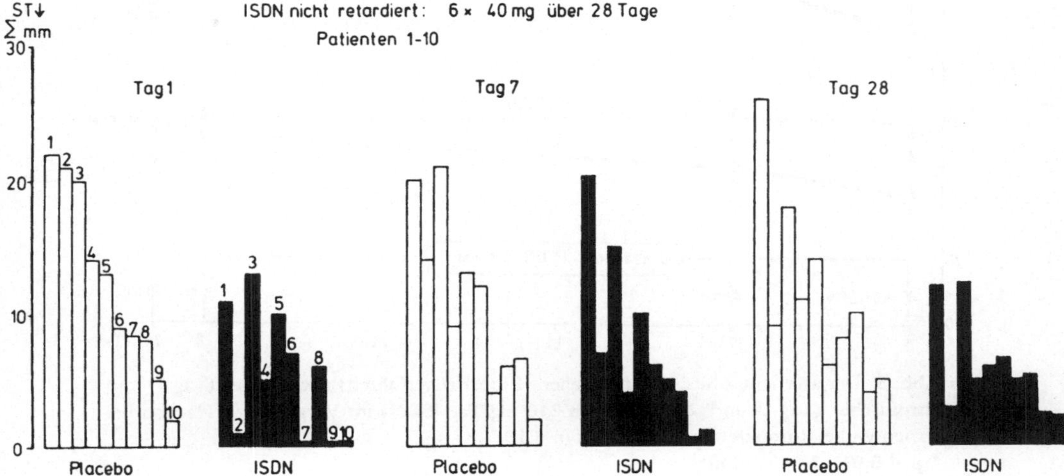

Abb. 4 Ischämiereaktion (Σ ST↓) unter 4-wöchiger Therapie mit 6 × 40 mg ISDN täglich (□——□) im Vergleich zu Placebo (● – – – ●) bei 10 Patienten mit Angina pectoris. Akutversuche an Tag 1 und 30.
* p < 0,01   ** p < 0,001

Tabelle 1:

Parameter	Therapie						
	Isosorbiddinitrat				Placebo		
	Tag 1 (Akutversuch)	Tag 7	Tag 28	Tag 30[1] (Akutversuch)	Tag 1 (Akutversuch)	Tag 7	Tag 28
Blutdruck im Stehen (mm Hg)	120 ± 6**/ 84 ± 3	130 ± 5**/ 90 ± 3	137 ± 4*/ 97 ± 2	126 ± 6*/ 91 ± 3	150 ± 7/ 100 ± 3	148 ± 7/ 101 ± 3	148 ± 6/ 100 ± 2
Herzfrequenz im Stehen (Schläge/ min)	99 ± 5*	92 ± 3*	89 ± 4	94 ± 4	84 ± 4	85 ± 4	86 ± 4
Σ ST ↓ (mm)	5,3 ± 1,5*	7,6 ± 2,0*	5,7 ± 1,2**	6,4 ± 1,5*	12,1 ± 2,2	10,8 ± 2,0	11,2 ± 2,1
Mittelwerte ± $s_{\bar{X}}$ * p < 0,01 ** p < 0,001 (im Vergleich zu den korrespondierenden Placebowerten)							

[1] Im Anschluß an einen nitratfreien Tag (= Tag 29)

Die Nitratwirkung auf den Blutdruck im Kipptisch-Versuch — in Form einer deutlichen Blutdrucksenkung im Stehen — wurde abgeschwächt bis aufgehoben. Nach eintägiger Nitratpause war sie wieder nachweisbar (Abb. 5; Tab. 1).

Die Nitratwirkung auf die Herzfrequenz im Kipptisch-Versuch — Herzfrequenzanstieg nach Nitratgabe — wurde ebenfalls abgeschwächt bis aufgehoben und ließ sich nach 24-stündigem Therapieintervall wieder nachweisen (Abb. 6; Tab. 1).

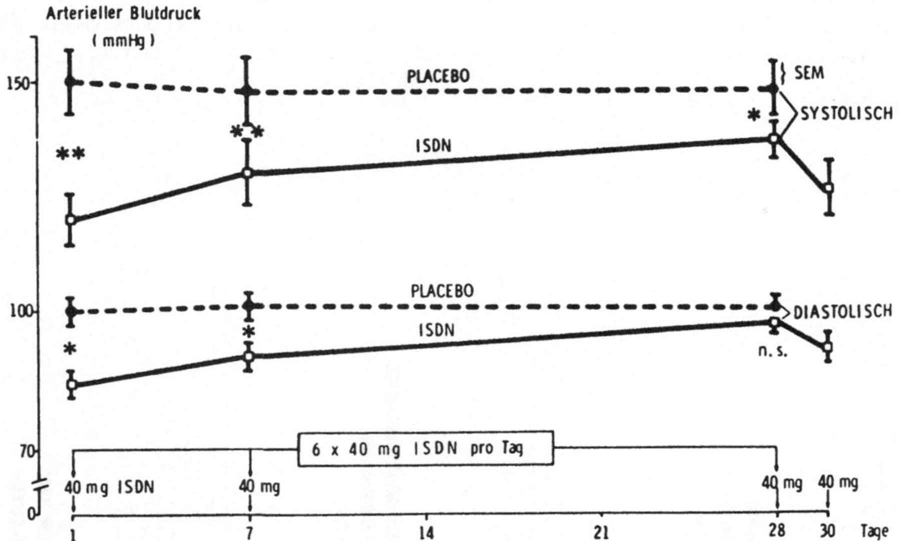

Abb. 5 Der arterielle Blutdruck im Stehen (Kipptischverfahren) nach akuter (Tag 1) und chronischer (Tag 7 und 28) Gabe von 240 mg/Tag ISDN) im Vergleich zu Placebo bei Patienten bei koronarer Herzkrankheit (n = 10) ($\bar{x} \pm s_{\bar{x}}$).
* p < 0,01   ** p < 0,001

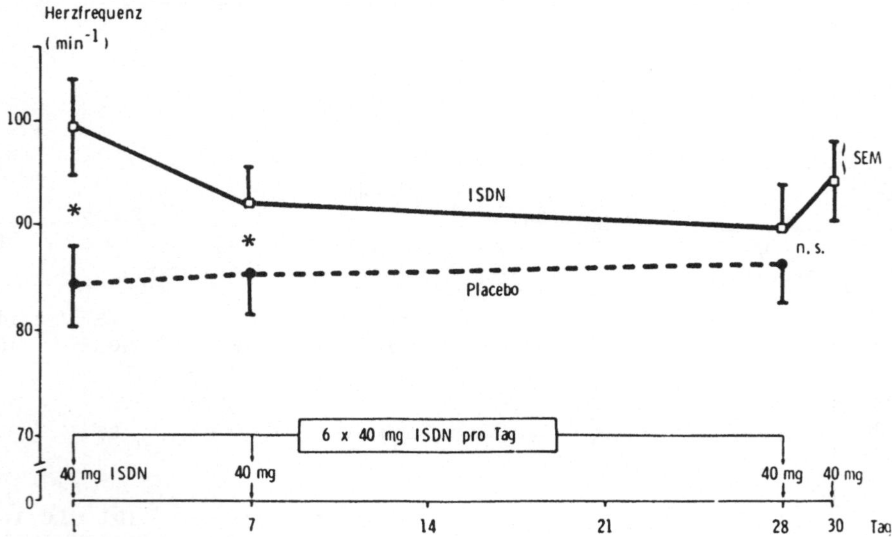

Abb. 6 Die Herzfrequenz im Stehen (Kipptischverfahren) nach akuter (Tag 1) und chronischer (Tag 7 und 28) Gabe von 240 mg/Tag ISDN) im Vergleich zu Placebo bei Patienten mit koronarer Herzkrankheit (n = 10) ($\bar{x} \pm s_{\bar{x}}$).
* p < 0,01   ** p < 0,001

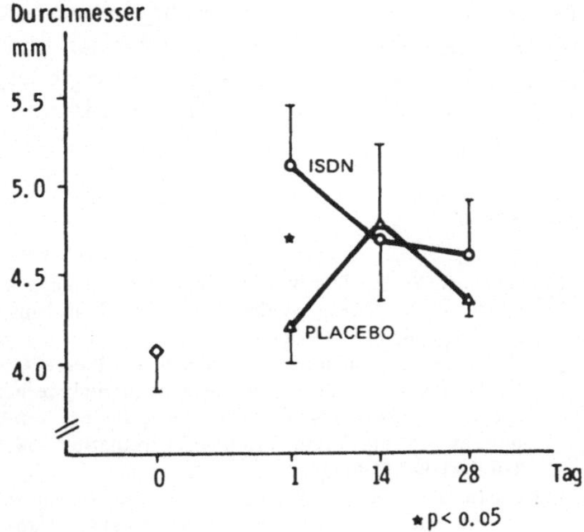

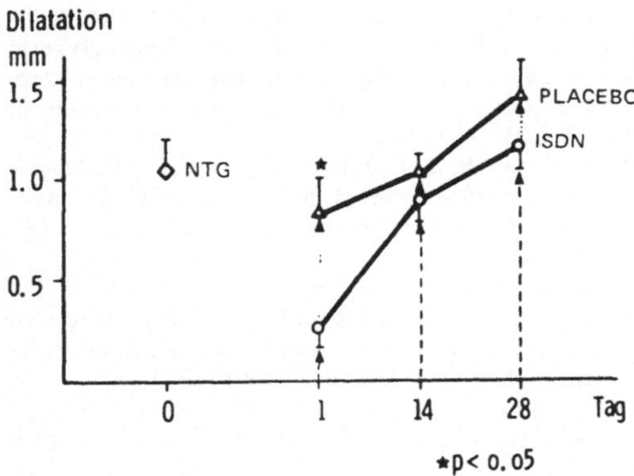

Abb. 7 *Oben:* Der sonographisch bestimmte Durchmesser der Arteria mesenterica superior

◇ :　　　Leerversuch, Tag 0

o——o: während einer 4-wöchigen Therapie mit ISDN (6 × 20 mg tgl.)

△——△: während einer 4-wöchigen Therapie mit Placebo

Unten: Die Durchmesserzunahme nach 1,6 mg Nitroglycerin sublingual

◇: Leerversuch, Tag 0

△: während der Placebophase

o: während der ISDN-Phase: keine Durchmesserzunahme am maximal dilatierten Gefäß (Tag 1); Vasodilatation trotz ISDN-Dauertherapie an den Tagen 14 und 28

Die gefäßerweiternde Wirkung auf die Arteria mesenterica superior zeigte unter chronischer Nitrattherapie mit 6 × 20 mg eine Aufhebung. Ein gleicher Effekt konnte an der Vena portae und der Vena mesenterica nachgewiesen werden.

Dabei zeigte sich ein Wiederansprechen auf sublinguales Nitroglycerin 1,6 mg mit eintretender Toleranz gegen Isosorbiddinitrat (Abb. 7) [17].

Diskussion

Die vorliegenden Befunde lassen erkennen, daß unter chronischer, hoch dosierter Nitrattherapie (bis 240 mg Isosorbiddinitrat pro Tag in 6 Dosen) die antianginöse Wirkung voll erhalten bleiben kann, obwohl hämodynamische Teileffekte abgeschwächt bis aufgehoben sind [18]. Demnach darf von einer beobachteten hämodynamischen Wirkungsabschwächung nicht auf eine Toleranz im Hinblick auf die antianginöse Wirksamkeit geschlossen werden.

Besondere Bedeutung hat dieser Befund, wenn als Parameter der antianginösen Wirkung Meßgrößen herangezogen werden, die sowohl durch allgemeines Kreislaufverhalten als auch durch Ischämie beeinflußbar sind. Eine solche Doppelwirkung ist beispielsweise für das Verhalten des Pulmonalarteriendruckes unter körperlicher Belastung bekannt. Ein Druckanstieg kann sowohl durch eine Ischämie als auch durch eine Narbenbildung im Ventrikel sowie durch Blutverschiebungen beeinflußt werden. Dementsprechend kann dieser Parameter unter Nitratwirkung eine Wirkungsabschwächung aufweisen, ohne daß die antiischämische Wirkung aufgehoben sein muß [20, 23, 25].

Bei ergometrischen Untersuchungen muß berücksichtigt werden, daß Untersuchungen im Stehen und Liegen sich in bezug auf Einflüsse der Blutverteilung unterscheiden. So kommt es bei Belastung im Liegen früher, d. h. bei niedrigerer Belastung zu einer Myokardischämie im Vergleich zu einer Belastung im Stehen, weil der Füllungsdruckanstieg im Liegen infolge verstärkten Blutandrangs zum linken Herzen ausgeprägter ist [3]. So ist vorstellbar, daß ein Nachlassen der hämodynamischen Nitratwirkung im Sinne einer geringeren venösen Kapazitätszunahme unter chronischer Nitrattherapie [26] sich im Liegen an einem Nachlassen der antianginösen Wirkung bemerkbar macht, während Belastungsuntersuchungen im Stehen, bei denen dieser hämodynamische Teilmechanismus weniger bedeutsam ist, kein Nachlassen der antianginösen Wirkung zeigen [3, 18].

Es erhebt sich die Frage, wie eine Nitratwirkung entstehen kann, wenn periphere Kreislaufwirkungen abgeschwächt bzw. aufgehoben sind.

141

Man muß zentrale Mechanismen z. B. Erweiterung stenosierter Kranzarterienabschnitte [2, 5, 19] oder direkte Wirkungen auf die Herzmuskelfaser in Erwägung ziehen. Dabei muß auch bedacht werden, daß die Prüfung antianginöser Medikamente in der Regel eine Prüfung der prophylaktischen Nitratwirkung darstellt und nicht eine Prüfung der Wirkung auf den einmal ausgelösten Angina pectoris-Anfall. Bei diesen Untersuchungen wird das Medikament in der Regel *vor* der Belastung d. h. *vor* der Auslösung des Angina pectoris-Anfalls gegeben. Damit ist auch der therapeutische Ansatz anders als bei der Therapie des Angina pectoris-Anfalls. Von praktischer Bedeutung ist, daß die Behandlung des einmal aufgetretenen Angina pectoris-Anfalls — die an periphere Kreislaufwirkungen gebunden ist — durch sublinguale Nitroglyceringabe auch im Falle einer hämodynamischen Toleranz gegen Isosorbiddinitrat in vollem Umfang wirksam ist, weil die der Toleranz unterliegenden hämodynamischen Parameter auf akute Nitroglyceringabe wieder ansprechen [10, 15].

Aus den vorliegenden Daten kann daher geschlossen werden, daß eine chronische Nitrattherapie, auch wenn eine Abschwächung oder Aufhebung hämodynamischer Teileffekte eintritt, antianginös voll wirksam bleiben kann. Für die Bewertung und praktische Handhabung einer solchen Therapie ist diese Tatsache von besonderer Bedeutung.

Zusammenfassung

Unter einer 4-wöchigen Behandlung mit Isosorbiddinitrat in nicht retardierter Form 6 × 20 mg bzw. 6 × 40 mg täglich zeigte sich eine Abschwächung bzw. Aufhebung hämodynamischer Nitrateffekte wie Blutdruckabfall im Stehen, Herzfrequenzanstieg im Stehen (Kipptisch-Versuch). Eine weitgehende Aufhebung der Nitratwirkung wurde auch sonographisch an arteriellen und venösen zentralen Blutgefäßen beobachtet.

Gleichzeitig konnte jedoch im randomisierten Cross-over-Doppelblind-Verfahren das Erhaltenbleiben der antianginösen Wirksamkeit dokumentiert werden. Die antianginöse Wirksamkeit ist dabei zu verstehen als Wirkung im Sinne der Verhütung des Angina pectoris-Anfalls. Die ergometrischen Untersuchungen erfolgten in stehender Körperhaltung.

Es wird geschlossen, daß unter chronischer Nitrattherapie eine volle antianginöse Wirksamkeit erhalten bleiben kann trotz Abschwächung oder Aufhebung hämodynamischer Teilwirkungen.

Literatur

[1] Aronow, W. S.: The medical treatment of angina pectoris. IV. Nitroglycerin as an antianginal drug. Am. H. J. 8, 415 (1972).
[2] Brown, B. G., Bolson, E., Petersen, R., Pierce, C. D., Dodge, H. T.: The mechanism of nitroglycerin action: stenosis vasodilatation as a major component of the drug response. Circulation 64, 1089–1097 (1981).
[3] Currie, P. J., Kelly, M. J., Pitt, A.: Comparison of supine and erect bicycle exercise electrocardiography in coronary heart disease: accentuation of exercise-induced ischemic ST-depression by supine posture. Am. J. Cardiol. 52, 1167–1173 (1983).
[4] Detry, J. M., Bruce, R. A.: Effects of nitroglycerin on „maximal" oxygen intake and exercise electrocardiogram in coronary heart disease. Circulation 43, 155–163 (1971).
[5] Feldman, R. L., Pepine, C. J., Conti, C. R.: Magnitude of dilatation of large and small coronary arteries by nitroglycerin. Circulation 64, 324–333 (1981).
[6] Goldstein, R. E., Rosing, D. R., Redwood, D. R., Beiser, G. D.: Clinical and circulatory effects of isosorbide dinitrate. Comparison with nitroglycerin. Circulation 43, 629–640 (1971).
[7] Häußinger, G., Bachmann, K.: Nitrate-induced orthostatic hypotension and longterm circulatory adaption. Z. Kardiol. 72, Suppl 3, 255–258 (1983).
[8] Horwitz, L. D., Herman, M. V., Gorlin, R.: Clinical response to nitroglycerin as a diagnostic test for coronary artery disease. Am. J. Cardiol. 29, 149–153 (1972).
[9] Kaltenbach, M., Klepzig, H., Tschirdewahn, B.: Die Kletterstufe, eine einfache Vorrichtung für exakt meßbare und reduzierbare Belastungsuntersuchungen. Med. Klin. 59, 248–254 (1964).
[10] Lee, G., Mason, D. T., DeMaria, A. N.: Effects of longterm oral administration of isosorbide dinitrate on the antianginal response to nitroglycerin. Am. J. Cardiol. 41, 82–87 (1978).
[11] Murrell, W.: Nitroglycerin as a remedy for angina pectoris. Lancet 1879, I, 80, 113, 225, 642–646.
[12] Parker, J. O.: Tolerance to the hemodynamic and antianginal effects of the organic nitrates. Z. Kardiol. 74, Suppl 1, 45–49 (1985).
[13] Riseman, J. E. F., Brown, M. G.: The duration of attacks of angina pectoris on exertion and the effect of nitroglycerin and amyl nitrite. N. Engl. J. Med. 217, 470–473 (1937).
[14] Rosenkranz, K. A., Drews, A.: Über eine modifizierte Ableitungsmethode zur Registrierung von Brustwandelektrokardiogrammen während dosierter körperlicher Belastung. Z. f. Kreislaufforschg. 53, 615–618 (1964).

[15] Rudolph, W., Blasini, R., Reiniger, G., Brügmann, U.: Tolerance development during isosorbide dinitrate treatment: can it be circumvented? Z. Kardiol. **72**, Suppl 3, 195–198 (1983).

[16] Sandler, G., Ilahi, M. A., Lawson, C. W.: Glyceryl trinitrate in angina pectoris. Lancet 1963, I, 1130–1136.

[17] Schneider, W., Tessmer, G., Strohm, W. D., Kober, G., Kaltenbach, M.: Diameter of abdominal vessels during acute and sustained nitrate therapy. Europ. Heart J. **5**, Suppl 1, 28 (abstr.) (1984).

[18] Schneider, W., Wietschoreck, A., Bussmann, W.-D., Kaltenbach, M.: Die antianginöse Wirksamkeit von Isosorbiddinitrat im akuten Versuch und nach einer 4-wöchigen Dauertherapie mit 6 × 40 mg pro Tag. Klin. Wschr. **63**, 460–467 (1985).

[19] Schulz, W., v. Anderten, W., Reiber, J. H. C., Bernauer, R., Kaltenbach, M., Kober, G.: Active and passive coronary vasodilation after intracoronary and sublingual nitroglycerin. Z. Kardiol. **72**, Suppl 3, 82–86 (1983).

[20] Schuster, P., Trieb, G., Wiechmann, H. W.: Hemodynamic effects of Isosorbide-5-mononitrate in acute and chronic treatment of coronary heart disease. Z. Kardiol. **72**, Suppl 3, 251–254 (1983).

[21] Silber, S., Krause, K. H., Garner, C., Theisen, K., Jahrmärker, H.: Antiischemic effects of an 80-mg tablet of isosorbide dinitrate in sustained-release form before and after 2 weeks treatment with 80 mg once daily or twice daily. Z. Kardiol. **72**, Suppl 3, 211–217 (1983).

[22] Stewart, D. D.: Tolerance to nitroglycerin. JAMA **44**, 1678 (1905).

[23] Tauchert, M., Jansen, W., Osterspey, A., Fuchs, M., Hombach, W., Hilger, H. H.: Dose dependence of tolerance during treatment with mononitrates. Z. Kardiol. **72**, Suppl 3, 218–228 (1983).

[24] Thadani, U., Fung, H. L., Darke, A. C., Parker, J. O.: Oral isosorbide dinitrate in angina pectoris: Comparison of duration of action and dose-response relation during acute and sustained therapy. Am. J. Cardiol. **49**, 411–419 (1982).

[25] Weidemann, H., Schuon, J., Schober, B.: Hemodynamic measurements and exercise testing to assess the development of tolerance against slow-release isosorbide dinitrate. Z. Kardiol. **72**, Suppl 3, 229–232 (1983).

[26] Zelis, R., Mason, D. T.: Isosorbide dinitrate. Effect on the vasodilator response to nitroglycerin. JAMA **234**, 166–170 (1975).

Diskussion

Abshagen
Eine Anmerkung zu den eingangs von Ihnen gebrachten, sehr schönen Daten, die genau das „missing link" in der Beweiskette der direkten Wirkung auf die myokardiale Blutverteilung erbracht haben. Nach anderen Autoren liegt eine abgestufte Ansprechbarkeit der einzelnen Gefäßbezirke für Nitrate vor. Sind sie, wenn sie die Nitratdosis senken nicht höchstwahrscheinlich in einem Bereich, wo sie nur die antiischämische Effektivität auf die großen epikardialen Gefäße haben, bei voll erhaltener koronarer Autoregulation? Kann das nicht ein Dosis-Phänomen sein?

Kaltenbach
Der Dosis-Wirkungs-Bereich der Nitrate ist erstaunlich breit, breiter als wir uns das alle vorgestellt haben. Es braucht nicht nur die Wirkung an den epikardialen Kranzarterien zu sein. Der Effekt kann genauso gut über eine venöse Wirkung oder andere Mechanismen zustande kommen.

Abshagen
Aber bei dieser Dosis haben Sie ja praktisch keine systemischen Effekte

Kaltenbach
Ja, ich bin der Auffassung, daß wir eine antianginöse Wirkung haben, aber keine systemischen Effekte.

Rietbrock
Ich habe eine kurze Bemerkung zum Toleranzphänomen. Sie finden am 7. Tag eine Abschwächung der Nitratwirkung auf die Reduktion der ST-Streckensenkung, und zwar bei den zehn Patienten in einem unterschiedlichen Ausmaß. Nach 28 Tagen vom Beginn der Nitratgabe ist dieses Phänomen wieder verschwunden. Sie sagten, man sähe nur eine leichte Wirkungsabschwächung, aber diese Wirkungsabschwächung ist bei einigen Patienten in der Tat sehr deutlich.

Kaltenbach
Die Registrierung der ST-Streckensenkung ist eine indirekte Methode. Es gibt natürlich beträchtliche Schwankungen. Daher würde ich nicht voraussagen können, ob bei einer nochmaligen Studie wirklich nach sieben Tagen eine Abschwächung stattfindet, die nach 14 Tagen oder nach vier Wochen wieder aufgehoben ist.

Rietbrock
Aber es war eine Placebo-kontrollierte Studie?

Kaltenbach
Ja.

Silber
Ich will Herrn Rietbrock unterstützen. Wir machen Placebo-kontrollierte Studien, um Spontanvariabilität auszuschließen oder möglichst gering zu halten. Sie haben offensichtlich einige Patienten, die eine Wirkungsabschwächung hatten, und wir hatten ja in unserer Untersuchung Patienten, die eine statistisch hoch signifikante Toleranz aufwiesen. Es gab aber noch einzelne Patienten, die trotz der Therapie keinen Wir-

kungsverlust zeigten. Alle Patienten reagieren offensichtlich nicht gleich. Es gibt Patienten mit fast vollständigem Wirkungsverlust und andere, die nur eine Wirkungsabswächung haben und wieder andere, bei denen bei gleicher Dosierung die Wirkung unverändert bleibt. Meine Frage an Sie: Haben Sie Kenntnisse oder Daten darüber, ob am selben Patienten im Stehen und im Liegen gemessen wurde und ob hinsichtlich der Toleranzentwicklung Unterschiede bestehen?

Kaltenbach
Hinweise ja, feste Daten nein. Es läuft gerade eine Studie. Sie ist noch nicht abgeschlossen.

Marks
Dr. Kaltenbach, please come back to the maintenance of the antianginal effect. You said you wouldn't show about the mechanism behind the antianginal effect, but it is surely the variability of oxygen in the myocardium. At this point I think we should keep in mind. My interest in what you said about this antianginal effect... upon your comment that the antianginal effect can be seen with very low doses without any systemic effect. And I think this is a crucial point for understanding the action of nitrates on the heart and the maintenance of the antianginal effect. The systemic or haemodynamic effects of nitrates... upon the heart rates, the force of contraction and the diameter of the large vessels. But the variability of oxygen in the heart depends upon the passage of oxygen over the small capillaries in the muscle bed. And

this has got nothing to do with the size of the large vessel and nothing to do with the heart rate or the cardiac output.

Except the patient with coronary heart disease. In a patient with coronary heart disease the availability of oxygen within the myocardium clearly has also to do or has primarily to do with the size of the residual lumen within the large epicardial coronary artery.

Yes. But if with a very small dose, a very... new dose you can dilate the very fine capillaries in the myocardium, then you will get the very large passage of oxygen into the myocardium. Because in fact the bed is so perfusely perfused, and the oxygen availability depends on the small vessels, not on the large coronaries, not on the arteries. And I think this is why you see or why we can see the effects of the small dose without change in the systemic parameters.

Kreuzer
Herr Kaltenbach, ich bin eigentlich maßlos enttäuscht darüber, welchen dauernden Zuwachs an Information uns diese aufwendigen doppelblind randomisierten Studien, die weltweit gemacht worden sind, bis heute gebracht haben. Sie haben eigentlich nur gezeigt, daß es von jeder Studie ein diametral entgegengesetztes Ergebnis gibt. Ich bin sehr im Zweifel darüber, ob unsere derzeitige Gläubigkeit an doppelblind randomisierte Studien in Zukunft anhalten wird. Aufwand und Effekt, und da bin ich ja gar nicht der erste, der das zum Ausdruck bringt, stehen in einem immer ungünstigen Verhältnis zueinander.

Stellung der organischen Nitrate in der Therapie der koronaren Herzerkrankung – aus der Sicht einer Zulassungsbehörde

J. Schuster

Unser Thema läßt sich in drei Komplexe gliedern. Diese sollen erst einmal genannt und kurz umrissen werden:

1. Die koronare Herzkrankheit (KHK)
   Welche Erscheinungs- bzw. Ausprägungsformen dieser Erkrankung wollen wir betrachten?

2. Stellung der organischen Nitrate in der Therapie dieser Erkrankung
   Hierzu muß einschränkend darauf hingewiesen werden, daß ausschließlich die Pharmakotherapie betrachtet werden soll, und daß wir uns auf die derzeit wesentlichen pharmakotherapeutischen Konzepte: Nitrate, Betarezeptorenblocker und Calcium-Blocker, sowie gebräuchliche Kombinationen aus Stoffen dieser pharmakologischen Gruppen beschränken und untersuchen wollen, welche Stellung den organischen Nitraten innerhalb dieses therapeutischen Instrumentariums heute zuerkannt wird.

3. Die Sicht der Zulassungsbehörde
   Gibt es eine eigene solche Sicht? Kann eine Zulassungsbehörde, die nach dem Arzneimittelgesetz verpflichtet ist, dem „Stand der Wissenschaft" entsprechend zu entscheiden, eine eigene Auffassung über die Stellung und damit den Stellenwert einer Gruppe von Arzneimitteln innerhalb eines Spektrums pharmakotherapeutischer Maßnahmen haben?
   Möglichkeiten und Grenzen einer behördlichen Regulierung sollen hier angesprochen werden.

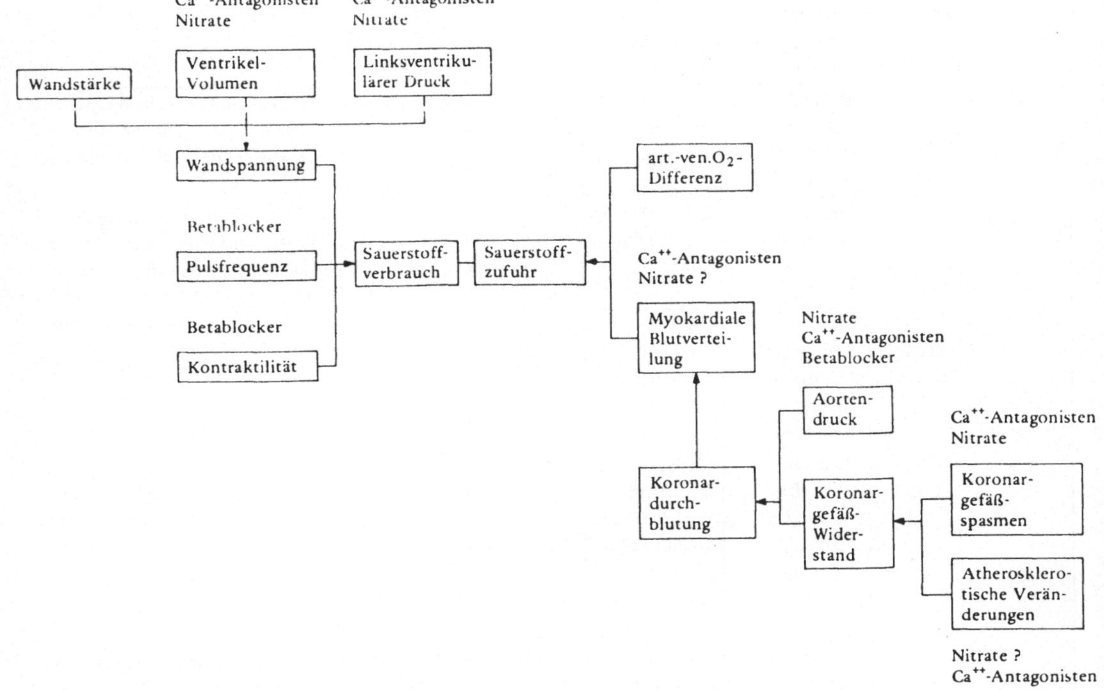

Abb. 1 Pathopysiologie der myocardialen Ischämie: Angriffspunkte antianginöser Pharmaka (nach Francis und

1 Die koronare Herzkrankheit (KHK)

Mit der Erweiterung unserer Kenntnisse über die Pathophysiologie der koronaren Herzkrankheit (KHK) ist deren Differentialdiagnose im letzten Jahrzehnt verfeinert worden [1]. Das hatte und hat auch Auswirkungen auf die Pharmakotherapie (Abb. 1).

Unbestritten ist aber noch immer, daß es sich bei jeder Form der KHK um eine Bilanzstörung handelt, die sich entweder aus einem zeitlich variablen Bedarf an Sauerstoff und Substrat ergibt, dem ein „stabiles" limitiertes Angebot gegenüber steht, wie bei der stabilen Angina pectoris infolge arteriosklerotischer Einengung der Koronargefäße, oder aus einem zeitlich variablen Angebot als Folge von Koronarspasmen.

Erwähnt werden muß, daß es Mischformen gibt. Das gilt vorwiegend für instabile Formen der KHK, z. B. für die koronarspastische Angina, die bei stenotischen und stenosefreien Koronargefäßen beobachtet werden kann.

Das Zusammenwirken von Änderungen des vaskulären (Stenosen, Spasmen) und extravaskulären (Wandspannung, Kontraktilität, Enddiastolischer Druck) Koronarwiderstandes ist für die KHK und deren Behandlung von Bedeutung.

Folgen all dieser Störungen sind pectanginöse Beschwerden von unterschiedlicher Intensität, Frequenz und Dauer und — als mögliche irreversible Folge — der Myokardinfarkt.

Diesen Voraussetzungen entsprechend hat die Pharmakotherapie drei Zielrichtungen:

Tabelle 1: Nitrate in der Therapie der KHK

Wirkstoff	Appl.-Art	Art der Zubereitung	Dosis	Beginn der Wirkung (min.)	Dauer der Wirkung	Anwendungsgebiete
Glyceroltrinitrat	sublingual	Zerbeißkaps. 0,2/0,8 1,2 mg	0,2−1,6 mg (häufige Wiederholung möglich, jedoch: Dosis $\leqslant$ 3 mg/15 min)	1	20−30 min.	Anfallsbehandlung (evtl. auch vorbeugend bei akuten Belastungen) der Angina pectoris, Vor Koronarangiographien
	(buccal)	Spray 0,4/ 0,5 mg pro Sprühstoß	0,4−1,0 mg (ansonsten w. o.)			
	oral	Retard kapseln 2,5/ 2,8/5,0/ 6,5 mg	2,5−6,5 mg morgens u. abends	60	8 (−12?) h	Anfallsprophylaxe und Langzeittherapie (bzw. Dauerbehandlung) der Angina pectoris — auch nach Myokardinfarkt — nicht: „Nachbehandlung des Myokardinfarkts" (da diese Indikation als Sekundärprävention mißinterpretiert wurde, wofür der Wirksamkeitsnachweis aussteht)
		Retardtabletten 2,5/5,0/ 6,5/10,0 mg	2,5−10,0 mg morgens u. abends			
	transdermal	Salben 2 % (15 mg in 2,5 cm Salbenstrang)	2−5 cm 3−4 mal tgl.	30	4 h	
		Pflaster (Abgabe/ 24 h): 2,5/ 5,0/7,5/ 10,0 mg	(2,5) 5−20 mg Wirkstoffabgabe/24 h (Applikation: 1 mal/ 24 h)		12 (−24?) h	
	i. v.	Lösungen 0,1/0,5 %	0,75− 6,0 mg/h	1	Behandlungsdauer: ca. 3 Tage	Akuter Myokardinfarkt mit erhöhten Füllungsdrücken

- Verbesserung des Angebotes (durch Verminderung des vaskulären und extravaskulären Koronarwiderstandes)
- Verminderung bzw. Nivellierung des Bedarfs (durch Begrenzung von Herzleistung und -arbeit)

- Verhinderung bzw. Lösung von Gefäßspasmen.

Durch die Therapie soll schließlich ein Myokardinfarkt oder Reinfarkt verhindert werden (primäre bzw. sekundäre Prävention).

Fortsetzung Tab. 1

Wirkstoff	Appl.-Art	Art der Zubereitung	Dosis	Beginn der Wirkung (min.)	Dauer der Wirkung	Anwendungsgebiete
ISDN	sublingual/ buccal	Tabl./Kautabl. 5/10/ 20 mg	2,5–20 mg (mehrmals tgl., jedoch nicht häufiger als alle 2 h	2–5	1–2 h	Anfallsbehandlung der Angina pectoris, vorbeugend vor/in Belastungssituation
		Spray	1,25– 3,75 mg/ED	(1–) 2–3		
	oral	Tabletten 5/10/20/ 40 mg	5–40 mg	30	4–6 h	Dauerbehandlung der KHK, Anfallsprophylaxe – auch nach Myokardinfarkt – (frischer Myokardinfarkt mit erhöhtem Füllungsdruck)
		Retardkaps. 20/ 40/60/80/ 100/120 mg	20–40 mg (alle 12 h; Empfehlungen – – 480 mg/die	30	– 12 h	
	transdermal	Salbe 10 %	50–200 mg (enthalten in 0,5–2 g Salbe; abends)	30	– 12 h	
		Spray	30–60 mg (alle 12 h)	30		
	i. v.	Lösung 0,05	7,5 mg/h (in Einzelfällen bis 50,0 mg/h)	1	Behandlungsdauer: ca. 3 Tage	Akuter Myokardinfarkt mit erhöhten Füllungsdrücken
IS-5-MN	oral	Lösung 4 %	20–40 mg (ED) (3 mal tgl.)	30	– 12 h	Dauerbehandlung der KHK, Anfallsprophylaxe – auch nach Myokardinfarkt –
		Tabletten 20/40/50/ 60 mg	20–40 mg (3 mal tgl.) – 60 mg			
		Retard Tabl./Ret. Kps. 40/ 50/60 mg	1 mal tgl. morgens oder abends, je nach Anfallseintritt tags oder nachts		12 h–20 h	

2 Stellung der organischen Nitrate in der Therapie

Tabelle 1 gibt einen Überblick über die wichtigsten derzeit in der Therapie der KHK verwendeten Nitrate:

— Glyceroltrinitrat (GTN)
— Isosorbiddinitrat (ISDN)
— Isosorbid-5-nitrat (IS-5-MN).

Es finden sich die verwendeten Arzneiformen (Zubereitungen) neben den empfohlenen Dosierungen, dem Eintritt der Wirkung, der Wirksubstanz und die möglichen Anwendungsgebiete (Tabelle 1).

Sieht man einmal vom speziellen Einsatz spezieller Zubereitungen der Nitrate beim akuten Ereignis Myokardinfarkt ab, so ergeben sich in Abhängigkeit von Wirkungseintritt und -dauer nur zwei Anwendungsgebiete:

— Die Akutbehandlung des Angina pectoris-Anfalls und
— die Dauerbehandlung der KHK, die auf eine Anfallsprophylaxe gerichtet ist.

Für die Akutbehandlung des Angina pectoris-Anfalls, unabhängig von dessen Genese, ist die sublinguale Gabe von Glyceroltrinitrat seit William Murrel [2] im Jahre 1879 bis heute das Mittel der Wahl. Innerhalb der 1. Minute nach Zerbeißen der Kapsel läßt der pectanginöse Schmerz bereits nach. Zwar ist die Dauer der Wirkung auf 20—30 Minuten begrenzt, aber auch häufige Wiederholung der Medikation ist möglich (s. Tab. 1).

Eingeführt hat sich auch die sublinguale und buccale Gabe von ISDN-Zubereitungen, obwohl die Wirkung hier etwas später eintritt. Es kann bis zu 5 Minuten dauern, bis der pectanginöse Schmerz nachläßt, eine lange Zeitspanne für den betroffenen Patienten. Das Bundesgesundheitsamt hatte deshalb zunächst Zweifel, ob die Angabe des Anwendungsgebietes ärztlich vertretbar ist. Es wurden dann jedoch pharmakokinetische Daten vorgelegt, die einen Wirkungseintritt schon zwischen 60 und 120 Sekunden erwarten ließen.

IS-5-MN oder Wirkstoffe aus den beiden anderen Stoffgruppen, Betarezeptorenblocker und Calcium-Blocker, sind für eine Anwendung bei dieser Indikation nicht vorgesehen. Arzneimittel, die solche Wirkstoffe enthalten, werden zur Dauerbehandlung der Angina pectoris eingesetzt. Der Einsatz von Nitraten, Betarezeptoren-blockern oder Calcium-Blockern bei der Dauerbehandlung der KHK muß allerdings differenziert betrachtet werden. Die Stoffe sind nicht beliebig austauschbar. Die differentialtherapeutischen Überlegungen richten sich nach den eingangs beschriebenen verschiedenen pathophysiologischen Mechanismen:

— Ist die Anpassungsfähigkeit des O_2-Angebotes an einen erhöhten Bedarf, eine erhöhte Leistung des Herzens, Folge einer beständigen Einengung des Gefäßlumens, so kann eine Behandlung — unter Beachtung der Gegenanzeigen — mit allen drei Stoffklassen erfolgen.
— Ist eine vorwiegend vasospastische Ursache gegeben, sind Nitrate und Calcium-Blocker Mittel der Wahl. Betarezeptorenblocker sind dann kontraindiziert, weil diese ein Überwiegen des a-Tonus bedingen und so die vasale Kontraktion verstärken. Das gilt prinzipiell auch für die sog. β_1-selektiven Blocker.

Der Einsatz der drei Stoffgruppen wurde z. B. von Opie in einem Schema verdeutlicht, das er für eine Übersicht zum Thema „Drugs and the Heart" [3] verwendete (Abb. 2).

Das Schema zeigt, daß

— die Nitrate für alle Formen der Angina pectoris empfohlen werden,
— die Calcium-Blocker für die vasospastische Angina Mittel der 1. Wahl sind, jedoch auch bei den anderen Formen der Angina pectoris eingesetzt werden,
— die Betarezeptorenblocker dagegen auf die Behandlung der stabilen Form der KHK beschränkt sind.

Das Schema weist ferner schon auf Kombinationsmöglichkeiten der drei Stoffgruppen hin.

Entsprechend ihren Eigenschaften, die Vorlast durch Venodilatation und resultierendes ‚venous pooling' zu senken, haben die Nitrate, vor allem die gut steuerbaren Lösungen zur intravenösen Infusion, ihre besondere Bedeutung für die Behandlung des akuten Herzinfarktes [4—6].

Man geht davon aus, daß die periinfarzielle Durchblutung und im Zusammenhang damit der pO_2 vor allem der endocardnahen Regionen gesteigert und so einer weiteren Ausdehnung des Infarktbezirks entgegengewirkt werden kann.

Ist das akute Stadium des Myocardinfarktes überstanden, ist die Bedeutung der Nitrate auf ihre antianginöse Wirkung reduziert. Einen

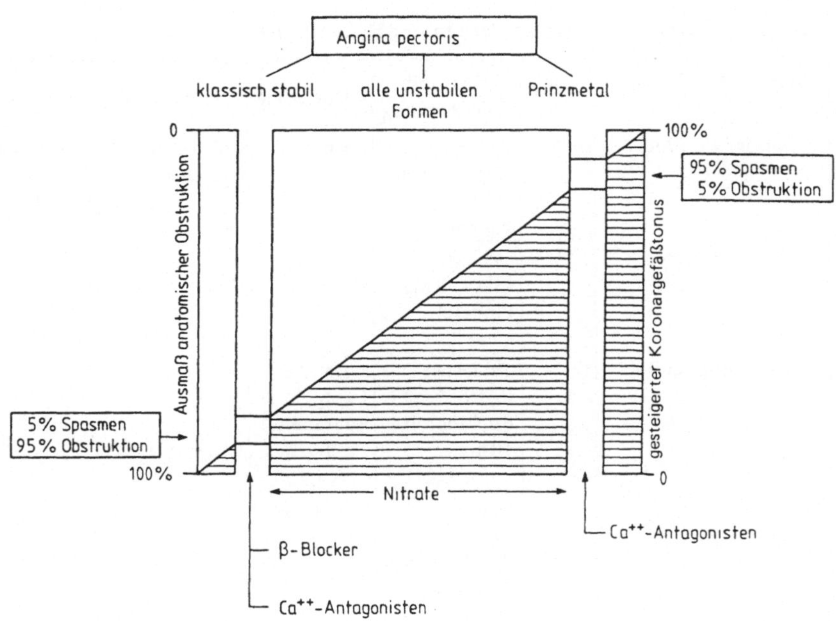

Abb. 2 Therapeutisches Vorgehen bei den verschiedenen Formen der Angina pectoris (nach OPIE, 1984)

Nachweis einer Wirksamkeit im Sinne einer Sekundärprävention gibt es für Nitrate bisher nicht. Auch für Calciumblocker, deren Einsatz durch ihre antianginösen und antiarrhythmischen Wirkungen sich auf die Postinfarkt-Angina und bestehende Rhythmusstörungen richtet, ist eine infarktpräventive Wirksamkeit bislang nicht nachgewiesen.

Anders verhält es sich mit den Betarezeptorenblockern, die, wenn keine Herzinsuffizienz vorliegt, auch nach Myokardinfarkt zur antianginösen Therapie eingesetzt werden können und von denen einige darüberhinaus zur Sekundärprävention geeignet sind. Allerdings wird man diese Eignung für jeden Stoff dieser Stoffgruppe nachweisen müssen, da die Wirksamkeit offenbar nicht allein an die betarezeptorenblockierende Eigenschaft gebunden ist. Betarezeptorenblocker mit intrinsischer Aktivität scheinen keine solche Wirkung zu besitzen; ob die sog. β_1-selektiven Blocker in diesem Sinne wirksam sind, ist noch ungewiß.

Kombinationen

Nitrate und Betarezeptorenblocker. Solche Kombinationen werden als günstig angesehen, weil durch Verminderung hämodynamisch ungünstiger Wirkungen beider Stoffe, die angtianginöse Wirksamkeit gesteigert werden kann. Betarezeptorenblocker vermindern die nitratbedingte Tachykardie, Nitrate senken die von Betarezeptorenblockern nicht beeinflußte oder sogar gesteigerte Vorlast und schaffen so eine der Voraussetzungen für eine Verbesserung der Pumpfunktion und eine Steigerung der Durchblutung vor allem der kritischen subendokardialen Region. Die Frage, ob für eine fixe Kombination therapeutischer Bedarf besteht, wird unterschiedlich beantwortet. Selbst die These, daß dafür zumindest die Crout'schen Kriterien zu gelten hätten, hat so viele Verfechter wie Gegner.

Das Bundesgesundheitsamt hat solche Kombinationen zugelassen (Tab. 2).

Nitrate und Calcium-Blocker. Auch eine solche Kombination kann bei Patienten erfolgreich sein, die mit einer der beiden Komponenten nicht — oder nicht mehr — ausreichend behandelbar sind. Instabile Formen der Angina pectoris mit vasospastischer Genese sind Anwendungsgebiete für solche Kombinationen.

Die kombinierte Senkung der Vor- und Nachlast kann sich auch für Patienten mit zusätzlich verminderter Herzleistung oder Hypertonie gün-

Tabelle 2: Kombinationspräparate in der Behandlung der KHK

Art der Kombination Wirkstoffe	Appl. Art	Art der Zubereitung	Dosierung	Anwendungsgebiete
1. *Nitrate + β-Blocker*	oral	Kapseln ISDN: 30 mg Pindolol 7,5 mg	1 Kps. (alle 12 h)	Dauerbehandlung der Angina pectoris, Anfallsprophylaxe – auch nach Myokard- infarkt –
ISDN + Pindolol		Tabletten ISDN: 5 mg Pindolol: 4 mg	1 Tbl. (3 × tgl.)	
ISDN + Bupranolol		Tabletten ISDN: 5 mg Bupranolol: 40 mg	ISDN: 2,5 – 10 mg Bupranolol: 20–80 mg (3 × tgl.)	
		Retard- tabletten ISDN: 40 mg Bupranolol: 150 mg	1/2–1 Re- tardtabl. (alle 12 h)	
2. *Nitrate + Calcium- antagonisten* ISDN + Verapamil		Dragees ISDN: 10 mg Verapamil: 80 mg	1 Dragee (2–3 × tgl.)	
3. *β-Blocker + Calcium- antagonisten* Acebutolol + Nifedipin		Tabletten Acebutolol: 100 mg Nifedipin: 10 mg	1–2 Tabl. (alle 12 h)	Dauerbehandlung der Angina pectoris *Gegenanzeigen*: nicht in den ersten 6 Wochen nach Myokardinfarkt

Tabelle 3: Calciumantagonisten

	Verapamil	Nifedipin	Diltiazem
Koronararterien- erweiterung	+++	++++	+++
Erweiterung peripherer arte- rieller Gefäße	+++	++++	+++
Calciumblocka- de am Herzmuskel	+++	+++	+++
Depression der atrioventrikulä- ren Erregungs- leitung	++++	±	++
Sinus-Knoten- Depression	+++	±	++

stig auswirken. Ob die pharmakologischen Unterschiede (s. Tab. 3) zwischen den verschiedenen Typen der Calcium-Blocker klinisch tatsächlich relevant sind, ist durch entsprechende
vergleichende Untersuchungen bisher nicht hin-
länglich bewiesen.

Das Bundesgesundheitsamt hat solche Kombinationen zugelassen (Tab. 2).

*Betarezeptorenblocker und Calciumantagoni-
sten.* Diese Stoffe sind in den letzten Jahren zunehmend kombiniert worden. Gewarnt wird
allerdings vor einer Kombination von Verapamil
mit Betarezeptorenblockern, weil die kardiode-
pressiven Wirkungen beider Stoffe sich verstärken. Die antianginösen Wirkungen beider Komponenten können verstärkt werden. Ob dies als
empirischer Befund zu werten ist, ob bei beste-

hender Obstruktion Gefäßspasmen doch häufiger sind, als bisher angenommen, sind noch nicht abschließend beantwortete Fragen. Interessant ist immerhin, daß sich die zu beobachtende Experimentierfreude auf diesem Gebiet nahezu ausschließlich dem Nifedipin zuwendet. Dabei ist es denkbar, daß dieser Stoff, der stärker als andere Calciumantagonisten (Tab. 3) die arterielle Peripherie erweitert, zur Kompensation dieser Wirkung einer reaktiven Tachykardie mit Steigerung des Herz-Zeit-Volumens bedarf, die durch zusätzliche Betarezeptorenblockade verhindert wird. Offenbar ist diese Erwägung aber klinisch bedeutungslos.

Jedenfalls zeigen die bisher bekannten klinischen Studien keine extremen Blutdrucksenkungen und keine vermehrte Orthostaseneigung.

Das Bundesgesundheitsamt hat inzwischen auch eine solche Kombination zugelassen (Tab. 2).

Probleme bei der Anwendung von Nitraten

Das über 100 Jahre alte Therapieprinzip organische Nitrate bei der KHK hat durch die Entwicklung neuer Zubereitungen: Retardpräparate, transdermale Systeme, Verwendung des IS-5-MN, in den letzten Jahren sein Gesicht stark gewandelt und ist in der jüngsten Zeit in die Diskussion geraten. Diese resultiert aus dem Zwiespalt, eine möglichst über 24 Stunden gehende Wirksamkeit erreichen zu wollen, und der Toleranzentwicklung dieser Stoffe. Je besser eine 24stündige Verfügbarkeit gewährleistet wird, desto größer die Toleranzentwicklung.

Das Bundesgesundheitsamt hatte in den letzten Jahren Anträge auf Zulassung immer höher dosierter und länger verfügbarer Nitratzubereitungen zu prüfen. Die klinischen Belege beschränkten sich zunächst fast ausschließlich auf Studien zur biologischen Verfügbarkeit. Für jeden weiteren Schritt auf dem Weg zur 24-Stunden-Verfügbarkeit wurde jedoch der klinische Nachweis der Wirksamkeit gefordert, der zeigen sollte, daß es unter der vorgeschlagenen Therapie keine Toleranzentwicklung gab. Einer Reihe von Zulassungsanträgen konnte nicht zugestimmt werden.

Durch Publikationen der letzten Zeit (Übersicht [7/7a]) hat sich aber dennoch die Frage wieder gestellt, ob alle diese Entscheidungen Bestand haben können. Welche Kriterien einer klinischen Prüfung solcher Arzneimittel müssen nach dem gegenwärtigen Stand unseres Wissens erfüllt sein, um deren Ergebnisse anerkennen zu können? Unsere Tagung sollte zur Klärung dieser Frage beitragen.

3 Die Sicht der Zulassungsbehörde

Die Tabellen 1 und 2 enthalten alle wesentlichen positiven Zulassungsentscheidungen des Bundesgesundheitsamtes (BGA) über Nitrate. Sie erfolgten, wie schon gezeigt wurde, aufgrund des „... jeweils gesicherten Stand(es) der wissenschaftlichen Erkenntnisse ..." den das BGA entsprechend § 25 Abs. 2 Nr. 4 Arzneimittelgesetz (AMG) zur Grundlage seiner Entscheidungen zu machen hat.

Was ist der jeweils gesicherte Stand der wissenschaftlichen Erkenntnisse? Wie wird er ermittelt?

Diese Fragen sind dann nicht schwer zu beantworten, wenn das zu beurteilende Arzneimittel einen seit längerer Zeit gesicherten Platz in der Therapie einnimmt, d. h., eine weitgehend übereinstimmende Beurteilung durch die wissenschaftliche Literatur erfolgt.

Schwierig wird die Entscheidung der Zulassungsbehörde, wenn die wissenschaftliche Diskussion im Gang und noch weitgehend offen ist, wie z. B. bei der von uns, u. a. diskutierten „24-Stunden-Wirksamkeit" der Nitrate.

Wie verhält es sich hier mit dem derzeit „gesicherten Stand der wissenschaftlichen Erkenntnisse"? Wie sieht die Entscheidungsbasis für die Zulassungsbehörde aus? Was darf das BGA fordern, um Wirksamkeit und Unbedenklichkeit solcher Arzneimittel als sichergestellt ansehen zu können?

Beginnen wir zunächst mit der letzten Frage. Die behördliche Forderung nach dem Umfang des Wirksamkeitsnachweises ist an den Bekanntheitsgrad des zuzulassenden Arzneimittels gebunden.

Das AMG unterscheidet prinzipiell nur ein

— „... Arzneimittel, dessen Wirkungen und Nebenwirkungen bereits bekannt (und aus dem wissenschaftlichen Erkenntnismaterial ersichtlich) sind, ..." (§ 22 Abs. 3 Nr. 1 AMG) — sog. „bekannte" Stoffe —

von

— „... Arzneimittel(n), ..., die Stoffe in der medizinischen Wissenschaft nicht allgemein bekannter Wirkungen oder deren Zubereitungen enthalten, ..." (§ 49 Abs. 1 AMG) — sog. „neue" Stoffe.

Bei den Nitraten handelt es sich überwiegend um „bekannte" Stoffe. Lediglich das IS-5-MN wurde vom Bundesminister für Jugend, Familie und Gesundheit (BMJFG) auf Antrag des BGA einer „automatischen Verschreibungspflicht" entsprechend § 49 AMG unterstellt und gilt damit für die Dauer von fünf Jahren (bis zum 01. 01. 1987) als „neuer" Stoff.

Für Arzneimittel, die „bekannte" Stoffe enthalten, darf der pharmazeutische Unternehmer

— „... anstelle der pharmakologisch-toxikologischen und klinischen Prüfung auch anderes wissenschaftliches Erkenntnismaterial ..." [9a]

vorlegen.

— „Darunter sind insbesondere wissenschaftliche Veröffentlichungen, aber auch nicht veröffentlichte Gutachten zu verstehen. Als wissenschaftliches Erkenntnismaterial gilt auch das nach wissenschaftlichen Methoden aufbereitete Erfahrungsmaterial ..."[9a].
— „Bei den in Absatz 3 Nr. 1—3 (§ 22 AMG — das sind alle „bekannten" Stoffe — Anmerkg. d. Verf.) näher definierten Fällen ist es weder zweckmäßig noch geboten, die Vorlage von speziellen Versuchsergebnissen nach (§ 22) Absatz 2 Nr. 2 und 3 (das sind die Ergebnisse einer pharmakologisch-toxikoloschen bzw. klinischen Prüfung — Anmerkg. d. Verf.) zu verlangen."
— „Der Deutsche Bundestag hat anläßlich der Verabschiedung des Neuordnungsgesetzes (AMG 1976) eine Entschließung (Drucksache 7/5025) gefaßt, wonach er davon ausgeht, „daß im Hinblick auf Artikel 1 § 21 (jetzt § 22 AMG) Abs. 2 Nr. 3 eine klinische Prüfung nur bei Arzneimitteln gefordert werden soll, die neu in die Therapie eingeführt werden („neue" Stoffe, Anmerkg. d. Verf.). Bei anderen Arzneimitteln soll die klinische Prüfung nur in seltenen Fällen gefordert werden, in denen es aus Gründen der Arzneimittelsicherheit unerläßlich ist."[9a].

Daraus folgt, daß die Zulassungsbehörde die Unerläßlichkeit ihrer Forderung eines solche Prüfungen umfassenden Wirksamkeitsnachweises für „bekannte Stoffe" nachprüfbar zu begründen hat.

Mit der Forderung nach klinischen Studien, die den Nachweis der Wirksamkeit hochdosierter oder retardierter Nitratzubereitungen — oder auch der niedrig dosierten transdermalen Systeme — erbringen sollen, hat das BGA den Rahmen zulässiger Forderungen voll ausgeschöpft. Man muß dabei immer beachten, daß die Zulassungsbehörde ihren Handlungsbedarf nicht auf bloße theoretische Überlegung stützen kann, daß sie diesen vielmehr auf konkrete Gründe, wie sie sich z. B. aus Ergebnissen klinischer Untersuchungen herleiten, stützen muß. Solche Ergebnisse werden aber zumeist erst vorliegen, wenn die Arzneimittel, mit denen sie erzielt werden, (irgendwo) auf dem Markt und damit für entsprechende Untersuchungen verfügbar sind. Im Falle der Langzeitnitrate haben uns die in der Übersicht [7] zitierten Studien die Begründung für unsere Forderungen geliefert.

Die Nitrate sind insofern ein Sonderfall, als für die Zulassung der als „neu" geltenden Mono-Nitrat-Zubereitungen klinische Untersuchungen vorgelegt werden müssen. Für „neue" Stoffe entfällt die Begründungspflicht für derartige Forderungen. Die Entwicklung der Problematik der Langzeitverfügbarkeit war somit für diese Arzneimittel schon vor Zulassung kontrollierbar.

Alle geforderten Prüfungen weisen die Tatsache aus, daß wir uns hier in einem Stadium der Bestandsaufnahme und des Erkenntnisgewinns befinden. Was ist in einem solchen Stadium aber der „gesicherte Stand der wissenschaftlichen Erkenntnisse"? Wie wird dieser Begriff vom Gesetzgeber und seinen Kommentatoren erläutert? Nach einem Kommentar [9] zum AMG heißt es dazu:

— „Wann eine Erkenntnis als zum gesicherten Stand der wissenschaftlichen Erkenntnis zu rechnen ist, ist schwer zu begründen. Der AuB (= Ausschußbericht des Ausschusses für Jugend, Familie und Gesundheit des Deutschen Bundestages) stellt in diesem Zusammenhang auf den Kernbereich der wissenschaftlichen Erkenntnis ab, wodurch deutlich wird, daß nicht jede unter Anwendung wissenschaftlicher Methoden gewonnene Erkenntnis einer breiteren wissenschaftlichen Anerkennung bedarf. Die Erkenntnis muß sich in der wissenschaftlichen Diskussion als stichhaltig erwiesen haben."[9c].

Und weiter:

— „... Wie an anderen Stellen des AMG ... setzt der Gesetzgeber die Verweisung auf außerrechtliche Erkenntnisquellen ein, um die Verwertung der Summe des zum Zeitpunkt der Entscheidung der Zulassungsbehörde

vorhandenen aktuellen Wissens sicherzustellen."[9c].

Danach gehören alle in der Diskussion — auch
unseres Symposiums — stehenden Befunde zur
Wirksamkeit der Nitrate zum „Stand der wissenschaftlichen Erkenntnisse", den es zu sichern
gilt, wo er heute noch Fragen offen läßt. Diese
Sicherung erfolgt durch den pharmazeutischen
Unternehmer mittels der vom AMG vorgesehenen Instrumente:

— Wirksamkeitsnachweis und
— Bewertung aller Ergebnisse und bekannten
  Daten durch den beauftragten Sachverstän-
  digen (gemäß § 24 AMG) im Hinblick darauf,
  „... ob das Arzneimittel
  — bei den angegebenen Anwendungsgebieten
    angemessen wirksam ist,
  — ob es verträglich ist,
  — ob die vorgesehene Dosierung zweckmäßig
    ist ...".

Das BGA hat diese Dokumente seinerseits zu
bewerten und diese Bewertung zur Grundlage
seiner Entscheidung über die Zulassung des Arzneimittels zu machen. Es hat in der jüngeren
Vergangenheit der Diskussion dadurch Rechnung
getragen, daß es die genannten Belege zusätzlich
durch Repräsentanten der derzeitigen wissenschaftlichen Auseinandersetzung gutachterlich
bewerten ließ.

Im Hinblick auf Art und Umfang der vom BGA
für den Nachweis der Wirksamkeit zu fordern-
den Belege verdient der im Text des § 24 Abs. 1
Nr. 3 verwendete Begriff „... angemessen wirksam ..." besondere Beachtung.

Der Gesetzgeber liefert dazu folgende Interpretation:

— „Im Zusammenhang mit den Anforderungen
  an die therapeutische Wirksamkeit soll der
  Begriff verdeutlichen, daß die Anforderungen
  in einem der Bedeutung des Anwendungsgebietes individuell angepaßten Verhältnis stehen müssen, damit unangemessen strenge,
  schematische oder dogmatische Maßstäbe
  vermieden werden."[9b].

Durch die gesamte Entstehungsgeschichte des
Arzneimittelgesetzes zieht sich wie ein roter
Faden der Grundgedanke:

— für Arzneimittelsicherheit — durch den
  Nachweis von Qualität, Wirksamkeit und
  Unbedenklichkeit — zu sorgen, diesen Nach-
  weis aber nicht unangemessen zu erschweren.

Dies hat in der seit 1978 gewachsenen Beurtei-
lungspraxis des BGA dazu geführt, Forderungen
nach klinischen Prüfungen so klein wie irgend
möglich zu halten.

Im Bewußtsein, daß jeder Wirksamkeitsnachweis
ein Produkt aus Fakten und Plausibilität ist, ja
sein muß, weil die Wechselfälle künftiger Therapie durch Fakten einer Phase I-III-Prüfung allein
nie abgedeckt werden können, wurde auf die
Vorlage umfangreicher Prüfungen verzichtet,
wo immer man Ergebnisse weniger umfangreicher Untersuchungen für angemessen hielt.

Was im Hinblick auf die Ermittlung der Wirksamkeit vom Ausschuß als angemessen angesehen wird, liest sich im Kommentar zum § 25
AMG [9c] so:

— „... Es ist unbestritten, daß sich der Nachweis
  therapeutischer Wirksamkeit eines Arzneimittels nicht mit der strengen Beweiskraft eines naturwissenschaftlichen Experimentes
  führen läßt (AuB)."

und

— „Der Wirksamkeitsnachweis läßt vielmehr lediglich die Aussage zu, daß die Wahrscheinlichkeit des Therapieerfolges bei sachgerech-
  ter Anwendung des Arzneimittels größer ist
  als bei einer Scheinmedikation oder einer
  Nichtbehandlung (s. Henning, NJW 1978,
  S. 1675)."

Diesen Aussagen liegt der Gedanke einer
Nutzenbeurteilung zugrunde, die sich ausschließlich an demselben Arzneimittel und dessen Risiken orientiert.

Auf unsere Beurteilung von Langzeit-Nitraten
übertragen, würde das bedeuten, daß die Frage
einer Toleranzausbildung — und damit der
Wirksamkeit — für die Zulassung nur erheblich
wäre, wenn diese Toleranz zur völligen Unwirk-
samkeit führt — vorausgesetzt, daß die Risiken,
d. h. die unerwünschten Wirkungen, dieser Toleranzentwicklung im gleichen Maße unterliegen.
Es müßte letztlich feststehen, daß dem Arzneimittel „... die therapeutische Wirksamkeit fehlt
..." (§ 25 Abs. 2 Nr. 4 AMG).

Voraussetzung für eine solche Feststellung ist,

— „... daß sie sich auf Grund der vom Antrag-
  steller vorgelegten Ergebnisse der klinischen
  Prüfung oder aus dem nach § 22 Abs. 3 vorgelegten Erkenntnismaterial in Verbindung
  mit dem Sachverständigengutachten nach
  § 24 Abs. 1 Nr. 3 nicht ergibt ..."[9c].

Das wiederum bedeutet, daß der Zulassungsbehörde solche Ergebnisse vorgelegt werden müssen, und zwar für jede neue Zubereitung, also jeden weiteren Schritt auf dem Wege zur „24-Stunden-Wirksamkeit". Es bedeutet aber auch, daß es sich hierbei um neue klinische Prüfungen nur dann handeln kann, wenn es anderes Erkenntnismaterial für die neuen Zubereitungen nicht gibt. Für die Zulassungsbehörde ist die Forderung neuer klinischer Untersuchungen keineswegs selbstverständlich, da es längst zugelassene hochdosierte und retardierte Nitratzubereitungen auf dem Markt gibt, die das Urteil über den Bekanntheitsgrad solcher Arzneimittel, nach dem — wie schon ausgeführt — das BGA seine Forderungen nach einem Wirksamkeitsnachweis ausrichten muß, mitbestimmen. Formal betrachtet handelt es sich bei diesen Zulassungen um Aspekte des derzeitigen Standes der wissenschaftlichen Erkenntnisse, die allerdings im Lichte der neueren Ergebnisse zur Toleranzentwicklung einer Neubewertung bedürfen, die einstweilen nur durch neue klinische Untersuchungen ermöglicht wird.

Bei der Beurteilung einer „angemessenen Wirksamkeit" beschränkt sich das BGA übrigens nicht auf den oben zitierten engen Begriff und das jeweilige Arzneimittel. Der Beurteilungsmaßstab schließt immer auch vergleichbare Therapeutika ein. Konkret heißt das, daß höhere Nitrat-Dosen nur zulassungsfähig sind, solange sie wirksamer sind als niedrigere.

Hinsichtlich der augenblicklich diskutierten Methoden zur Ermittlung der Wirksamkeit können vom BGA verbindliche Vorschriften nicht erwartet werden. Der Erlaß von Arzneimittelprüfrichtlinien ist generelle Befugnis des BMJFG. Die Diskussion über Dauer, Höhe und Verlauf therapeutisch notwendiger Serumkonzentrationen z. B. scheint noch nicht völlig abgeschlossen und bislang kein hinreichend verläßlicher Ersatz für den klinischen Wirksamkeitsnachweis zu sein, obwohl die Konturen allmählich schärfer werden.

Der Diskussion um die Toleranzentwicklung von Langzeit-Nitraten wird vom BGA Rechnung getragen, indem man sie zu einem Ziel des Wirksamkeitsnachweises macht. Wir sehen diese Erkenntnisse als „zum Stand der wissenschaftlichen Erkenntnisse" gehörend an, den es soweit zu sichern gilt, daß sich daraus für jedes der heute verfügbaren und jedes künftige Arzneimittel dieser Art verbindliche Empfehlungen ergeben.

Gegenwärtig wird dem gesicherten Stand wissenschaftlicher Erkenntnisse Rechnung getragen, indem sich das BGA auf derzeit als gesichert geltende Methoden für den Nachweis der Wirksamkeit stützt.

Literatur

[1] Francis, G. S. and Colin, J. N.: Angina Pectoris and Chronic Congestive Heart Failure: Pathophysiology and Therapy. In: Cardiovascular Pharmacology, 2. Ed., edited by A. Antonaccio. S. 295 — Raven Press, New York 1984.

[2] Murrel, W.: Lancet (1879/1) 80, 113, 151, 225 zitiert nach: S. H. Taylor: Historische Perspektiven der Nitrat-Therapie. In: Neue Horizonte in der Nitrat-Therapie. Herausgeber: W.-D. Bussmann und S. H. Taylor, MMV Medizin Verlag München, 1984.

[3] Opie, L. H.: Drugs and the heart four years on. The Lancet, 3. März 1984, 496.

[4] American Heart Association: Standards and Guidelines for Cardiopulmonary Resuscitation (CPR) and Emergency Cardiac Care (ECC); JAMA 244, 453—509, (1980).

[5] Bussmann, W.-D. und Rose, D.-M.: Prognostische Aspekte der Nitroglycerin-Therapie beim frischen Herzinfarkt. In: Nitroglycerin IV, herausgegeben von H. Hochrein und C. Langescheid, S. 69—80, Pharmazeutische Verlagsgesellschaft m.b.H. München, 1984.

[6] Lehmann, H. U. und Hochrein, H.: Hämodynamische Aspekte der Differentialtherapie des akuten Myokardinfarktes mit Nitraten. Z. Kardiol. 74, Suppl. 1, 23—29 (1985).

[7] Klütsch, K.; Grosswendt, J.; Schöniger, F. und Koch, E.: Der Stellenwert der Nitrate in der modernen Koronartherapie. Z. Kardiol. 74, Suppl. 1, 9—14 (1985).

[7a] Rietbrock, N. und Woodcock, B. G.: Toleranz oder hämodynamische Adaptation unter Nitrattherapie. Dtsch. Med. Wschr. 109/5, 163—165 (1984).

[8] Arzneimittelgesetz: vom 24. August 1976. (BGBl, I S. 2445, 2448) in der Fassung des Ersten Gesetzes zur Änderung des Arzneimittelgesetzes vom 24. Februar 1983 (BGBl. I. 169).

[9] Kloesel-Cyran: Arzneimittelrecht — Kommentar, Deutscher Apotheker Verlag, Stuttgart, 24. Erg. Lieferung vom 01. 06. 1984.
    a) Kommentar zu § 22
    b) Kommentar zu § 24
    c) Kommentar zu § 25

Diskussion

N.N.
Vertreter des BGA haben gestern nachmittag gesagt, daß sie in Zukunft verstärkt auf Bioäquivalenzuntersuchungen abheben werden. Man vermißt Begriffe von Pharmakokinetik, Bioverfügbarkeit oder Bioäquivalenz im Gesetzestext. Mich würde interessieren, ob es dafür eine gesetzliche Grundlage gibt?

Schuster
Das Gesetz ist trotz aller Einschränkungen so formuliert, daß der jeweils gesicherte Stand der wissenschaftlichen Erkenntnis interpretierbar bleibt. Bioäquivalenzstudien werden ersatzweise für klinische Prüfungen dann anerkannt, wenn es sich um Arzneimittel handelt, die mit nichts anderem belegt werden als mit einer solchen Verfügbarkeitsstudie. Wenn Sie sich auf ein Präparat, dessen Wirksamkeit anhand klinischer Studien geprüft wurde, beziehen wollen, dann ist nachzuweisen, daß das Präparat bioäquivalent ist. Ist das nicht der Fall, benötigen wir eine klinische Wirksamkeitsstudie.

Silber
Müßte man nicht auf die klinische Prüfung fast mehr Wert legen oder zumindest genau den gleichen Wert wie auf Bioverfügbarkeit?

Schuster
Ich weiß nicht, ob das ein Statement oder eine Frage an mich war, aber ich will trotzdem kurz darauf eingehen. Sie haben vollkommen recht, Herr Silber, das BGA geht davon aus, daß Erkenntnisse, die von irgendwoher gewonnen werden, auch für alle künftigen Anmeldungen berücksichtigt werden müssen. Etwas, was wir einmal wissen, das wissen wir nun mal, und wir können bei der Beurteilung des nächsten Arzneimittels nicht so tun, als wüßten wir es nicht. Wenn wir also jetzt zunehmenden Erkenntnisgewinn haben, wie Sie es ja für die Pflaster eben dargestellt haben, dann wird man sich in der Tat überlegen müssen, ob man für ein Pflaster klinische Studien braucht, dessen Bioäquivalenz zu irgendeinem der anderen Pflaster gegeben ist oder wenn es in dem range liegt, der gestern aufgezeigt worden ist. Wir haben ja auch für das niedrig verfügbare Pflaster klinische Studien bekommen, so daß die Zulassungsentscheidung in diesem Fall gerechtfertigt ist. Wir wissen, daß es wirksam ist, jedenfalls soweit sich das aus diesen klinischen Studien heraus beurteilen läßt. Es ist klar, daß wir formal natürlich so vorgehen, daß wir sagen, wenn ihr eine Bioäquivalenz-Studie bringt, die zeigt, daß ihr euch in dem bisher bekannten Bereich bewegt, dann brauchen wir keine zusätzliche Studie zur klinischen Wirksamkeit. Es bleibt also genau das stehen, was ich vorhin schon auf die andere Diskussionsbemerkung gesagt habe. Ich weiß nicht, ob Sie das befriedigt. Die biologische Verfügbarkeit ist etwas, was wir hilfsweise in diesem Falle für die klinische Studie einsetzen. Wenn jetzt ein Zulassungsantrag für ein Pflaster gestellt würde, das noch weniger verfügbar wäre als das, was wir gestern vorgeführt bekommen haben, oder für eins, das viel besser verfügbar wäre, dann müßte tatsächlich — um exakte Dosierungen angeben zu können — eine klinische Studie gemacht werden, die zeigt, daß die Dosierung abweichend von dem bisher bekannten in dem und dem Bereich liegt, daß das Pflaster nur so und so groß sein darf.

Silber
Meine Frage war: Genügt in vielen Fällen allein die Bioverfügbarkeitsstudie oder würden Sie nicht in jedem Fall mindestens einige klinische Prüfungen fordern?

Schuster
Wir haben ja gehört, daß Bioverfügbarkeitsstudien als Nachweis für die pharmazeutische Qualität angesehen werden. So werden sie von uns auch behandelt. Liegt die biologische Verfügbarkeit in dem uns bekannten Bereich, genügt diese Studie. Dann brauchen wir keine weiteren klinischen Studien.

Abshagen
Die Pflaster wurden in den Vereinigten Staaten zunächst zugelassen nur aufgrund von Bioverfügbarkeitsuntersuchungen und ohne den Nachweis der therapeutischen Wirksamkeit. Das wurde per analogiam erschlossen. Erst jetzt, wie Ihnen ja auch bekannt, hat aufgrund zunehmender Erkenntnisse über die Fragwürdigkeit dieses Konzeptes die FDA drei dort auf dem Markt befindlichen Hersteller veranlaßt, eine koordinierte Studie vorzulegen mit dem Ziel des Nachweises der therapeutischen Wirksamkeit.

Podiumsdiskussion

Schnieders
Das Thema dieser Veranstaltung lautet „Nitrat-Therapie heute". Wir haben in den letzten 1 1/2 Tagen eingehend den Sachstand erörtert. Ich möchte provokant das Thema erweitern in Richtung „Nitrat-Therapie heute: geeignet für die Behandlung von morgen?". In diesem Sinne würde ich zunächst gerne diskutieren, welches Therapie-Regime eigentlich ärztlich sinnvoll ist, insbesondere auch im Hinblick auf mögliche Toleranz-Phänomene bei chronischer Behandlung und welche Darreichungsformen geeignet sind.

Kreuzer
Der Trend nach immer höheren Dosen ist gebrochen. Wir werden also in Zukunft nicht mehr eine weitere Steigerung erfahren, sondern wahrscheinlich eher einen rückläufigen Trend. Zweitens müssen wir wieder zu einer stärkeren individuellen Dosierung kommen. Wir haben in den vergangenen Jahren zu sehr schematisch dosiert. Der individuelle Trend sollte stärker herauskommen. Es ist sehr verfrüht, ein Therapie-Regime von 1 x 80, 1 x 120, 2 x 20 mg schon jetzt als gültig anzusehen. Ich würde davor warnen. So überzeu-

gend das zur Zeit vorgetragen wird, ich glaube nicht, daß unser Erkenntnisstand schon so weit ist, das allgemein übernehmen zu können.

Schnieders
Herr Kaltenbach hatte empfohlen, 40 bis 120 mg ISDN am Tag.

Kreuzer
Ich würde 40 bis 160 mg empfehlen.

Tauchert
Ich persönlich bin Anhänger niedriger Dosen, allerdings dann von Substanzen, bei denen man sich darauf verlassen kann, daß diese auch ankommen. Dabei stehe ich natürlich dem Mononitrat näher als dem Dinitrat.

Schnieders
Wie beurteilen Sie die anderen Darreichungsformen, die Retardformen und Pflaster?

Tauchert
Bei den Pflastern ist im Augenblick die Diskrepanz der Resultate noch größer als bei den oralen Formen. Retard-Formen sind offensichtlich beim Dinitrat ziemlich problematisch. Ob sie beim Mononitrat nötig sind, ist die eine Frage; daß sie möglich sind, die andere. Bei den vorhandenen Präparaten bestehen hinsichtlich der Qualität der Retardierung erhebliche Unterschiede, das ist auch klar.

Kreuzer
Ich glaube, daß die transdermalen Systeme eine Zukunft haben werden. Ob in der heutigen Form oder stark verbessert, sei dahingestellt. Sie sind für einen bestimmten Patientenkreis im höheren Lebensalter von so überzeugender Applikationsfreundlichkeit und für die Compliance dieser alten Menschen sicher so verbessernd, daß ich mir zumindest wünschen möchte, sie würden in eine Form gebracht, in der sie wirksam sind. Ich würde mich nicht so sehr dem Mononitrat verpflichtet fühlen, sondern ich würde nach wie vor denken, daß das Dinitrat seine Berechtigung hat. Was die Retardformen anbetrifft, würde ich mich dem anschließen, was Herr Tauchert gesagt hat. Sie sollten so gut wie möglich bioverfügbar sein. Wie nötig sie sind, wird die Zukunft zeigen. Ich glaube eher, daß sie nicht so nötig sind.

Schnieders
Das heißt also, Pflaster ja, aber in ausreichender Dosierung. Die Dosierung von ISDN und IS-5-MN so niedrig wie möglich wählen.

Strein
Logisch wäre es, zunächst unter Akutgabe eine Dosis-Wirkungs-Kurve zu erstellen und dann eine Dauertherapie anzustreben, nicht mit Dosen am Ende der Dosis-Wirkungs-Kurve, sondern mit Dosen, die in der Mitte der Dosis-Wirkungs-Kurve liegen. Die Dosis-Wirkungs-Kurve von Tauchert für das 5-Mononitrat in Bezug auf die antiischämische Wirkung hatte bei 20 mg oral ihr Maximum. Die Dosis-Wirkungs-Kurve für ISDN hat aber ihr Maximum bei über 100 mg. Ich glaube, hier ist ein Ansatzpunkt.

Schnieders
Welche Dosen empfiehlt der Pharmakologe?

Strein
Maximal 40 mg als Einzeldosis und diese zwei bis maximal dreimal täglich.

Schnieders
Ja, vielen Dank. Wer möchte sich noch zu diesem Therapie-Regime äußern?

Abshagen
Mit 2 x 20 bis 3 x 20 mg beider Medikamente ist zweifelsfrei eine antiischämische Wirksamkeit ohne Toleranzentwicklung nachgewiesen. Wie schnell und in welchem Ausmaß nach höheren Dosierungen eine Wirkungsabschwächung stattfindet, muß in zukünftigen Studien noch exakter untersucht werden.

Bertel
Ich möchte mich im wesentlichen zwar anschließen, wobei allerdings bei uns in der Schweiz die Sitten der Angina pectoris-Behandlung offenbar etwas anders liegen. Wenn wir das Ziel der 24 Stunden-Abdeckung gegen ischämische Ereignisse im Visier haben, dann scheint mir ein großer Vorteil darin zu liegen, nicht unbedingt die Nitrate als Basis-Therapie anzusehen, sondern die β-Blocker etwas mehr in den Vordergrund zu schieben. Wir verwenden schon in der Regel als Basis-Medikation den β-Blocker und bei Vorliegen einer Kontraindikation den Kalzium-Antagonisten. Für diese Medikamente gibt es keinen Zweifel, daß eine 24-Stunden-Wirksamkeit besteht. Wir können den Effekt — und das scheint mir ein ganz wichtiger praktischer Gesichtspunkt zu sein — einwandfrei mit einer Einmal-pro-Tag-Gabe erreichen. Das führt dann dazu, daß wir für die Nitrat-Verabreichung durchaus noch Retard-Präparate wählen, für die Einmal-pro-Tag-Dosierung. Sonst müßten die Patienten ein kompliziertes Therapie-Schema mit mehreren Tabletten pro Tag befolgen. Die Pflaster sind, wie das gestern abschließend formuliert wurde, sicher eine wertvolle Alternative. Wir verwenden sie in der Klinik besonders gern für Patienten, die wir aus verschiedenen Gründen nicht auf einer Intensiv-Station mit einer Infusion mit Nitroglyzerin überwachen, sie aber entsprechend einer kontinuierlichen und vor allem ausgezeichnet steuerbaren Nitrat-Zufuhr aussetzen wollen. Wir verwenden sie ferner als Alternative für die Patienten, bei denen die orale Einmalgabe aus verschiedenen Gründen nicht anzuwenden ist.

Schneider
Wir haben eine weitgehende Übereinstimmung, was die Dosierung des ISDN anbelangt. 40 bis 120 mg als Tagesdosis halten wir in den allermeisten Fällen für ausreichend. Die Tendenz zur Dosis-Steigerung ist aus klinischer Erfordernis entstanden. Es gibt Patienten, die von höheren Dosen profitieren. Das ändert nichts an dem Postulat, mit möglichst niedrigen Dosen auszukommen.

Schnieders
Sind hohe Dosen überhaupt notwendig, wäre es nicht sinnvoller, gegebenenfalls auf Kombinationen auszu-

weichen, um eine Toleranzentwicklung auf jeden Fall zu verhindern?

Schneider
Diese Studie hat einen stark wissenschaftlichen Aspekt. In der klinischen Praxis hat die Kombinations-Therapie Vorrang, da stimme ich Ihnen völlig zu.

Schuster
Unter dem Vorbehalt natürlich, daß der wissenschaftliche Erkenntnisstand sich jederzeit ändern kann, ist die Diskussion für das BGA erfreulich verlaufen. Sie hat uns in unseren jüngsten Entscheidungen bestätigt. Das Dosis-Regime, das wir z.Z. zulassen, entspricht 3 x 20 mg Isosorbid-Mononitrat. Ich erwähne nur das Mononitrat, weil Entscheidungen zu Dinitrat in letzter Zeit nicht anstanden. Die 40 mg-Form, retardiert oder nicht retardiert, haben wir als 2 x 40 mg-Dosis zugelassen, entweder als abendliche oder morgendliche Dosis. Die 60 mg-Tablette hat nicht die geforderte, von den pharmazeutischen Unternehmen zunächst behauptete 24 Stunden-Wirksamkeit, auch die Retard-Form hat diese Langzeitwirkung nicht, so daß wir nur mit einer Wirksamkeit von etwa 8 bis 10, höchstens 12 Stunden rechnen können.

Silber
Es entsteht der Eindruck, man solle hohe Dosen vermeiden, weil sie die Toleranzentwicklung fördern, niedrige Dosen aber diese vermeiden. Es gibt mittlerweile drei Studien mit der 120 mg Retard-Kapsel, davon auch eine von uns, wo keine Toleranzentwicklung eintrat. Wichtig ist, wie lang das Dosierungsintervall ist. Die hohen Dosierungen von Retard-Präparaten haben den Sinn, eine möglichst lange Wirkdauer zu erzeugen.

Schnieders
Welches Therapie-Regime würden Sie empfehlen, damit wir konkret darüber sprechen? Es ist ja wahrscheinlich so, daß die Toleranzentwicklung abhängt von der Dosierung, und, wenn Sie wollen, auch vom Dosierungsintervall. Die Frage ist, was würden Sie als Therapie-Regime vorschlagen.

Silber
Wir titrieren in unserer Klinik unsere Patienten erstmal langsam auf höhere Nitrat-Dosen. Auch wenn man das Gefühl hat, er braucht gar nicht höhere Dosen, dann eben unter dem Aspekt der Wirkdauer über den Tag.

Schnieders
Jetzt gibt es auch Patienten, die nur tagsüber oder nur nachts ihre Anfälle bekommen — zumindest bevorzugt zu diesen Zeiten — oder bei denen eine Dauer der Wirkung über 24 Stunden mit einer Dosis unwahrscheinlich erscheint. Welche Dosis müßte dieser Patient Ihrer Meinung nach bekommen?

Silber
Man muß den Patienten intensiv fragen, wo zeitlich das Maximum seiner Schmerzen liegt. Er kann dann die Dosis um 8.00 Uhr nehmen oder auch erst um 12.00 Uhr. Man kann das Fenster individuell verschie-

ben. Ich möchte betonen, was Herr Bertel auch schon gesagt hat: Wir führen bei keinem unserer Patienten ausschließlich eine reine Nitrat-Therapie durch, sondern primär eine Kombinationstherapie.

Schnieders
Und wie hoch ist die Nitrat-Dosis unter einer Kombinationstherapie?

Silber
Wir verordnen den meisten Patienten 80 mg ISDN in retardierter Form, morgens und mittags, und zwar deswegen, weil wir gesehen haben, daß wir nach 80 mg in retardierter Form noch eine sehr gute Wirkung nach 6 Stunden nachweisen. Wenn wir diese Dosis zweimal geben, sind 12 Stunden gut abgedeckt.

Schnieders
Sie rücken jetzt von Ihrer Einmal-Dosis pro 24 Stunden ab, die Sie auch nicht als realisierbar ansehen, sondern zweimal 80 mg.

Silber
Die Einmal-Dosis hat für uns ein Problem, das man einfach prüfen muß. Die Therapie ist eine Wahrscheinlichkeits-Therapie. Wahrscheinlich deckt man mit einem Regime von zweimal täglich ein längeres Intervall besser ab als mit einmal täglich.

Rietbrock
Ein Dosierungsschema von 3 x 20 oder 3 x 40 hat sich doch für die Mehrzahl der Patienten als optimal erwiesen. Wenn Sie mit 80 mg ISDN in retardierter Form zweimal täglich therapieren, müssen Sie damit rechnen, daß Sie am nächsten Morgen einen großen Überhang an 5-Mononitrat in der Größenordnung von 100 bis 200 ng/ml Serum haben. Ein weiterer Punkt ist die Einmal-Dosierung von 120 mg als Isoket retard-Kapsel. Das Präparat ist ein anretardiertes Medikament verglichen mit dem Isoket 20 mg retard. Sie erzielen die gleiche Wirkung, wenn Sie 60 mg in nicht-retardierter Form geben und sparen Kosten von 30 % pro Tag.

Abshagen
Bei 2 x 20 mg IS-5-MN haben Sie eine Konzentration von etwa 85 ng/ml, bei 3 x 20 mg IS-5-MN liegt sie in der Größenordnung von 130 ng/ml. Herr Silber, wenn Sie schon eine zweimal tägliche Gabe bevorzugen, warum nehmen Sie retardiertes ISDN? Warum nicht ein nicht-retardiertes ISDN oder 5-Mononitrat wegen der besseren Übersichtlichkeit? Was einer dringenden wissenschaftlichen Bearbeitung bedarf, ist die therapeutische Beeinflussung der „silent myocardial ischaemia". Die stummen Attacken, die meist in den frühen Morgenstunden auftreten: Decken wir diese auch mit unseren verschiedenen Therapieschemata ab?

Bertel
Ich glaube, wir verhandeln hier jetzt nicht Dosierungsschemata für neue Studien, sondern Dosierungsschemata, wie sie dem Praktiker draußen empfohlen werden. Und ich kann von meiner Literaturkenntnis und von dem, was hier gesprochen wurde, nicht abschätzen, bei wieviel Prozent der Patienten, die zur Behandlung kommen, die Toleranz tatsächlich eine Rolle spielt. Und ich kann schon gar nicht abschätzen, bei wieviel

Prozent der Patienten, die zusätzlich noch eine andere Therapie erhalten, die Toleranz eine Rolle spielt. Ob mehr bei jüngeren oder bei älteren Patienten? Und von dort her gesehen halte ich es eigentlich für eine Diskussion um des Kaisers Bart. Ich stütze mich auf ein Therapie-Schema, auf das ich mich verlassen kann.

Schuster
Die Packungsbeilage ist natürlich kein kategorischer Imparativ. Dort wird eine Regeldosierung empfohlen, an die man sich halten kann. Diese Regeldosierung entpflichtet den Arzt natürlich nicht, zu prüfen, welche Dosierung für den jeweiligen Patienten adäquat ist.

Silber
Ich bin direkt gefragt worden, warum wir überwiegend Dinitrat verwenden. Nun, es gibt eine ganze Reihe von doppelblind, randomisierten Studien, die gezeigt haben, daß 20 mg Mononitrat die gleiche antiischämische Wirkung besitzen wie 20 mg Dinitrat. Unser einziges Argument ist einfach der Preis. Einen zweiten Punkt haben Sie, Herr Abshagen, angeschnitten: Sie sagen, ich kann die IS-5-MN-Dosis deutlich verringern, und dann wird es billiger. Dazu kenne ich keine schlüssigen Daten. Ich wäre froh und würde mich gern belehren lassen, wenn Sie mir zeigen können, daß Sie mit 20 mg nicht-retardiertem Mononitrat die gleiche antiischämische Wirkung erzielen wie mit 40 mg Dinitrat in retardierter Form. Die Daten stammen alle von verschiedenen Patientenkollektiven. Ich kenne keine Studie, wo beide Nitrate am selben Patienten untersucht worden sind.

Rietbrock
Bezogen auf das Molgewicht entsprechen 20 mg Isosorbid-Dinitrat 16 mg 5-Mononitrat.

Schnieders
Nach meinem Dafürhalten hat dieses Symposium doch eine gewisse Annäherung der konträren Standpunkte gebracht. Herr Schneider, wie viele Patienten brauchen hohe Dosen? Sind das 5 % oder 10 % Ihrer AP-Patienten?

Schneider
Bei uns in der Klinik sind das sicher 10 bis 20 %.

Bonn
Ich möchte eine Bemerkung machen zu der Isoket retard 120 Kapsel. Wir haben Isoket retard 120 nach FDA-Kriterien geprüft gegen Standard-Tabletten. Die Standard-Tabletten wurden dosiert über den ganzen Tag gegeben. Die relative Bioverfügbarkeit, bezogen auf das Mononitrat, betrug 81 %, nicht 50 %.

Rietbrock
In Ihrem Sales-Folder haben Sie die Konzentrationsspiegel von 5-Mononitrat nach der 120 mg Retard-Kapsel abgebildet. Die 5-Mono-Spiegel erreichen dort Werte von nur 400 ng/ml maximal. Bei dieser Dosierung sollten Spiegel von wenigstens 800 ng/ml gemessen werden. Das ist nicht der Fall. Eine absolute Bioverfügbarkeit dieser hohen Dosis darf an gesunden Probanden nicht bestimmt werden. Wir sind also angewiesen, Vergleiche mit der Niedrigdosierung von

20 mg Isoket retard durchzuführen. Dieses gibt eine wesentlich höhere, d.h. doppelt so hohe Bioverfügbarkeit. Sie haben bei Ihrem Präparat die Konzentrationsspitze abgeschnitten, und der Kurvenverlauf entspricht nicht einem retardierten Produkt.

Schnieders
Wir sind nun bei den Retard-Präparaten. Herr Kaltenbach hat gezeigt, daß man auf diese vollkommen verzichten kann. Wie sieht es aus?

Silber
Natürlich kann man auf Retard-Präparate verzichten, das ist überhaupt keine Frage. Der Patient muß dann mehrere Einnahmen am Tag machen. Wir wollen halt diese Tabletten-Anzahl reduzieren.

Rietbrock
Herr Silber, das ist so nicht ganz richtig. Das ist eine Nichtbeachtung pharmakokinetischer Gesetzmäßigkeiten. Wenn Sie ein Retard-Präparat geben, 3 x 20 mg täglich, haben Sie einen konstanten Spiegel für ISDN, 2-Mono und 5-Mono im Dosierungsintervall. Wenn Sie ISDN nicht retardiert geben, haben Sie das, was Sie fordern: eine Fluktuation der Spiegel, einen Anstieg der Konzentrationen auf ein Maximum und einen Abfall auf ein Minimum.

Silber
Sie wollen sagen, man kann auch ohne Retard-Präparat einmal täglich dosieren?

Rietbrock
Ja, aber selbstverständlich!

Schnieders
Ist es sinnvoll, ist es nützlich, dem Patienten Retardiertes oder Nicht-retardiertes zu verordnen?

Silber
Herr Rietbrock hat recht, wenn er sagt, daß man pharmakokinetische Studien mit hoch dosiertem ISDN an gesunden Versuchspersonen nicht machen kann. Deswegen haben wir eine steady state-Studie an Patienten gemacht, zusammen mit Janssen und Osterspey. Das war eine steady state-Studie an zehn Patienten einer kardiologischen Intensiv-Station über zwei Tage. Die Plasmaspiegel lagen maximal bei 450 ng/ml 5-Nitrat. Am Ende des Dosierungsintervalls, nach 24 Stunden, waren es noch 60, das ist ein Unterschied von sieben. Die Plasmakonzentrations-Maxima für ISDN lagen im steady state bei 22 ng/ml, am Ende des Dosierungsintervalls bei 1 ng/ml, das ist ein Faktor von etwa 20. Das widerspricht ganz klar der Aussage, daß man konstante Spiegel der Nitrate nach retardierten Präparaten bekommt.

Rietbrock
Das ist sicher so richtig für die Einmalgabe.

Abshagen
Herr Silber, der Vorteil der Einmaldosierung ist relevant für einen Bruchteil, wirklich einen kleinen Teil der Patienten, die wenig symptomatisch oder gar asymptomatisch sind. Die meisten AP-Patienten sind in ihrer Compliance nicht problematisch, im Gegensatz zu Hypertonie-Patienten.

Bertel
Das ist sicher eine richtige Behauptung, gilt auch
übrigens für die Herzinsuffizienz-Patienten, und trotzdem ist es so, daß die Patienten dauernd auf die Reduktion der Tabletten-Anzahl drängen. Und das macht
ja den großen Erfolg des Nitro-Pflasters aus, daß Sie
damit die Anzahl der Tabletten reduzieren. Das ist ein
Faktor, an dem man nicht vorbei kommt.

Schnieders
Sie haben gehört, daß Nitro-Pflaster z.T. nicht ausreichend dosiert werden können.

Bertel
Was wir heute zu den Pflastern gehört haben, erweckt
z.T. den Eindruck, daß die Pflaster therapeutisch völlig
wirkungslos seien. Jedenfalls nach 8 bis 12 Stunden.
Ich will nicht wiederholen, was ich gestern vorgetragen
habe. Es gibt nun einfach eine ganze Anzahl von Studien, die therapeutische Wirksamkeit bis 24 Stunden
gezeigt haben, doppelblind und Placebo-kontrolliert.
Das möchte ich nochmals festhalten.

Schnieders
Was mich beeindruckt hat bei den Pflastern, war die
große Variationsbreite der Serumspiegel. Mich würde
interessieren, von den Kollegen, die in der praktischen
Therapie tätig sind, zu hören, ob darunter nicht die
Responder-Quote leidet.

Bertel
Wir haben bei Untersuchungen an gesunden Probanden
in cross-over-Anordnung Pflaster und i.v. Infusion mit
konstanter Infusionsgeschwindigkeit appliziert und
dort genau gleiche intra- und interindividuelle Streuungen für Pflaster und i.v. Infusion gefunden. Ich muß
sogar sagen, trendmäßig war die Variabilität beim
Pflaster sogar geringer, aber nicht signifikant.

Letzel
Ich bin natürlich auch ein Verfechter von randomisierten Doppelblind-Studien. Wenn wir über die Wirksamkeit von Nitro-Pflastern sprechen, müssen wir uns
eines klar vor Augen halten: Den „Tretmühlen-Bedin-
gungen", die wir in den klinischen Labors vorfinden, wo
nur wenige Prozent der tatsächlich Erkrankten untersucht werden, sind in der Regel ausgesuchte, schwer er-
krankte Fälle ausgesetzt. Die restlichen 95 % leben unter Alltagsbedingungen, in einer Situation, in der Sie
den Therapieeffekt selten an der Reduktion der ST-
Streckensenkung doppelblind messen können. Wenn es
um ein neues Therapiekonzept geht, kommt es auf die
Alltagsbedingungen an. Das gilt auch für die Toleranz-
phänomene bezüglich des systolischen Blutdrucks und
der Drücke im kleinen Kreislauf. Der Patient kommt
in die Praxis und sagt, das funktioniert nicht mehr,

oder er sagt, er brauche eine höhere Dosis oder sein
Nitrolingual-Verbrauch steige an. Schauen Sie sich die
Studien im niedergelassenen Bereich zu den Pflastern
an, dann kommt klar heraus, daß das Therapieprinzip
„kleben statt schlucken" ankommt, und zwar mit
einer Akzeptanzquote von etwa 60 %, eine Quote, die
auf etwa 30 000 Patienten basiert, die künftig lieber
kleben als schlucken. Bei Prüfung auf Plausibilität finden Sie eine klare Abhängigkeit der Ansprech-Quoten
von den Ausgangsbefunden und eine Abhängigkeit
von der Begleittherapie. Nach unseren Erfahrungen
findet man bei 80 % eine response, bei den restlichen
20 % war eine Steigerung auf zwei Pflaster notwendig.

Plettenberg
Wir fanden bei einer 24 stündigen Dauerinfusion im
streng kontrollierten cross over-Versuch bei den Pflastern eine Variabilität zwischen 33 % und 45 % und
bei der Infusion von 45 %.

Rietbrock
Eine kurze Ergänzung zu Herrn Plettenberg. Die Variabilität von Nitroglycerin, gemessen an den Serumspiegeln, ist nach i.v.-Gabe und nach Pflaster gleich
groß. Das beruht darauf, daß von der gegebenen Dosis
nur 1 % in der systemischen Zirkulation verweilt und
der Rest, nämlich 99 %, sich im peripheren Gewebe
verteilt.

Jähnchen
Wenn man von 24-Stunden-Wirkung bei den Pflastern
spricht, dann bezieht sich das auf subjektive Parameter, auf Belastbarkeit und Nitroverbrauch.

Marks
Yes, this was the point I was making with my comment
before, that one does not need to cause a great change
in the systemic haemodynamics and one can get this
antianginal effect, maybe we should not pay too much
attention to majoring the pulmonary artery pressure
and the systolische Druck. And I think this is an
important point.

Schnieders
Ich möchte Ihnen recht herzlich danken für Ihr Aus-
harren, auch für Ihre Beteiligung an der Diskussion.
Zum Ergebnis der Tagung kann man feststellen, daß
die Dosierung so niedrig wie möglich sein sollte. Für
eine 24-Stunden-Wirksamkeit sollte man auch an Alter-
nativen denken. Retard-Präparate und Pflaster sind
hinsichtlich ihrer zeitlichen Wirkung noch intensiver
zu untersuchen. „We are still confused, but on a much
higher level." Ich danke Ihnen für Ihre Teilnahme und
hoffe, Sie irgendwo bald wiederzusehen. Auch im
Namen von Herrn Rietbrock und Herrn Schuster
recht herzlichen Dank.

Sachwortverzeichnis

Register des englischen Beitrages